Sexual Secrets
Every Man Should Know

THE MULTI-ORGASMIC MAN

멀티 오르가즘 맨

Mantak Chia and
Douglas Abrams Arava

THE MULTI-ORGASMIC MAN
by Mantak Chia & Douglas Abrams Arava

[여러번 오르가즘을 얻는 도교 섹스 테크닉]

멀티 오르가즘 맨

남성의 멀티 오르가즘 시대가 시작된다

타오월드

옮긴이 **이 여 명** 박사

고려대학교 영어영문학과, 원광대대학원 기학(氣學) 박사과정을 졸업했으며 동원대학교 뷰티디자인학과의 외래교수로 재직한 바 있다. 타오월드협회 회장이자 이여명 장기힐링마사지 아카데미 원장, 이여명 에너지오르가즘 연구소 소장이다.

방중 양생학의 세계적 전문가로서 1997년부터 한국 최초로 성인 성교육을 시작했다. 현재 '에너지오르가즘' 국민운동을 펼치며 한국 남녀의 성 의식·성 건강을 향상시키기 위해 '에너지오르가즘' 교육 사이트인 타오러브(taolove)를 운영하고 있다. 또한 1997년부터 세계 최초로 타오수련에 입각한 <4브레인 생활수행>을 체계화하여 보급했으며, 이를 손쉽고 과학적인 심신 수련법으로 자리매김하고 국민 건강요법으로 널리 전하는 데 힘쓰고 있다.

·저서: <충전되는 에너지오르가즘 비법>,<오르가즘 혁명>,<성수련으로 풀이
　　　한 소녀경>,<복뇌력>,<뱃속다이어트 장기마사지> 외 다수
·역서: <장기 氣마사지Ⅰ,Ⅱ>,<멀티 오르가즘 맨/커플>,<골수내공> 외 다수
·논문: <장기 기마사지가 상기증 해소에 미치는 영향>(석사논문)
　　　<빌헬름 라이히의 성이론 연구>(박사논문)

멀티 오르가즘 맨

저자: 만탁 치아 · 더글러스 아브람즈 아라바
옮긴이: 이 여 명
펴낸이: 이 영 주

펴낸곳: 도서출판 **타오월드**
　　　　서울 종로구 돈화문로 88(외룡동) 2,3,4층
　　　　Tel | (02)765-3270
　　　　Fax | (02)765-3271
등록: 1993,4,23. 제10-812호

초판 1쇄 발행 : 1997년 3월 10일
수정판 1쇄 발행 : 2002년 3월 10일
수정판 8쇄 발행 : 2020년 3월 20일

ⓒ **타오월드** 1997, Printed in Korea.
ISBN 89-85501-15-1 13510

값 20,000원

♥ 잘못 만들어진 책은 바꾸어 드립니다.

홈페이지 : www.taoworld.kr / www.taolove.net

우리의 아들, 맥스와 제시에게

주의 사항

이 책은 성에 관한 단순한 책이 아니다. 오늘날 섹스에 대한 논의가 분분하고 그런만큼 섹스에 대한 오해도 난무하고 있다. 그 가운데서 진정 가치있고 유용한 정보를 가려내기란 쉬운 일이 아니다. 당신은 세상에서 가장 뛰어난 연인이 되는 방법, 긴 오르가슴을 체험하는 방법, 섹스의 황홀경에 도달하는 방법을 가르쳐줄 것을 약속하는 성전문가들의 홍보물을 접한 적이 있을 것이다.

이 책은 3천 년 간에 걸친 실제적인 성체험을 기초로 한 것이기 때문에 저자들은 당신의 성생활과 관련된 모든 문제를 잘 이해하고 있다. 성의 비밀을 배우는 것과 그것을 실제로 활용하는 것은 전혀 다른 일이다. 이 책의 테크닉들은 수많은 연인들이 수천 년에 걸쳐 실생활에서 직접 시험해보고 다듬어 왔다. 우리는 그 테크닉들을 가능한 한 명확하고 간단한 방식으로 제시하려고 노력했다. 하지만 직접 실행해 보지 않는다면 이것은 아무 소용이 없을 것이다.

이 책에서 제시하는 테크닉들은 강력한 훈련법들이다. 그 테크닉들을 통해 당신은 성능력뿐만 아니라 건강을 근본적으로 증진시킬 수 있다. 하지만, 우리는 치료를 위한 처방이나 제안은 제시하지 않았다. 고혈압이나 심장병, 혹은 전반적으로 허약 체질을 지닌 사람들은 훈련을 서서히 진행해야 한다.

어떤 질병을 앓고 있는 사람은 먼저 의사에게 상담해야 한다. 훈련에 대한 의문 사항이나 애로점이 있는 분은 가까운 도치료 센터로 연락바란다(부록 〈도치료 책과 도치료 센터〉 참조).

감사 말씀

먼저 자신의 체험과 성훈련을 솔직하게 말해준 전세계의 모든 멀티 오르가슴 체험자들에게 감사한다. 이 책에 나오는 인용문들은 인터뷰한 내용에서 직접 뽑은 것으로서 단지 읽기 쉽고 명확하게 의미가 전달되도록 편집하였다. 특히 자신의 지혜와 경험, 유머, 그리고 우정을 보여준 재능있는 도치료사들—마이클 윈, 마르샤 켈위트, B. J. 산테르, 마사히로 오우치, 안젤라 센, 루이스 센, 월터 벡클리, 스테판 시그리스트, 칼 단스킨—에게 감사하고 싶다. 또한 수년 동안 실습을 통해 이 책에 제시한 테크닉들을 간소화하고 완전하게 만드는 데 기여한 다른 수많은 사람들에게도 감사한다. 또한 선구적인 작업을 통해 남성의 멀티 오르가슴과 인간의 성적 즐거움에 대한 우리의 이해를 넓혀준 성의학자들—특히, 윌리엄 하르트만과 메릴린 피션, 베르니 질베르겔트, 메리언 둔, 알란과 돈나 브라우어, 버블리 휘플, 앨리스 칸 라디스, 존 페리, 론니 바바크, 바바라 키슬링, 알프레드 킨제이, 윌리엄 마스터즈와 버지니아 존슨—에게 감사 말씀을 전하고 싶다. 그리고 이 책을 쓰는 데 많은 참고가 된 역저 「침실의 기술(Art of the Bedchamber)」의 저자인 더글라스 와일을 포함하여 성도인술의 지식에 기여해온 수많은 도교 학자와 수련생들에게 감사

한다.

　재능있는 중개인 하이드 란쥐에게도 감사하고 싶다. 그의 경험과 통찰, 따뜻한 보살핌은 이 책을 저술하는 동안 내내 큰 격려가 되었다. 그리고 유능한 편집자인 존 로우던은 처음부터 이 책의 내용을 신뢰하고 이 책의 출간을 도와주었다. 또한 이 책이 세상의 빛을 보기까지 모든 출판과정에서 도움을 준 하퍼 샌프란시스코(Harper San Francisco)의 모든 직원들—특히, 카렌 레빈, 조엘 포티노스, 로사나 프란세스케토, 칼 왈레사, 랄프 파울러, 로라 비어스, 피터 에버즈—에게도 감사의 말을 전하고 싶다.

　무엇보다도 삶의 동반자이자 공저자인 마니완 치아와 레이첼 칼톤 아라바에게 감사드린다. 이들은 도의 참된 비밀과 도의 참 의미를 우리에게 가르쳐주었다.

3천 년 이전부터, 중국인들은 남성들도 사정(射精)을 멈춤
으로써 멀티 오르가슴(몸 전체로 퍼지는 지속적이고 반복적인 황홀감
의 절정)에 도달할 수 있다고 믿었다. 이는 오르가슴과 사정이
육체적으로 별개의 과정이기 때문에 가능한 것이다. 하지만 서
구에서는 오랫동안 그 두 과정을 동일한 것으로 생각해왔다.
비록 오늘날의 성(性)연구자들에 비해서는 덜 정확하겠지만,
고대의 중국인들은 후대의 성탐구자들과 영적 탐구자들을 위
해 그들의 발견을 자세히 기록해 놓았다.[1]

시구에서는 1940년대에 이르러서야 비로소 성 연구의 선구
자인 알프레드 킨제이(Alfred Kinsey)가 비슷한 연구 결과를
발표했다.[2] 그후 수십년 동안 그의 주장이 연구실에서 무수히
증명되어 왔음에도 불구하고, 대부분의 남성은 자신이 반복적
인 오르가슴의 가능성을 지니고 있다는 사실을 인식하지 못하
고 있다. 이런 책과 확실한 기법 없이는 남성은 오르가슴의 절
정과 사정의 순간을 구별할 수가 없다.

오늘날 대부분의 남성은 느긋하게 오르가슴을 즐기려는 대
신에 필연적으로 실망감을 안겨주는 사정에 급급하다. 이 책
(The Multi-Orgasmic Man)은 남성들로 하여금 순간적인 정
액의 방출을 몸 전체의 지속적인 오르가슴 체험으로 이끌어주

어 오르가슴과 사정을 분리시키는 법을 제시해 준다.

멀티 오르가슴을 체험한 한 남성은 이렇게 말한다. "일반적인 사정으로는 성적 즐거움이 금방 시들고맙니다. 하지만 멀티 오르가슴에서는 그렇지 않습니다. 여기서 얻은 즐거움은 하루 종일 유지됩니다. 또한 이 즐거움에는 마지막 절정이 없습니다. 게다가 이 훈련으로 엄청난 에너지까지 얻을 수 있어 저는 결코 피곤을 느끼지 않습니다. 이제 저는 원하는 만큼 섹스를 할 수 있고 성욕에 지배받지 않고 그것을 조절할 수 있습니다. 저는 더 이상 섹스에 대해 바라는 것이 없습니다."

또한 이 책은 남성들에게 여성을 만족시켜주는 법도 가르쳐 준다. 3개월 동안 이 책의 기법을 수련해오고 있는 한 멀티 오르가슴 남성은 그의 체험을 이렇게 기술했다. "저는 이 테크닉을 수련하기 시작한 이래 세 명의 여성과 관계했습니다. 그런데 세 여성 모두 제가 그들의 최상의 파트너였다고 말했습니다. 침대에서 그녀들은 저에게 <최고였어요!>라고 말하곤 했습니다."

이 책을 읽는 여성들은, 다른 여성들은 물론 심지어 남성들 조차도 거의 알지 못하는 남성의 성감에 대해 배우게 될 것이다. 그리고 이 책을 읽는 부부들은 전에는 감히 상상할 수 없었던 성의 엑스터시와 만족감을 누리게 될 것이다.

남편이 멀티 오르가슴을 느끼는 한 부인은 이렇게 말했다. "우리의 사랑행위는 늘 좋았지만 오르가슴 주기를 여러 번 체험하면서부터 그것은 더욱 풍족해졌으며 우리는 서로 더 잘 조화를 이루게 되었습니다. 하지만 멀티 오르가슴(multi-orgasms)은 수련을 통해 우리의 관계에 일어난 심원한 변화의 시작일 뿐입니다. 이제 우리의 사랑은 훨씬 깊어졌으며 친밀해졌습니다."

남성이 멀티 오르가슴을 만끽할 수 있다는 사실은 너무나 놀라운 나머지 믿기 어려울지도 모른다. 하지만 40년 전부터서야 비로소 여성의 멀티 오르가슴이 정상적인 것으로 인식되고 받아들여지게 되었다는 사실을 기억해보라. 더욱 놀라운 것은 여성에게 있어 멀티 오르가슴이 가능하다는 말을 들은 이후부터 그것을 체험하게 된 여성들의 숫자이다. 킨제이가 여성의 성감을 연구한 바에 따르면, 1950년대 이후 멀티 오르가슴을 체험하는 여성의 수는 14퍼센트에서 50퍼센트 이상으로 세 배나 증가했다[3]. 1980년대에 성의학자 윌리엄 하르트만(William Hartman)과 메릴린 피션(Marilyn Fithian)은 그들이 연구한 여성의 12퍼센트가 멀티 오르가슴을 체험하고 있다는 사실을 발견했다. 남성도 자신들이 이러한 잠재력을 가지고 있다는 사실을 인식하고 약간의 간단한 테크닉을 익히면 멀티 오르가슴을 체험할 수 있을 것이다.

이 책에서 우리는 고대의 도교 수련법과 최신의 과학 지식을 모두 동원하여 오르가슴을 체험하는 방법, 그리고 당신의 전체적인 건강을 증진시키는 방법을 제시했다. 도교인들은 원래 건강과 영적 세계에 깊이 몰입했던 고대 중국(BC 약 500년 경)의 구도자들이었다. 그들이 개발한 많은 섹스 테크닉들은 2,000년이 지난 오늘날에도 여전히 똑같은 효력을 지니고 있다. 이 책의 기법들이 15년 전에 서양에 소개된 이래로, 이 기법들을 통해서 많은 효과를 얻은 평범한 남성들 사이에서 조용한 성의 혁명이 일고 있다. 그러나 무조건적인 수용이나 맹 목적인 거부감을 갖기에 앞서, 이 모든 것을 당신이 직접 체험해 본 다음에 그 체험을 바탕으로 여기에서 제시한 정보를 받아들이거나 거부하기를 바란다.

———————

멀티 오르가슴은 청년들 혹은 선택받은 중년들 만을 위한 것이 아니다. 또한 특별히 종교적 대가들 만을 위한 것도 아니다. 자기 자신을 <냉소적이고 깐깐한 도시인>이라고 자칭한 30대의 한 소프트웨어 세일즈맨은 이 책의 수련법을 하루 저녁 실행하고는 여섯 차례의 오르가슴을 체험했다. "그 오르가슴은 횟수를 반복함에 따라 더욱 강렬해졌습니다. 전에는 결코 체험해보지 못했던 즐거움이었습니다. 하지만 가장 놀라운 일은 과로하여 앓고 난 다음날 아침에도 건강하고 활력이 넘친 상태로 깨어났다는 겁니다."

성도인술(性導引術, 도인술의 원문은 쿵후로 되어 있는데, 쿵후의 의미는 <훈련>이란 뜻이다. 그러므로 성도인술은 <성훈련>을 뜻한다)에 따르면 사정하지 않고 멀티 오르가슴을 체험하는 남성은 최상의 건강을 얻을 뿐만 아니라 장수한다고 한다.

성도인술, 즉 도교 섹스는 중국 의학의 한 부류로 시작되었다. 고대의 도교인들은 의사였으며 성적인 만족뿐만 아니라 육체의 건강에도 많은 관심을 기울였다. 성도인술을 행하면 남성들은 사정에 따르는 피로와 에너지 상실을 방지할 수 있어 건강과 장수를 증진시키는 데 큰 도움이 된다.

제1장에서는 남성의 멀티 오르가슴에 대한 믿을 만한 동서

양의 근거를 제시했다. 또한 사정을 동반하지 않는 비사정(非射精) 오르가슴의 중요성을 강조한 고대 도교의 이론을 확증해주는 최근의 과학연구 결과도 살펴보았다. 이 놀라운 연구에 대해 보도하면서 「뉴욕 타임즈(New York Times)」는 이렇게 결론을 내렸다. "정액은 건강과 장수를 위해 쓰여져야 할 남성의 생명에너지를 대신 소진시키면서 만들어지기 때문에, 정액 생산은 과학자들이 생각해 왔던 것보다 훨씬 더 어려운 일이다." [4]

그렇지만 실천 없는 이론은 아무 소용이 없다. 그러므로 제2장과 제3장에서는 멀티 오르가슴 능력을 개발할 수 있는 <독신 수련법(solo practice)>을 제시했다. 이 <독신 수련법>은 파트너가 있든 없든 실행이 가능하다. 이 수련을 통하여 많은 남성들은 1, 2주일 내에 멀티 오르가슴을 체험하기 시작한다. 그리고 대부분의 남성들은 3개월 내지 6개월 안에 이 테크닉을 습득할 수 있다.

제4장과 제5장에서는 성도인술을 여성과 함께 시행하면서 여성을 완전히 만족시켜 줄 수 있는 <양성 수련법(duo practice)>을 제시했다.

이 책의 전반적인 내용은 여성들에게도 큰 도움이 된다. 특히 제6장에서는 남성—물론 여성 자신도—이 반복적인 오르가슴에 도달할 수 있도록 여성이 도와줄 수 있는 내용을 실었다.

제7장은 게이들(gay men)을 위한 것이다. 그들이 만족스럽고 건강한 성생활을 하는 데 필요한 특별한 수련법을 기술했다.

제8장에서는 조루증, 발기부전(impotence), 무정자증(infertility)과 같은 여러 가지 남성의 성문제를 다루었다. 도

교 섹스는 이 문제를 해결할 수 있는 획기적인 방법들을 제시하고 있다.

마지막으로 제9장에서는 남성과 여성이 황홀한 성적 친밀감을 누릴 수 있는 삶의 방법에 대해 조언했다. 먼저 성욕과 성적 능력의 쇠퇴를 흔히 경험하는 중년과 노년을 위해 지면을 할애했다. 여기서는 남성의 성능력은 10대에 절정에 달했다가 그 이후로 서서히 감퇴해 간다는 고정관념을 깨뜨리는 멀티 오르가슴 남성(multi-orgasmic men)에 대한 연구 결과를 제시했다. 도교인들은, 남성이 자신의 참된 성의 본질을 이해한다면 오히려 성숙해짐에 따라 성이 향상된다고 말한다. 또한 이 장에서는 아들이 건강하고 만족스런 성생활을 시작할 수 있도록 도울 수 있는 방법도 포함하고 있다. 우리의 아버지들이 그 방법을 알았다면 얼마나 좋았을까!

중국은 세계 최초로 가장 포괄적이고 가장 상세한 성책자들을 발간했다. 이 책은 남성과 여성에게 자신들의 성에너지를 변용시킬 수 있는 실질적이고 명쾌한 방법들을 제시함으로써 계속 그 전통을 이어가고 있다. 도교에서는 성(sexuality)과 영성(spirituality)이 분리되어 있지 않다. 그런데 어떤 독자들은 성문제에만 전적으로 관심을 갖고 있고 또 어떤 독자들은 성의 성스러운 차원에 대해 관심을 갖고 있을 것이다. 이러한 독자들을 모두 만족시키기 위해 이 책에서는 멀티 오르가슴을 체험하는 데 필요한 기본적인 테크닉들에서 시작하여, 점차적으로 건강을 증진하거나 영성을 깊게 하는 수단으로 사용할 수 있는 더욱 세부적인 테크닉들을 첨가하였다.

이 책은 철학이나 종교에 대한 도교 책자가 아니다. (이 책의 저자 중 하나인 만탁 치아는 이미 고대 전통에 대한 자세한 지침서들을 10권 이상 저술했다. 그 저술들에서 그는 도치료 (Healing Tao)라고 불리우는 포괄적인 건강체계를 발전시켜 왔다.) 이 책은 새로운 종교 체계가 아닌, 더욱 깊은 성체험을 갈구하고 있는 독자들에게 과학적 연구에 의해 뒷받침된 실제적인 도교기법들을 제공해준다.

이 책으로 말미암아 여기에 제시한 이론과 수련법들을 확증해주거나 수정해주는 과학적 연구가 불꽃처럼 일어나기를 기대한다. 은폐와 문화적 광신주의의 시대는 이미 지나갔다. 오늘날 성적인 혼란 속에서 사랑과 만족을 갈구하는 모든 연인들을 위해 동양과 서양은 함께 지혜를 나누어야 할 것이다.

제 1 장

남성의 멀티 오르가슴 시대가 시작된다

당신은 이미 멀티 오르가슴을 체험했을지도 모른다. 놀랍게도 많은 남성들이 청년기에 들어서기 전에 그리고 사정을 시작하기 전에, 멀티 오르가슴을 체험한다.

킨제이의 연구에 따르면 청년기 이전 소년들의 반 이상이 짧은 시간 내에 두 번째 오르가슴에 도달할 수 있으며, 거의 3분의 1의 소년들이 다섯 차례, 혹은 그 이상의 오르가슴에 연속적으로 도달할 수 있다고 한다. 이 연구 결과로 킨제이는 "클라이막스는 사정 없이도 분명히 가능하다."고 주장했다. 하지만 멀티 오르가슴이 소년들에게만 국한된 것은 아니었다. 킨제이는 계속해서 말했다. "더 나이 많은 남성들, 예컨대 30대나 그 이상의 남성들 중에도 같은 체험을 하는 사람들이 많이 있다." 「인간 성의 기초(Fundamentals of Human Sexuality)」에서 헤런트 캐차도우리언(Herant Katchadourian) 박사는 이렇게 덧붙였다. "어떤 남성들은 오르가슴의 수축을 경험하는 동안 정액의 방출을 막을 수 있다. 즉, 그들은 사정하지 않고도 오르가슴을 만끽한다. 그런 오르가슴은 이후에도 계속 발기를 유지할 수 있게 해준다. 그러므로 이런 남성들은 여성들처럼 지속적이거나 반복적인 오르가슴을 가질 수 있다."

그런데 왜 대부분의 남성들이 멀티 오르가슴의 능력을 상실했을까? 많은 남성들은 사정할 때 그것에 압도당하여 오르가슴 체험을 흐지부지 끝내고 만다. 이로 말미암아 남성들은 사정과 오르가슴을 구별하는 능력을 잃어버린다. 한 멀티 오르가슴 남성은 최초로 사정한 순간을 이렇게 말했다. "저는 아직도 그 순간을 생생히 기억합니다. 그때 저는 평소처럼 오르가슴을 느꼈습니다. 하지만 그때는 흰 액체가 쏟아져 나왔어요. 저는 저 자신이 죽어가고 있구나 하는 생각이 들었습니다. 저는 다시는 자위행위를 하지 않겠다고 신에게 맹세했습니다. 물론 그 생각은 하루만에 끝났지만."

보통, 오르가슴과 사정이 수초 내에 연달아 일어나기 때문에 그 둘 사이를 혼돈하기가 쉽다.[1] 멀티 오르가슴을 체험할 수 있으려면 당신은 이 두 감각을 구별하는 능력과 사정에 집착하지 않고 오르가슴을 즐길 수 있는 능력을 익혀야만 한다. 오르가슴과 사정이 어떻게 다른지를 이해하면 자신의 육체 내에서 일어나는 그 두 자극을 구별하는 데 큰 도움이 될 것이다.

뇌파와 반사 작용: 참다운 오르가슴은 뇌에서 일어난다

오르가슴은 인간의 가장 강렬하고 만족스런 체험 중의 하나이다. 만약 당신이 한 번의 오르가슴이라도 경험해보았다면—대부분의 남성들은 오르가슴을 체험해보았을 것이다—더 이상 말이 필요치 않을 것이다. 오르가슴은 사람들마다 약간의 차이가 있다. 심지어 같은 사람이라도 매번 다른 체험이 될 것이다. 그렇지만 남성의 오르가슴은 모두 리드미컬한 신체의 움직임, 심장박동수의 증가, 근육의 긴장, 그 다음 갑작스런 긴장이완, 골반 수축과 같은 일정한 특징을 지니고 있다. 그 느낌은 물론 좋다. 「스미스의 일반 비뇨기과학(Smith's General Urology)」(제13판)에서는 "오르가슴은 성행위 과정에서 가장 이해되지 않는 부분이다."라고 쓴 후 오르가슴을 이렇게 설명했다. "오르가슴은 불수의근인 항문 괄약근의 부드러운 수축, 호흡수의 증가, 심장박동수의 증가, 혈압의 상승을 동반한다."

이것들은 당신의 신체 전반에 걸쳐서 일어나는 변화들이다. 하지만 오랫동안 오르가슴은 성기에만 국한된 것으로 인식되어 왔고, 아직까지도 많은 남성들이 그런 생각을 버리지 못하고 있다. 서양에서는 빌헬름 라이히(Wilhelm Reich)가 처음으로 「오르가슴의 기능(The Function of Orgasm)」이라는 책에서 오르가슴은 성기만이 아닌 육체 전체에 걸쳐 일어난다고 주장했다.[2] 도교에서는 오래 전부터 오르가슴은 육체 전체의 체험임을 알고 있었으며 오르가슴의 쾌감을 확장하기 위한 테크닉들을 개발해왔다.

이제 많은 성연구자들이 오르가슴은 근육보다 두뇌와 더 관련이 있다고 주장하고 있다. 뇌파 연구에 의해 오르가슴은 주로 두뇌에서 일어난다는 사실이 밝혀지고 있다. 어떤 신체적인 접촉 없이 수면 중에 오르가슴을 체험할 수 있다는 사실은 이 이론을 확인해준다. 투레인 대학의 신경과학자 로버트 J. 히스(Robert J. Heath)는 더 확실한 근거를 제시하고 있다. 그는 전극으로 두뇌의 특정 부위를 자극할 때 육체적 자극에 의해 일어나는 것과 같은 성적 쾌감을 일으킬 수 있다는 사실을 밝혀냈다. 많은 성치료자들은 성(sex)이 두뇌에서 일어난다고 말한다. 이 말은 일리가 있다.―특히 오르가슴에 대해서는 더욱 그러하다.

정서적이고 육체적인 체험의 절정인 오르가슴과는 달리, 사정은 척추끝(미저골)에서 일어나서 정액의 방출로 끝나는 반사 작용에 지나지 않는다. 수석 도치료사이자 「성도인술: 남성性에너지 배양법(Taoist Secrets of Love: Cultivating Male Sexual Energy)」의 공저자인 마이클 윈(Michael Winn)은 이렇게 말한다. "많은 남성들이 사정을 동반하지 않은 오르가슴에 놀라움을 금치 못한다. 그들은 오랫동안, 보통 수십 년 동안 사정하는 섹스를 해왔기 때문이다. 그러므로 가장 선행되

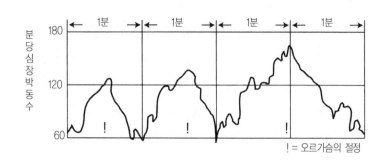

그림 1. 멀티 오르가즘 남성의 흥분 곡선 　　　　(자료:하르트만과 피션)

어야 할 것은 단지 불수의근이 일으키는 근육 경련에 지나지 않는 사정에 대한 생각을 계몽하는 일이다."

훈련을 통해 당신은 사정이라는 반사 작용을 일으키지 않고도 오르가즘의 절정감을 맛보는 방법을 익힐 수 있다. 다음 두 장에서 오르가즘과 사정을 정확히 분리시키는 방법과 몸 전체로 오르가즘을 확장하는 방법을 단계적으로 설명해나갈 것이다. 먼저 남성도 여성처럼 멀티 오르가즘을 얻을 수 있다는 증거를 살펴보도록 하자.

남성의 멀티 오르가즘 능력에 대한 과학적 증명

성연구자인 윌리엄 하르트만(William Hartman)과 메릴린 피션(Marilyn Fithian)은 아마 남성의 멀티 오르가즘에 대해 가장 집중적으로 연구를 한 사람들일 것이다. 그들은 33명의 멀티 오르가즘 남성, 즉 발기력을 상실하지 않고 두 번 혹은 그 이상 오르가즘을 경험할 수 있는 남성들을 대상으로 실험을 했다.

이 남성들이 실험실에서 그들의 파트너와 섹스를 나눌 때 하르트만과 피션은 그들의 심장박동수를 체크했다. 심장박동 수는 연구자들이 오르가슴 상태를 판별하기 위해 사용하는 가 장 명확한 척도이다. 휴식 때의 평균 심장박동수는 1분에 약 70회이나 오르가슴시에는 거의 그 두 배인 약 120회로 올라간 다. 오르가슴 후에는 심장박동수가 원래대로 되돌아간다(그림 1 참조). 또한 그들은 골반 수축 현상을 측정했다. 측정 결과 그것은 오르가슴시의 심장박동수와 같은 곡선을 나타냈다. 하 르트만과 피션의 발견은 참으로 놀라운 것이었다. 이 남성들 의 흥분 그래프는 반복적으로 오르가슴을 경험하는 여성들의 것과 동일했다.

남성과 여성의 성감은 일반적인 생각과는 달리 유사하다. 발생학적으로 남성과 여성의 성기는 같은 태아 조직에서 나왔 기 때문에 그 유사성은 더욱 의미가 있는 것이다. 유명한 책 「G점과 인간 성감에 대한 최근의 발견들(The G Spot and Other Recent Discoveries About Human Sexuality)」에서 앨리스 라더스(Alice Ladas), 버블리 휘플(Beverly Whipple), 그리고 존 페리(John Perry)는 남성과 여성의 성 감은 거의 동일하다고 주장한다. 여성의 <G점(G spot)>(이에 대해서는 제4장에서 더 논의할 것이다)의 발견에 대한 보고와 더불어 그들은 남성들도 여성들과 마찬가지로 반복적인 오르가슴을 경험할 수 있다고 말한다.

하르트만과 피션의 연구기간 동안에 멀티 오르가슴 남성이 체험한 평균 오르가슴 횟수는 네 차례였다. 그들 가운데는 최소로 두 번의 오르가슴을 체험한 남성을 비롯하여, 열여섯 번이나 오르가슴을 체험한 남성도 있다. 메리언 둔(Marion Dunn)과 잔 트로스트(Jan Trost)의 연구에 의하면, 대부분의 남성은 한 번의 섹스 동안 2회에서 9회의 오르가슴을 체험한다고 보고했다.

성도인술에서는 오르가슴 횟수를 중요하게 생각하지 않고 만족감에 주안점을 둔다. 당신은 한 번의 오르가슴으로 만족감을 느낄 수도 있고 세 번의 오르가슴, 혹은 열여섯 번의 오르가슴으로 만족감을 느낄 수도 있다. 육체가 느끼는 쾌감에 대한 자각이 깊어지고 상대방과 친밀감이 더해질수록 더많은 성감이 개발된다. 성경험은 사람마다 매번 다르다. 적정한 오르가슴 횟수는 당신과 당신 파트너의 그때 그때의 욕구에 따라 달라진다. 멀티 오르가슴 남성이 되면 당신은 자신이 얼마나 오래 성교를 유지하느냐, 혹은 상대방이 얼마나 많은 오르가슴에 도달하느냐 하는 것에 대해 신경쓰지 않게 된다. 당신과 당신 파트너는 원하는 만큼 오르가슴을 만끽할 수 있기 때문이다.

사정은 작은 죽음

의사이기도 한 도교 스승들은 육체의 건강을 도모하는 수단으로서 성에 관심을 가졌다. 그들은 사정이 남성의 에너지를 고갈시킨다는 사실을 알았다. 당신 역시 사정한 후에 에너지 상실감과 전반적인 피로감을 느꼈을 것이다. 사정 후 당신은 파트너의 성적, 감정적 욕구에 좀더 충실하고 싶어도 몸은 오직 잠만을 절실히 원할 때가 많다. 한 멀티 오르가슴 남성은 이렇게 말했다. "일단 사정을 한 후에는 베개가 제 여자 친구보다 더 이쁘게 보이더군요."

남성이 사정하고 난 후 여성 위에 쓰러져 쿨쿨자는 경우는 너무나 흔하다. 그리하여 성적인 불만을 가진 아내의 이미지는 우리들이 즐겨하는 농담 중의 하나가 되었을 정도이다. 하지만 남성이 사정 후에 느끼는 피로감은 최초의 성교가 있은 이래로 존재해왔다. 그 유명한 황제(黃帝)의 성고문인 팽조(彭祖)는 이미 5천 년 전에 이렇게 말했다. "사정 후에 남성은 곧장 피곤에 떨어진다. 귀가 멍멍해지고 눈이 무거워져 그는 잠만을 원할 뿐이다. 또 갈증이 날 뿐만 아니라 사지가 약해지고 뻣뻣해진다. 사정하는 순간의 짧은 쾌감 때문에 그는 오랜 시간 동안 상실감으로 고통받게 된다."

서양 사람들 역시 도교인들처럼 성에너지 보존의 중요성을 알고 있다. 운동 선수들은 사정에 따르는 무기력감을 오래 전부터 알고 있었기에, 중요한 경기 전날 밤에는 섹스를 피한다. 예술가들 역시 성교가 작업에 둔감한 영향을 끼친다는 사실을 느껴왔다. 재즈 음악가 마일즈 데이비스(Miles Davis)는 「플레이 보이(Playboy)」지와 행한 인터뷰에서 이렇게 말했다.

데이비스: 사정해서는 안되요. 사정을 한 다음에 경기를 하거나 연주를 해 보세요. 할 수 없을 것입니다. 섹스를 할 때, 사정할 준비가 되면 저도 사정을 합니다. 그래서 연주할 일이 있으면 섹스를 하지 않습니다.

플레이보이: 쉬운 말로 설명해 주시겠습니까?

데이비스: 무하마드 알리에게 물어보세요. 만약 그가 사정을 한다면 그는 2분도 싸울 수 없을 겁니다. 아니, 그는 날 때리기조차 못할 거예요.

플레이보이: 당신의 주장을 증명하기 위해 그런 조건 하에서 무하마드 알리와 싸워보시는 게 어떻겠습니까?

데이비스: 그것 참! 물론 싸울 수는 있어요. 하지만 그가 먼저 성교를 한다고 약속해야만 합니다. 만약 그가 성교를 하지 않는다면 난 싸우지 않을 겁니다. 사정을 하면 그는 자신의 에너지를 모두 잃어버리고 말거예요. 정말 그의 에너지가 몽땅 소모되고 말지요. 그러니 어떻게 힘을 쓸 수 있겠습니까?

마일즈는 공상적인 사람도 아니고 그의 표현이 완곡한 것도 아니다. 다만, 세계의 가장 뛰어난 트럼펫 연수자의 한 사람으로서 그는 사정이 얼마나 그 자신의 정력을 떨어뜨리고 그 자신의 예술성을 고갈시키는지를 알았다. 그러나 불행하게도, 그 역시 대부분의 남성들처럼 사정만 하지 않는다면 어떤 행사 전이라도 상관 없이 원하는 만큼 섹스를 할 수 있고, 오르가슴을 즐길 수 있다는 사실을 알지 못했다. 오히려 사정하지 않는 섹스는 다음날 더 좋은 컨디션을 유지할 수 있게 해 준다.

전문적인 음악가들이나 프로 선수들을 통하여 사정이 미치는 영향을 아주 명백히 알 수 있음에도 불구하고, 모든 남성들은 섹스를 할 때마다 결국 정액의 방출—죽음이라는 표현이 더 적합할 것이다—이라는 상실감을 체험하고 만다. 한 멀티 오르가슴 남성은 이렇게 말한다. "사정을 하고 난 아침에는 정말 그 후유증이 심해요. 일어날 때 몸이 무겁고 오전내내 피곤해요. 반면 사정하지 않고 멀티 오르가슴을 가질 때면 아침 일찍 상쾌한 기분으로 일어나게 됩니다."

다음은 만성병에서 회복 중이던 다른 남성의 말이다. "저는 항상 강한 성적 욕구를 가지고 있습니다. 그래서 저는 자주, 하루에 한두 번 정도 사정을 했습니다. 그런데 그렇게 너무 많이 에너지를 소모하다 보니 점점 건강이 약화되기 시작했습니다." 많은 남성들, 특히 젊은 남성들은 그다지 아프거나 피곤하지 않기 때문에 처음에는 이런 상실감을 느끼지 못할 것이다.

서양에서는 섹스의 마지막을 장식하는 사정이 남성이 최절정의 흥분 상태를 맞이하기 위한 필수적인 요소라고 생각한다. 하지만, 중국의 의사들은 오래 전부터 프랑스인들이 <러 쁘띠 모르(le petitmort)>―<작은 죽음>―라고 부르는 사정을, 남성 쾌감의 배반자, 남성의 생기를 빼앗아가는 위험한 약탈자로 인식하고 이것을 충분히 피할 수 있는 것으로 보았다.

색골과 승려, 멀티 오르가슴 남성 중 누가 가장 오래 살까

1992년 12월 3일자 「뉴욕 타임즈(New York Times)」 커버 스토리에서 정액 생산이 남자의 육체에 악영향을 끼친다는 고대 도교의 통찰을 확증해주는 놀라운 과학적 연구 결과를 보도한 바 있다. "이 실험을 시작할 당시 저는 그 결과를 전혀 예측하지 못했습니다." 아리조나 대학의 웨인 밴 부르히즈(Wayne Van Voorhies)가 말했다. "그 결과는 너무나 놀라운 것이어서 저는 제 실험이 틀리지 않았는가 하고 네 차례 이상 똑같은 실험을 반복했습니다. 그 결과, 남성의 성감에 대한 우리의 고정관념이 틀렸다는 사실을 확실히 알게 되었습니다."[4]

밴 부르히즈 박사는 단순하고 속이 들여다 보이는 선충류를 가지고 실험을 했다. 당신은 벌레가 인간의 성(性)과 무슨 관련이 있는가 하고 의아스럽게 생각할지도 모른다. 하지만, 이 선충들은 정원에 사는 평범한 벌레가 아니다. 위스콘신 대학의 필립 앤더슨(Philip Anderson) 박사는 이렇게 설명한다. "선충의 유전자와 생화학적 과정은 인간이나 동물들과 같습니다." 실제로 과학적 연구에서 선충을 자주 인간 대신으로 사용하곤 한다.

밴 부르히즈 박사는 수컷 벌레를 세 부류로 나누어 실험했다. 첫 번째 부류의 벌레들은 마음껏 교미가 허용되었다. 이런 빈번한 교미는 잦은 정액 생산을 필요로 한다. 이 색정 벌레들은 평균 8.1일 밖에 살지 못했다. (보통, 선충들은 오래 살지 못한다.) 두 번째 부류의 벌레들은 교미가 전혀 허용되지 않았다. 이른바 이 승려 벌레들은 평균 11.1일을 살았다. 그런데 놀랍게도 마음껏 교미가 허용되었지만 정액을 끊임없이 생산할 필요가 없는 멀티 오르가슴 벌레들은 14일이나 살았다. 이것은 끊임없이 정액 생산을 필요로 하는 벌레들보다 무려 50퍼센트 이상이나 수명이 연장된 것이었다.

「타임즈」는 이렇게 결론을 맺었다. "이 새로운 연구를 통하여, 끊임없이 정액을 생산하기 위해서는 복합효소를 사용해야 하거나 해로운 신진대사 부산물이 발생하는 등, 수컷이 어떤 대가를 치뤄야한다는 사실을 알 수 있다." 더 나아가 「타임즈」

는 다음과 같은 사실을 지적했다. "남녀의 수명차는 정액 생산
과 관계가 있을 지도 모른다. 평균적으로 여성은 남성보다 약
6년 더 오래 산다." 그밖에, 생활행태나 호르몬의 차이 같은
것에서 남녀의 수명차를 설명하는 이론들이 많이 있다. 어쨌
든 정액 생산이 실제로 당신의 수명을 단축시키든 그렇지 않
든, 그것이 당신의 체력을 약화시키는 것만은 분명하다.

선충에 대한 실험이 있기 2천 년 훨씬 이전에, 도교인들은
「소녀경(素女經)」에서 비사정(非射精)의 중요성을 언급했다.
"만약 남성이 정액을 방출하지 않고 섹스를 한 번 즐긴다면 그
의 생명력이 강해진다. 만약 2회 그것을 행한다면 청력과 시력
이 밝아지고, 3회째는 온갖 육체적 질병이 사라질 것이다. 또
4회째는 마음의 평정 상태를 누리게 되고, 5회째는 혈액순환
이 왕성해지고, 6회째는 생식기에 새로운 기교가 가해지고, 7
회째는 엉덩이와 허벅지가 단단해진다. 그리고 8회째는 전신
이 완벽한 건강으로 빛나게 되고 9회째는 수명이 연장된다."

물론 이것은 과장한 면이 없지는 않다. 그리고 위에서 언급
한 순서대로 그 효과가 일어나지도 않을 것이다. 하지만 도교
인들이 정액 보유의 중요성을 이미 오래 전에 알고 있었다는
사실만은 분명하다.

정액 보유의 중요성: 생식을 위한 것인가, 즐거움을 위한 것인가

정액이 생산되는 산술적 수치를 보면 사정이 육체에 얼마나
큰 짐이 되는지 알 수 있을 것이다. 한 번 사정하는 정액 속에
는 평균 5천만 개에서 2억 5천만 개의 정자세포가 포함되어

있다. (이론적으로 말하면, 1회에서 5회 사정으로 미국 인구를 다시 생산해낼 수 있다!) 그 정자세포 하나하나는 그대로 완전한 인간이 될 수 있는 능력을 가지고 있다. 5천만 개에서 2억 5천만 개의 상품을 생산해내는 공장은 어떤 경우라도 원료를 필요로 한다. 사람의 경우, 원료는 바로 당신 자신이다. 당신의 육체가 매일 수많은 양의 정자를 만들어낼 수 있다고 해서 이 정자의 가치를 우습게 여겨서는 안된다. 만약 도인술을 통해 육체가 정자를 복구할 필요가 없다면 그 에너지를 육체나 정신을 강화시키는 데 사용할 수 있다. 실제로 도교 수련에서는 이 에너지를 건강이나 창조성, 정신적 진보를 향상시키는 데 활용한다.

사정할 때마다 매번 몸은 새로운 생명을 탄생시킬 준비를 한다. 도교에 의하면 몸의 모든 기관들과 분비선들은 최상의 에너지, 이른바 <오르가슴 에너지>를 정자의 생산에 쏟는다고 한다. 낮은 생물의 경우, 일단 이 에너지가 사정을 통해 소모되어버리면 그 생물의 몸은 쇠퇴하기 시작한다. 예를 들어, 연어는 알을 낳은 후 즉시 죽어버린다. 정원을 가꾸어 본 사람은 식물이 씨를 떨어뜨린 후에는 죽거나 시들어버린다는 사실을 알 것이다. 씨가 생기지 않는 식물들은 그렇지 않은 식물보다 더 오래 산다. 비록 운좋게도 인간은 사정을 한 후 죽지는 않지만, 도교인들은 인간은 자연의 일부로서 자연 법칙을 이해해야만 한다는 사실을 알고 있었다.

킨제이 리포트(Kinsey Report)로 널리 알려진 「남성의 성행태(Sexual Behavior in the Human Male)」에 따르면 보통 남성이 일생 동안 사정하는 횟수는 어림잡아 5천 번 정도라고 한다. 그리고 그 5천 번의 사정을 통하여 1조 개의 정자를 유출한다고 한다. 이러한 사정의 대다수가 한 명의 여성과 이루어진다고 보면 여성이 임신을 할 기회가 매우 많아진다. 하지만 사랑을 나누는 대부분의 시간은 자식을 갖기 위해서가 아니라 즐거움을 위한 것이므로 정액을 유출하여 몸을 망칠 필요가 없다. 그러므로 만약 아기를 가지기 위해서만 섹스를 한다면 성도인술을 수련할 필요가 없을 것이다. 하지만 멀티 오르가슴을 만끽하고 건강한 성생활을 원한다면 이 책을 계속 읽어나가길 바란다.

제 2 장

당신 자신을 알라

사신의 육체를 탐구하고 자신의 흥분 상태를 이해하는 것은 멀티 오르가슴 남성이 되기 위한 필수조건이다. 능숙한 남성은 자신 뿐만 아니라 파트너의 욕구도 잘 알고 있다.

제4장에서 파트너의 욕구를 만족시켜 주는 방법을 논의하겠지만, 그러기에 앞서 당신은 자신의 욕구를 만족시키는 법부터 배워야만 한다.

이 장에서는 먼저 남성의 성기관, 흥분

상태, 사정, 오르가슴에 대한 기초적인 사실들을 간략하게 서술하고, 그 다음 잠자고 있는 쾌감을 일깨우기 위한 몇 가지 의견을 제시할 것이다.

남성의 몸

페니스

대부분의 남성들은 섹스에 대해 생각할 때 맨 먼저 자신들의 페니스(penis)를 떠올린다. 확실히 페니스는 가장 뚜렷한 성기관이다. 그런데 이상하게도 아직까지 이 간단해 보이는 기관에 대해 알려진 게 별로 없고 그것은 여전히 오해와 신비 속에 묻혀있다.

남성의 페니스는 뼈나 근육이 없고 주로 스폰지(해면체) 조직으로 이루어져 있다. 페니스에는 근육이 없기 때문에 미안하지만 이두근처럼 그것을 늘릴 수가 없다. 하지만 페니스의 5~8cm가 흔히 PC 근육이라 불리우는 근육 내에 뿌리를 두고 있다. 그래서 다음 장에서 설명하듯이 발기와 오르가슴을 강화하고, 사정 조절을 더 용이하게 하기 위해 이 근육을 단련하는 것이 가능하다.

너무나 많은 남성들이 자신들의 페니스 크기에 집착하고 있고, 오늘날 일부 남성들은 페니스 확대 수술까지 받고 있다. 그러므로 여기서 잠깐 그것에 대해 언급하고 넘어가자. 인간의 전 역사에 걸쳐 남성들은 이른바 그들의 남성(男性)을 확대하기 위해 온갖 시도를 해왔다. 도교인들조차도 제8장에 기술

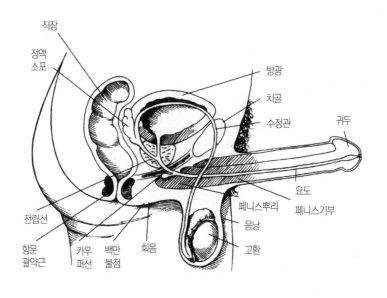

그림 2. 남성의 성기관

한 것처럼 그들 고유의 방법을 가지고 있었다. 하지만 사실 페니스의 크기는 페니스의 힘에 비하면 그리 중요하지 않다. 성도인술을 수련해나가면 당신은 어떤 여성을 상대하더라도 <강한 남성>임을 자부할 수 있을 것이다. 아직까지 페니스 크기에 집착하고 있다면 병원으로 달려가기 전에 잠깐 멈추고 제8장의 <선생님, 좀더 큰 페니스를 갖고 싶어요: 페니스를 키우는 방법> 편을 읽기 바란다.

고환

고환은 정자가 생산되는 곳이다. 그런데 체온은 너무 따뜻해 정자 생산에 방해가 된다. (이 때문에 꽉낀 속옷은 고환을 당신의 몸에 밀착시켜 정자수를 낮출 수 있다.) 일반적으로 사정 직전에는 고환이 신체 속으로 당겨진다. 다음에 설명할 것이지만 고환을 신체로부터 멀리 잡아당기는 것은 사정을 지연 시키기 위한 고전적인 한 방법이다.

수정관은 고환에서 전립선까지 이어져 있는 단단한 관이다 (그림 2 참조). 정자들은 이 관의 끝까지 올라가서, 거기에서 사정 바로 전에 정액 소포에서 나오는 분비액과 전립선액 속 으로 섞인다. 전립선의 분비액은 사정액의 약 3분의 1 가량을 차지하며 정액이 희끄무레한 색깔을 띠는 것은 바로 이 분비 액 때문이다. 정자는 사정액의 일부에 지나지 않는다. 그러므 로 수정관 절제수술을 받은 남성이라 할지라도 수술 전과 거 의 같은 양의 분비물을 사정한다.

전립선—전립선 오르가슴을 얻는 방법

전립선은 치골 바로 밑과 회음 바로 위, 골반 중앙에 위치하 고 있는 선(腺)이다. 대부분의 남성들은 전립선 자체보다는 빠 르게 전이되는 무서운 전립선암에 대해 더많이 들어보았을 것 이다. 전립선암은 대략 미국 남성 11명 중 1명꼴로 발생하고 있다. 건강한 전립선은 전립선암을 방지하고 오랜 기간 동안 의 건실한 성생활을 위해 중요한 기관이다. 당신은 여기서 제 시한 골반 성도인술을 행하고 전립선을 규칙적으로 마사지함 으로써 전립선을 건강하게 유지할 수 있고 전립선암의 위험도 줄일 수 있을 것이다. 현재 전립선에 문제가 있거나 앞으로 전 립선 질병을 피하고자 원한다면 제8장의 <전립선 질병을 예방 하고 치료하는 방법> 편을 보기 바란다.

대부분 전립선은 여성의 G점(G spot)처럼 성적 자극에 매 우 민감하다. 실제로 전립선은 <남성의 G점(The Male G

Spot)>이라 불려왔다. 「G점(The G Spot)」의 저자는 이렇게 결론을 내린 바 있다. "남성의 경우, 페니스에 의한 오르가슴과 전립선에 의한 오르가슴이 있다. 남성들은 전립선 오르가슴(prostate orgasms)이 육체적으로 뿐만 아니라 감정상으로도 페니스 오르가슴(penile orgasms)과 매우 다르다고 보고하고 있다." 「G점」의 저자들은 이는 여성들이 느끼는 클리토리스 오르가슴(clitoral orgasms)과 질 오르가슴(vaginal orgasms) 간의 차이와 동일하다고 주장한다.

여성의 G점처럼 전립선은 남성이 흥분되고 오르가슴에 도달할 때 점차적으로 성적 자극에 민감해진다. 그래서 의사의 전립선 체크 감각과 침대에서 연인과 함께 할 때의 전립선 자극 감각은 판이하게 다르다. (당신과 여성 파트너는 신체가 앞에서부터 뒤로 흥분된다는 사실을 알아야 한다. 그러므로 여성 파트너는 전립선 자극을 시도하기 전에 남성이 고도로 흥분될 때까지 기다려야 한다.)

당신은 백만불점(Million-Dollar Point, 이 점에 대해서는 나중에 더 설명할 것이다)에 있는 회음을 통해 외부에서 당신 자신의 전립선을 자극할 수 있고, 항문을 통해 직접 자극할 수도 있다. 만약 당신의 몸이 유연하지 않다면 혼자서 전립선을 자극하기가 쉽지는 않을 것이다. 일반적으로 가장 양호한 자세는 등을 대고 누워서 무릎을 구부리고 침대에 발을 올려 놓거나 무릎을 가슴에 바짝 대는 것이다. 이 자세에서 잘 윤활된 손가락을 항문에 삽입하여 앞쪽으로 구부리며 전립선을 자극한다. 직장 앞벽 2.5~5cm 내에서 호도알 같은 것이 느껴질 것이다. 그 전립선을 앞뒤로 부드럽게 문질러라. 또한 각기 다른 속도로 손가락을 넣었다 뺐다 하면 항문 주변의 매우 민감한 신경들을 자극할 수도 있다.

만약 파트너가 찬성한다면 그녀가 대신 전립선을 자극해도 좋다. (이때 손톱을 짧게 깎아야 한다.) 항문을 통한 시도를 좋아하지 않는다면 항문 괄약근이나 회음을 자극함으로써 전립선을 자극할 수도 있을 것이다.

전립선 자극으로 사정이 일어날 때는 보통 정액이 쏟아져 나온다기보다 흘러나온다. 이 자극은 매우 깊고 강렬하다. 전립선 자극으로 흥분 강도를 조절하는 것은 성기 자극의 경우보다 훨씬 더 어렵다. 그러므로 극단으로 몰고 가지 말고 천천히 진행해나가야 한다.

회음

회음은 성기관의 정수(精髓)로서 도교인들은 <삶과 죽음의 문>이라 불렀다. 사정을 방지하는 회음의 역할은 비전(秘傳)되었다. 항문 바로 앞에 있는 회음에는 백만불점이 있다(그림 2 참조). 이 점은 원래 백만금점(Million-Gold-Piece Point, 고대 중국에는 달러가 없었다)이라 불리운 만큼 성도인술에서 중요한 기능을 담당한다. 도교 스승에게 백만금을 주고 이 점의 정확한 위치만 배워도 그 값어치는 톡톡히 하는 것으로 생각할 정도였다. 다음 장에서 당신의 사정 조절을 돕는 백만불점의 역할에 대해 논의하겠다.

성근육

퓨보콕시제우스(Pubococcygeus), 즉 PC 근육은 신체 앞쪽 골반의 돌출 뼈인 치골(pubic bone, pubo)에서 신체 뒤쪽의 척추 마지막 뼈인 미골(coccyx, coccygeus)까지 걸쳐있는 일단의 중요한 골반 근육이다. 이 근육은 성의 기초를 이루며 멀티 오르가슴 남성을 위해서는 필수적인 부위이다. 다음 장에서 이 근육을 강화할 수 있는 훈련법을 서술할 것이다.

기부스를 하거나 장기간 침대에 누워 있어 본 사람이라면 사용하지 않는 근육이 얼마나 위축되고 약화되는지 잘 알 것이다. 성근육도 다른 근육과 마찬가지이다. 실제로 성기는 규칙적으로 사용하지 않으면 신체 속으로 위축되어 들어가 버린다. 성생활이 빈번하지 않는 많은 노인들이 그 사실을 입증하고 있다. 도교인들은 신체의 다른 부분과 마찬가지로 성기관을 운동해주는 것이 중요하다는 사실을 알고 있다.

항문

항문은 전립신에 근접해 있고 예민한 말초신경이 십중되어 있기 때문에 매우 예민한 성감대이다. 많은 남성들, 게이(gay)들 뿐만 아니라 일반적인 남성들도 그 사실을 체험하고 있다.

그러나 많은 사람들이 항문의 불결에 대해 걱정하고 항문을 성적으로 자극하는 것은 <자연스럽지 못한 행위>라고 생각한다. 청결에 관해서라면 항문을 만지기 전에 미리 항문을 깨끗이 씻고 항문을 자극하는 데 쓰는 기구(손가락)도 깨끗이 씻는다면 간단히 문제가 해결된다. 그리고 항문을 자극하는 행위가 자연스럽지 못한 것이라면 항문이 그토록 성적으로 민감한 이유를 설명하기가 어려워진다. 많은 이성연애자들은 항문 자극을 즐기면서 자신도 게이가 아닐까, 혹은 게이가 되지나 않을까 걱정한다. 하지만 항문의 민감성과 동성연애 간의 관계를 암시하는 어떤 증거도 없다. 동성연애는 성적 본능의 문제이지 성훈련의 문제가 아니다. 많은 게이들이 항문 자극을 즐기지만, 일반인들도 마찬가지로 그것을 많이 즐긴다.

유두

많은 남성들이 자신의 유두가 민감하다는 사실을 발견하고는 놀라움을 금치 못한다. 그렇지 못한 남성들은 자신들의 신경말단을 일깨우기 위해서 어떤 규칙적인 자극이 필요할 것이다. 유두 자극은 개발되지 않은 남성 성감대 중의 하나이다.

남성의 에너지

신체의 에너지가 어떻게 작용하는가를 이해하면 성기 오르가슴(genital orgasms)을 신체 전체 오르가슴(whole-body orgasms)으로 확장하고 성에너지를 통하여 창조성과 건강을 향상하는 데 큰 도움이 될 것이다. 서문에서 언급했듯이 성도인술은 중국 의학의 한 부류로 발전했다. 세계에서 가장 오래되고 가장 효과적인 치유 체계를 지닌 중국 의학은 침술(鍼術)과 지압(指壓)과 같은 훌륭한 요법들을 개발해왔다. 중국 의학에 따르면 육체의 세포 전체를 통해 끊임없이 순환하고 있는 물리적 에너지(physical energy)가 있다고 한다.

생체 전기

서구 화학이 더욱 정밀해짐에 따라 이제 우리의 몸은 에너지(氣)와 전기로 가득 차 있다는 사실을 밝혀내기에 이르렀다. 1984년 2월 자「디스커버(Discover)」지에서 K.C.코울(K.C.Cole)은 그 차이를 이렇게 설명했다. "전기는 흔하면서도 가장 애매모호한 물질이다. 전기는 우리 집의 벽에도 있고 우리의 세포에도 존재하고 있다. 전기는 전동차와 인간의 두뇌 속에서도 흐르고 있다. 인간의 몸 전체는 거대한 전기 장치이다. 모든 화학과 마찬가지로 생화학은 전기적인 결합에 기초하고 있다."

중국 의학은 몸을 관통하고 있는 생체 전기 에너지, 즉 기(氣)의 원활한 순환을 도모하는 데 주안점을 두고 있다. 침을 맞아본 적이 있다면 당신은 중국인들이 기(氣)라고 부르는 생체 전기 에너지의 흐름을 느껴보았을 것이다. 그렇지 않더라도 자신의 몸 속을 흐르고 있는 기를 느껴볼 수 있는 간단한 방법이 있다. 10초 동안 손을 비빈 후 약 2cm 간격을 두고 손바닥을 마주해보라. 그리고 손바닥 부위에 집중하고 있으면 손바닥 사이를 오고 가는 어떤 에너지 흐름을 느낄 수 있을 것이다.

기는 중국인만의 독특한 개념이 아니다. 「빛의 몸(The Body of Light)」의 저자인 존 만(John Mann)과 래리 쇼트(Larry Short) 박사는 세계 각처에 퍼져있는 기에 해당하는 말을 49개나 열거했다. 그 명칭은 산스크리트(Sanskrit)의 <프라나(Prana)>에서 수우족(Sioux, 북미 인디언 종족)의 <네야토네야(neyatoneyah)>, <끓는 점(boiling point)>을 뜻하는 칼라하리(Kalahari)어의 <눔(num)>에 이르기까지 다양하다. 특이하게도 서양에는 기에 대응할 만한 용어가 없다. 서양인들은 <에너지(energy)> 느낌에 대해서는 말하지만, 몇몇 특별한 경우를 제외하고는 이 육체의 중요한 부분을 간과하는 경향이 있다.

이제 서구의 의료 체계에서도 점차적으로 기의 개념을 받아들이고 있다. 1972년 리차드 닉슨(Richard Nixon) 대통령이 중국과 외교관계를 재개하면서부터 중국 의학은 급속도로 서구에 전파되기 시작했다. 북경에서 중국 의사들이 뉴욕 타임즈 특파원인 제임스 레스턴을 상대로 외과수술을 공개 시연했는데 그때 오직 침술만을 사용하여 마취에 성공했다. 그 이후로 중국에 파견된 많은 서양 의사들이 비슷한 사건들을 목격해왔다.

그러나 기에 대한 서양 과학의 이해 수준은 아직 초보단계이다. 최근, 시러쿠즈 대학 정형외과 의사이자 「생체 전기(The Body Electric)」의 저자인 로버트 베커(Robert Becker) 같은 서구 의사들이 기의 현상을 탐구하고 있다. 로버트 베커는 그의 연구과제인 생체 전기 그리고 치유와 관련해서 기(氣)를 설명하고 있다. 바로 뼈의 재생을 돕는 전기의 역할을 규명한 베커 박사의 연구에 의해 골절의 복구를 촉진시키는 미세 전기의 활용법이 등장하게 되었다.

소우주 궤도(소주천)

신체의 모든 세포에는 생체 에너지가 흐르고 있다. 이 에너지는 경락(經絡, merididans)이라고 부르는 특정한 경로를 따라 순환한다. 바로 침술에서는 특정한 신체 부위의 기의 양을

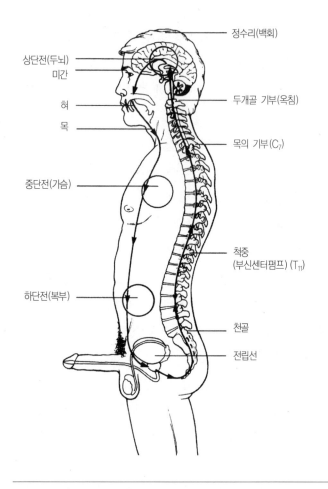

정수리(백회)

상단전(두뇌)
미간

혀

목

두개골 기부(옥침)

목의 기부(C_7)

중단전(가슴)

척중
(부신센터펌프) (T_11)

하단전(복부)

천골

전립선

그림 3. 소우주 궤도(소주천)

조절하기 위해 이 경락을 활용한다. 신체의 주된 회로(경락)는 소우주 궤도(microcosmic orbit, 그림 3 참조)라고 부르는데, 독맥(督脈, 뒤쪽 회로)과 임맥(姙脈, 앞쪽 회로) 두 회로로 구성되어 있다.

이 회로(경락)들은 가장 일찍 발달되는 신체 부위이다. 자궁에서 우리의 몸은 처음에는 납작한 디스크 모양을 이룬다. 태아가 발육해나감에 따라 그 디스크 모양은 신체 앞뒤의 두 중앙선을 따라 접합선을 남기면서 포개진다. 몸 뒤쪽의 접합선은 척추에서 볼 수 있지만, 앞쪽의 접합선은 더욱 미세하다. 언청이로 태어난 아이의 경우에서 그것을 좀더 뚜렷하게 알 수 있지만 대부분 앞쪽의 접합선을 찾아보기가 힘들다.

한 멀티 오르가슴 남성은 소우주 궤도에 대해 이렇게 이해했다. "저는 소우주 궤도가 수천 년에 걸쳐서 발견되고 실험되어 온 회로, 또는 경락으로서 그 목적은 아기를 생산하기 위해 사용되는 거친 생물학적 에너지[精]를 건강과 섹스 능력을 향상시키는 데 사용할 수 있는 더욱 미세하고 가벼운 에너지[氣]로 전환하는 데 있다고 생각합니다."

독맥(督脈, 뒤쪽 회로)

독맥은 신체 뒤쪽을 따라 흐르는 경락으로서, 회음에서 시작하여 꼬리뼈 끝을 지나 척추와 목을 타고 올라가 다시 이마로 내려와 코끝과 윗입술 사이 오목한 곳[인중]에서 끝난다.

임맥(姙脈, 앞쪽 회로)

임맥은 혀끝에서 시작하여 목과 몸 중앙을 따라 치골(恥骨)과 회음(會陰)까지 내려간다. 혀를 구개부(잇뿌리)에 갖다대면 소우주 궤도가 하나로 연결된다. 임맥은 종종 <수태 회로(Conception Channel)>로 번역되기도 한다. 임신한 여성의 배를 자세히 들여다보면 이 회로 부위를 따라 뻗어있는 검은 선을 볼 수 있을 것이다. 이 선을 임신선이라고도 부른다.

기(氣)가 몸 속에서 움직이고 있을 때의 느낌은 어떠합니까?

 사실 당신의 신체 곳곳을 통해 이미 에너지, 즉 기가 흐르고 있습니다. 만약 그 에너지가 없다면 당신은 살아있지 못할 겁니다. 일반적으로 우리는 우리 자신의 몸에서 일어나고 있는 에너지의 흐름을 인식하지 못합니다. 처음 기를 느끼기 시작할 때 다양한 감각을 체험하게 되는데, 많은 사람들이 가장 공통적으로 느끼는 감각은 따뜻함, 따끔따끔함, 찌릿찌릿함(정전기 느낌과 유사함), 맥동감, 부글부글 끓는 감, 윙윙거리는 소리입니다. 어떤 사람들은 천천히 움직이는 에너지를 느끼는 반면, 또 어떤 사람들은 빠르게 꿈틀거리는 에너지를 느끼기도 합니다. 일부 사람들은 소우주 궤도를 따라 에너지가 도는 것을 느끼지만, 대부분의 사람들은 한두 부위(경혈)에서만 에너지를 느낍니다.

Q 기는 어떻게 움직입니까?

A "마음이 가는 곳에 기가 따라간다."[意到氣致]는 도교 경구가 있습니다. 어느 곳이든지 주위를 집중하면 그곳에 기가 모이고 증가됩니다. 바이오 피드백 실험에서도 증명된 것처럼 몸의 어떤 부위에 주의를 집중하면 그 부위의 신경과 근육의 활동이 증가됩니다. 집중력이 강하면 강할수록 기의 흐름은 커집니다. 기를 밀거나 당기지 말고 단지 주의를

그곳으로 돌려야 한다는 사실을 명심하십시오. 이는 효과적인 수련을 위한 필수적인 지침입니다. 단지 건성으로 주의를 옮기지만 않는다면, 당신은 따뜻하고 따끔따끔한 에너지의 흐름을 확실하게 느낄 수 있을 것이다.

성에너지

정기(精氣)라 부르는 성에너지는 가장 강력한 형태의 생체전기 에너지 중의 하나이다. 도교인들은 흥분되거나 발기되는 것을 성에너지의 발로라고 생각했다. 성도인술은 이 성에너지를 일깨워 전반적인 정력과 건강을 증진시키는 데 활용함을 목적으로 하고 있다. 그러기 위해서는 성에너지를 성기에서 끌어내어 몸 전체로 순환시키는 법을 배워야 한다. 진정 이 도교 테크닉을 숙달하면 멀티 오르가슴을 체험할 수 있을 뿐만 아니라 건강을 향상시킬 수 있다.

제1장에서 이미 언급했듯이, 도교인들에 따르면, 오르가슴 동안에는 두뇌, 선(腺), 기관들, 감각을 포함한 몸 전체가 새로운 생명을 탄생시키기 위해 각자 에너지를 총동원한다고 한다. 생명을 창조하는 힘은 엄청난 것이다. 그러므로 출산이 목적이 아닐 때는 이 에너지를 보유하여 몸 전체로 순환시키면서 기쁨과 건강을 도모하는 것이 최선의 방책이라고 도교인들은 믿었다.

우리는 오르가슴을 통해 태어났다. 그리고 오르가슴 에너지가 우리 신체의 모든 세포를 관통하고 있다. 그러므로 건강과 생기발랄함을 유지하기 위해서는 규칙적으로, 되도록이면 매일 회춘에너지인 이 오르가슴 에너지를 느껴야 한다.

일단 성에너지[精氣]를 온몸으로 순환시킬 수 있는 능력이 생기면 언제 어디서든지 이 감각을 느낄 수 있다. 수석 도치료사인 마이클 윈은 이렇게 말한다. "남성들은 성에너지를 하루 24시간 내내 활용할 수 있다. 하지만 대부분의 남성들은 몇 분간의 성교 동안에만 성적으로 즐길 수 있다고 믿기 때문에 언제나 성에너지에 굶주려 있다. 여기에서, 최선의 길은 성에너지에 전체적으로 접근하여 언제라도 그 성에너지를 조절하는 방법을 배우는 것이다."

혹시 당신은 이런 성에너지로 인해 항상 흥분감을 느끼게 되고 섹스를 탐하게 되지나 않을까 하는 염려를 할 지도 모르겠다. 그러나 오히려, 남성들(그리고 여성들)은 다른 창조적 방식으로 성적 욕망을 발산하거나 변형시키고 싶어 하는 또다른 욕구를 가지고 있기 때문에 크게 염려하지 않아도 될 것이다. 서구인들은 성적 욕망을 억압하거나 승화시키려고 애써왔다. 그런데 도교에 따르면 그런 행위는 육체적, 정신적 불균형을 낳는다고 한다.

성도인술을 통해 얻어지는 흥분감은 조절할 수 없는 성적 충동을 유발하는 것이 아니라 침착하면서도 활기차고 건강한 사람이 되게 한다. 한 멀티 오르가슴 남성은 그 차이를 다음과 같이 설명한다. "성도인술을 훈련하기 전에는 한동안 사정을 하지 않으면 성적 충동이 불 같이 강해집니다. 그때 저는 포르노를 보거나 창녀에게로 달려가곤 했습니다. 사정을 하고 나면 이 충동은 즉시 사라지고, 저는 그까짓 즐거움을 위해 왜 그토록 많은 시간과 돈을 허비했는지 이해할 수 없게 되곤 했습니다. 그리고 다시는 그런 짓을 반복하지 않겠다고 다짐하지만, 잠시 후에 다시 성적 충동이 발동되고 여전히 그것을 반복하게 될 뿐이었습니다. 그런데 성도인술을 시작하자 성에너지는 여전히 강하면서 잘 조절이 되었습니다. 성적으로 그토록 행복을 느낀 건 그때가 처음이었습니다. 마침내 저는 저 자신의 성에너지를 조절할 수 있게 되었습니다."

성도인술을 수련해나감에 따라 성에너지는 전보다 더 강해진다. 그리하여 이 넘치는 에너지를 다른 곳으로 돌리는 법을 터득할 필요가 생긴다. 한 멀티 오르가슴 남성은 이렇게 말한다. "제가 훈련을 시작했을 때 저의 모든 관계는 성적으로 되었습니다. 저는 그 에너지를 순환시키고 조절하는 법이 필요했습니다."

이런 일이 당신에게 일어나면 다음 장에 소개될 쿨 드로법(Cool Draw Exercise)이 큰 도움이 될 것이다. 쿨 드로는 성에너지를 더욱 온화하고 순화된 에너지, 즉 기(氣)로 변형시켜준다. 태극권(太極拳)이나 기공(氣功)과 같은 수련법을 통해서도 여분의 에너지를 연마하고 순환할 수 있다. 일반적인 운동도 여분의 에너지를 처리하는 데 큰 도움이 된다.

남성의 흥분

도교에 의하면 우리는 매일 꿈틀대는 성에너지를 느낄 수 있어야 한다. 성적인 흥분감을 느낄 때 우리의 몸은 도교에서 젊음의 샘으로 생각하는 성호르몬을 더 많이 생산하게 되기 때문이다. 성적인 흥분이 지니고 있는 이러한 필요성이 바로 모든 광고가 성을 앞세우게 되는 이유이다. 우리는 이 성에너지와 성호르몬을 자극하는 이미지들 속으로 빨려들고 만다.

성에너지를 순환시키는 방법을 배우면 당신은 언제라도 이 생기 발랄하고 젊어지게 만드는 힘을 느낄 수 있다.

자신의 흥분 상태 자각하기

멀티 오르가즘 남성이 되려면 자신이 흥분되는 속도를 잘 관찰할 필요가 있다. 대부분의 남성들은 자신들의 흥분 속도에 거의 주의를 기울이지 않는다. 종종 남자들은 자동차 경주를 하듯이 발기된 상태에서 곧바로 사정으로 직행하고 만다.

성적으로 흥분하기 시작할 때 페니스의 스폰지 조직은 혈액으로 가득차서 크게 부풀어 올라 더 길어지고 더 굵어진다. 그리고 발기가 진행됨에 따라 정맥 밑부분에 있는 밸브가 폐쇄되어 혈액이 몸으로 되돌아 갈 수 없게 된다. 사내 아기들은 태어남과 동시에 발기가 되어 있다. 대부분의 남성들은 밤마다 꿈을 꾸는 동안 여러 차례 발기를 한다.

거의 모든 남성들은 살아가는 동안 때때로 발기가 되지 않는 난처한 경험을 한두 번 겪는다. 그 원인은 심리학자 베르니 질베르겔트(Bernie Zilbergeld)가 <페니스의 지혜(wisdom of the penis>라고 부르는 것일 경우가 많다. 즉, 그것은 두 사람의 관계에 있어 무언가 문제가 발생했다는 것을 말해주거나, 아니면 단지 일이나 다른 스트레스에 의해 당신이 위축되어 있다는 표시일 수도 있다.

이런 일이 자주 일어나면 주로 그는 <발기불능자(impotent)>라고 불린다. 그 말에는 약하고 힘이 없다는 암시가 항상 따라 붙어 있다. 성도인술에는 <발기부전(impotence)>과 같은 말이 없다. 독신 수련법을 활용하여 발기력을 강화시키고 성교시 부드러운 삽입 테크닉(Soft Entry Technique)을 시도하면 다시는 발기불능에 대해 걱정할 필요가 없다. 만약 발기를 할 수 없거나 그런 상황이 발생할 때 어떻게 대처해야 하는지를 알고 싶다면 제8장의 <뱀과 같은 정력: 발기부전을 극복하는 방법> 편을 보기 바란다.

발기의 단계

대부분의 남성은 막연히 자신이 발기된 상태이거나 발기되지 않은 상태, 둘 중의 하나라고 생각한다. 특히 젊을 때는 너무나 자주, 그리고 너무나 신속히 발기되기 때문에 발기의 정도를 구분하기가 더욱 어렵다. 그렇지만 도교인들은 실제로 발기의 단계가 네 가지로 나누어진다는 사실을 인식했다.

첫 번째는 단단해지는(혹은 길어지는) 단계이다.
두 번째는 부풀어오르는 단계이다.
세 번째는 딱딱해지는 단계이다.
네 번째는 뜨거워지는 단계이다.

이때, 발기는 단지 페니스에만 국한된 현상이 아니라 당신의 전체적인 흥분 정도를 반영해 준다. 최근 들어 서구 의사들도 이 단계를 인정하면서 이것을 좀더 기술적인 용어로 설명하고 있다. [1]

도치료사인 월터 벡클리는 그 네 단계를 다음과 같이 기술했다. "첫 번째 단계에서 페니스는 꿈틀거리고 발기되기 시작한다. 두 번째 단계에서 페니스는 단단해진다(firm). 이때는 부드러운 삽입 테크닉을 구사하지 않으면 삽입할 수 없을 정도로 충분히 딱딱한(hard) 상태는 아니다. 세 번째 단계에서 페니스는 완전히 발기되고 딱딱해진다(hard). 네 번째 단계에서 페니스는 빳빳해지고(stiff) 뜨거워진다. 이 마지막 단계에서는 고환이 몸 속으로 당겨지기도 한다. 당신이 세 번째 단계에 머무를 수 있을 때 훨씬 쉽게 사정을 피할 수 있다. 또 성에너지를 위로 끌어올리면 페니스가 뜨거워지는 마지막 단계로 치닫는 것을 방지할 수 있다. 그리고 격해지고 폭발적인 상태가 되어 사정이 임박해지는 네 번째 단계로 진입하는 순간, 그 과정을 주의깊게 지켜보면서 이완하는 것 또한 필수적이다."

남성 성감의 비밀

남성은 상대방을 만족시키려는 시도 과정에서 자신의 흥분 상태를 어느 정도 조절할 수 있게 된다. 일반적으로 <참는 힘>이라 불리우는 이 능력은 종종 주의를 흥분 상태에서 딴 곳으로 돌릴 때도 얻어진다. 그러나 진정한 사정 조절은 당신 자신의 흥분 정도를 자각함으로써 가능해진다. 상승하고 있는 자신의 쾌감을 더욱 생생하게 느낄 수 있게 됨에 따라 더욱 쉽게 멀티 오르가슴을 얻을 수 있을 것이다.

 하지만 섹스는 이완이나 방임을 목적으로 하는 것이 아니지 않습니까?

A 성적 쾌감을 즐기려면 남성은 반드시 이완하고 흘러가는 데로 몸을 맡겨야 합니다. 하지만 과도하게 이완하고 방임하면 쉽게 사정해버리고 일시에 그 쾌감이 사라질 수도 있습니다. 쾌감을 높일 때와 억제해야 할 때를 정확히 아는 것이 성도인술의 정수요, 남성 성감의 비밀입니다.

남성의 사정(射精)

정액의 방출은 실제로 몸의 두 부분에서 일어난다. <수축 단계(contractile phase)>에서는 전립선이 수축되어 요도로 정자를 밀어낸다. <방사 단계(expulsion phase)>에서는 정자가 요도에서 밀려 성기 밖으로 방출된다. 멀티 오르가슴 남성이 되면 당신은 우리가 <수축 단계 오르가슴>이라 부르는 유쾌한 골반 수축을 경험하게 된다. 이때 실제로 방사하지 않고도 전립선에서 고동치는 감각을 느낄 수 있다. 어떤 남성들은 1회의 섹스에서 여러 번 사정을 하기도 하지만(10대 소년들에게 가장 흔하다), 이는 멀티 오르가슴과는 명백히 다르다.

대개 극도로 흥분하기 시작하면 몇 방울의 맑은 액체가 성기로부터 흘러나온다. 정액이 나오기 전의 이 액체는 전립선이나 카우퍼선(Cowper's Glands)과 같은 다른 선들에서 나온다. 이 선들은 요도를 미끄럽게 만들어 정액이 쉽게 흘러나올 수 있도록 하는 알칼리성 액체를 생산해낸다. 도인들은 이 액체를 <우유(milk)>, 즉 정액과 구별하여 <물(water)>이라고 부른다. 이 액체는 신체가 수축 단계 오르가슴에 도달했음을 나타내준다. 하지만 거기에도 많은 정자가 포함되어 있을 수 있다. 그러므로 사정하지 않는다고 하더라도 반드시 피임법을 계속 시행해야 한다. 하지만 사정하지 않는 멀티 오르가슴이 원하지 않는 임신을 할 확률을 훨씬 줄여주는 것은 사실이다.

 사정하지 않을 때 그 정액은 모두 어디로 갑니까?

그 정액은 흩어지거나 몸에 재흡수됩니다. 정관 절제 수술을 받은 남성의 정액이 몸에 재흡수되듯이 말입니다. 하지만 도교 테크닉의 느낌은 정관 절제 수술의 경우와는 매우 다릅니다. 정관 절제법의 경우, 수정관이 고환 바로 위에서 잘려 정자가 어디로 갈 데가 없습니다. 결국 재흡수되기는 하지만, 이로 인해 많은 남성들이 고환과 골반에서의 울혈감을 호소하곤 합니다.

만약 정관 절제 수술을 받았다면 추가적으로 고환 마사지 운동(제8장 참조)과 성에너지를 순환시키는 훈련이 필요합니다.[2] 이 두 가지 테크닉은 몸이 정자를 흡수하도록 도와주고 울혈감이나 더부룩한 느낌을 덜어줍니다. 그런데 사정하지 않는 멀티 오르가슴시에는 수축 단계 오르가슴이 일으키는 자동적인 수축이 전립선을 마사지해주어 울혈감을 덜어주고 전립선을 건강하게 해줍니다.

수련에 따르는 부작용은 없습니까?

 도교인들은 수천 년 동안 아무 부작용 없이 이 책에 제시된 테크닉을 수련해 왔습니다. 그리고 그것을 통해 그들은 건강과 장수를 누렸습니다. 둔과 트로스트는 멀티 오르가슴 남성들에 대한 연구를 통해 이렇게 결론을 내렸습니다. "피험자 중 어떤 누구도 아직 발기나 사정 상의 곤란을 겪은 경우는 없다. 나이 지긋한 남성들도 멀티 오르가슴을 체험하게 되면 몇 번의 오르가슴을 가지든지 간에 계속해서 단단한 발기 상태를 유지한다. 임상 실험에서 우리는 반복적인 오르가슴 후에 성적인 기능 장애를 당한 남성을 한 번도 본 적이 없다."

훈련중 이상 처방

보유한 정액은 어디로 가는가?

저는 사정하지 않았습니다만 발기력을 상실하고 말았습니다. 어떻게 된 일입니까?

정액은 사출되거나 몸으로 재흡수되는 경우 외에 또 하나의 경우가 있습니다. 도교 테크닉을 수련할 때 사정 없이 오르가슴을 체험했는데도 발기력을 잃어버리는 경우, 그것이 성적인 흥분의 상실 때문이 아니라면 역사정(Backward Ejaculation)에 의한 것일 가능성이 많습니다. 역사정의 경우, 정액이 방광으로 올라가 소변을 볼 때 체외로 빠져나가게 되는데 인체에 해가 되지는 않습니다. 그러나 발기력과 정액을 잃는다면 훈련을 올바르게 행한 것이 아닙니다. 물론, 절대로 해가 되지는 않습니다.[3] 하르트만과 피션 역시 이렇게 말합니다. "역사정이 일어나도 몸에는 어떤 부작용도 없다. 단지 사정이 완료되면 보통의 사정 후와 마찬가지로 성기가 시들어질 뿐이다."

만약 이유 없이 발기력이 상실되었다면 컵에 소변을 받아 살펴 보십시오. 소변이 흐리면 역사정이 일어나고 있는 경우입니다. 이 소변 테스트는 홀로 수련할 때 실시해보면 좋을 것입니다.

남성의 오르가슴

대부분 남성의 오르가슴은 낭떠러지와 같은 사정에 기초하고 있다. 그리하여 오르가슴을 향해 무작정 달려가다 보면 어느새 낭떠러지로 떨어져 무기력감의 골짜기로 빠져버린다. 사정한 후에도 계속 쾌감을 느끼는 남성이 많다 해도, 대부분은 흥분 곡선의 맨 밑바닥에 떨어진 다음 서서히 제자리로 상승해 간다. 사정시 일어나는 5번에서 10번 정도의 강한 수축은 적지 않은 쾌감을 준다. 그렇지 않으면 대부분의 남성들이 사정을 그들 욕구의 최대 목표로 생각하지 않았을 것이다. 사정 오르가슴이 스릴 넘치는 비행처럼 보일지 모른다. 하지만 멀티 오르가슴의 황홀한 고등 비행술을 경험해본 후에는 이 하강할 수밖에 없는 사정 오르가슴이 매우 무기력하고 실망스런 것으로 느껴질 것이다.

한 멀티 오르가슴 남성은 사정을 다음과 같이 기술했다. "사

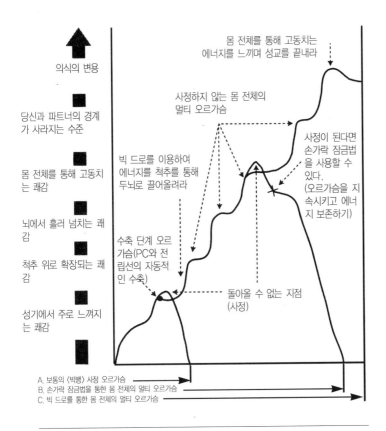

의식의 변용

당신과 파트너의 경계가 사라지는 수준

몸 전체를 통해 고동치는 쾌감

뇌에서 흘러 넘치는 쾌감

척추 위로 확장되는 쾌감

성기에서 주로 느껴지는 쾌감

몸 전체를 통해 고동치는 에너지를 느끼며 성교를 끝내라

사정하지 않는 몸 전체의 멀티 오르가슴

빅 드로를 이용하여 에너지를 척추를 통해 두뇌로 끌어올려라

수축 단계 오르가슴(PC와 전립선의 자동적인 수축)

사정이 된다면 손가락 잠금법을 사용할 수 있다. (오르가슴을 지속시키고 에너지 보존하기)

돌아올 수 없는 지점 (사정)

A. 보통의 〈빅뱅〉 사정 오르가슴
B. 손가락 잠금법을 통한 몸 전체의 멀티 오르가슴
C. 빅 드로를 통한 몸 전체의 멀티 오르가슴

그림 4. 남성의 오르가슴 잠재력
보통의 〈빅뱅〉 사정 오르가슴(A) 대신에, 성도인술을 통해 당신은 사정 전의 수축 단계 동안 성에너지를 위로 끌어올려 몸 전체의 멀티 오르가슴을 가질 수 있다. 사정이 되면 손가락 잠금법을 사용하여 오르가슴을 지속시키고 에너지를 보존할 수 있다(B). 사정을 하지 않으면 당신은 빅 드로를 사용하여 몸 전체를 통해 고동치는 에너지를 느끼며 성교를 끝낼 수 있다(C).

정을 한 후 저는 마치 2시간 동안 줄을 서서 기다린 후에 겨우 6초 동안 롤러 코스터를 탄 것과 같은 느낌을 받았습니다."

 어떻게 하면 멀티 오르가슴에 도달할 수 있습니까?

A 당신이 이제껏 체험해온 오르가슴의 경우, 당신은 연인을 보거나, 연인의 목소리를 듣거나, 혹은 생각으로, 아니면 연인의 애무를 통해 성적으로 흥분하기 시작합니다. (성숙한 소년의 경우는 약간의 자극만으로도 충분할 수 있다.) 그리고 자극의 강도가 높아짐에 따라 차례로 쾌감의 단계를 경험하면서 <수축 단계>에 이릅니다. 수축 단계는 사정 아니면 멀티 오르가슴으로 나가는 중요한 갈림길입니다(그림 4 참조).

수축 단계 동안 당신은 3~5초 간 지속되는 일련의 전립선 수축감을 느낍니다. 이 유쾌한 골반 오르가슴이 이른바 <수축 단계 오르가슴>입니다. 이 오르가슴의 강도는 다양하고 종종 일반적인 사정 오르가슴과 동일하지만, 처음에는 매우 부드럽습니다. 바로 이때가 가장 중요한 순간입니다. 이때 감당할 수 없는 순간(사정)까지 계속 나아가지 말고, 멈추거나 순간적으로 자극을 줄여야 합니다. 자신의 흥분 정도를 조절할 수 있을 때까지 충분한 시간을 가져야 합니다.

또한 흥분으로 떨고 있는 전립선 주변의 PC 근육을 조여야 합니다. PC 근육을 조이면 흥분 조절이 용이하게 됩니다. 그리고 다음 장에서 상세하게 설명했듯이 당신의 성기에서 척추로 에너지를 끌어올리면 사정의 압박과 욕구를 덜 수 있으며 또 한 번의 성기 오르가슴(genital orgasm)을 준비하면서 흥분이 점차로 줄어듭니다. 멀티 오르가슴에서 당신의 흥분 상태는 정상에 올랐다가 그 다음 바로 더욱더 높은 절정에 오르거나 바닥으로 떨어지는 것이 아니라 계속 더 큰 물결에 휩쓸리면서 한층 더 높은 절정으로 오르게 됩니다(그림 4 참조).

여기서 한 가지 기억해야 할 중요한 사실이 있습니다. 수축 단계 오르가슴을 얻으려고 애쓰다보면 사정으로 치닫기가 쉽상입니다. 대부분의 남성들은 수축 단계 오르가슴에 도달하기 바로 전에 그들의 흥분 상태를 가라앉혀야 합니다. 이에 비해 멀티 오르가슴 남성들은 사정으로 곧바로 치닫지 않고 정신력을 통해 비사정 오르가슴(nonejaculatory orgasms)의 영역으로 물러납니다. 즉 사정의 절정에 도달하지 않고 수축 단계 오르가슴을 즐기면서 가능한 한 사정의 절정 가까이에 머무릅니다. 그러면 당신은 유쾌하고 이완된 전립선 수축감, PC 근육 수축감, 그리고 항문 괄약근 수축감을 느낄 수 있을 것입니다.

당신이 이런 지속적인 수축 단계 오르가슴을 얼마나 친밀하게 경험하느냐 하는 것은 당신 자신에게 달려 있습니다. 만약 당신의 파트너가 멀티 오르가슴을 느끼는 여자라면 당신은 당신의 성적 욕구와 조화를 이루는, 만족스런 오르가슴의 쾌감 리듬을 체험하게 될 것입니다. 당신은 파트너에게 먼저 오르가슴을 선사한 다음 당신 자신의 오르가슴을 체험해야 한다고 생각할 필요가 없습니다. 실제로 남녀 모두가 지속적인 오르가슴의 절정에 함께 도달할 수 있는 잠재력을 지니고 있습니다.

 훈련중 이상 처방

사정과 오르가슴을 분리시키는 방법

만약 오르가슴을 사정과 분리시키는 데 곤란을 겪고 있다면 오르가슴을 느끼기 전에 자신의 성에너지를 척추로 끌어올리는 것이 좋다. 도교에 의하면 몸 전체의 즐거움과 치유의 열쇠는 성에너지를 신체의 소우주 궤도로 순환시키는 것이라고 한다. 일단 성에너지를 위로 끌어올리기 시작하면 당신은 오르가슴의 쾌감이 뇌나 신체의 다른 부분, 혹은 몸 전체에 걸쳐 존재하고 있다는 사실을 알게 될 것이다. 전립선 주변의 PC 근육을 의도적으로 조이는 것도 골반의 감각을 개발하는 데 큰 도움이 된다. 또한 이것은 강렬한 전립선 쾌감을 유발하는 수축 단계 오르가슴을 조절하는 데도 큰 도움이 된다.

성도인술을 수련하는 도중에 당신은 수없이 실수를 하고 사정을 하게 될 것이다. 그럴 경우에 절대로 좌절하거나 실망하지 말라. 오히려 사정에 따르는 유쾌한 성기의 수축감을 즐겨라. 그리고 더 높은 절정감을 체험할 수 있는 또 다른 기회가 항상 있다는 사실을 명심하라. 수련에 익숙해지기 위해 다소의 시간이 필요한 것은 당연한 일이다.

 멀티 오르가슴과 몸 전체의 멀티 오르가슴 간의 차이점은 무엇입니까?

A 성기 오르가슴은 성에너지가 축적되어 발생하는 긴장을 풀어주고 골반 내로 유입되는 피가 증가되는 것을 막아줍니다. 사정하지 않고도 느낄 수 있는 몇 번의 골반 오르가슴은 극도의 만족감을 줍니다. 하지만 오르가슴 능력을 개발해나감에 따라 당신은 반드시 이 골반 오르가슴을 나머지 몸 전체로 확장시키고 싶어질 것입니다. 이것이 바로 도(道)의 참다운 비밀입니다.

<몸 전체의 멀티 오르가슴(whole-body multiple orgasms)> 역시 골반 오르가슴의 수축단계에서 수축을 완화하는 것에서부터 시작합니다. 그리고 성에너지와 그 쾌감을 당신의 골반에 묶어두지 않고 성에너지를 당신의 척추와 뇌로 끌어올려 몸 전체로 순환시키는 것입니다. 이 방법은 다음 장에서 단계적으로 제시할 것입니다.

대부분의 남성들은 이런 성적 절정감에 도달할 수 있다는 사실을 생각조차 하지 못합니다. 그들은 단 한 번의 오르가슴(사정과 동일)을, 그것도 거의 성기 내에서만 느낄 뿐입니다. 「성에 대해 당신이 궁금하게 생각하는 모든 것(Everything You Always Wanted to Know About Sex)」에서 데이비드 르벤(David Reuben) 박사 역시 보통 서양의 성의학자들처럼 전형적인 관점에서 오르가슴을 기술했습니다. "오르가슴이 일어나기 위해서는 신체의 모든 신경 체계가 지니고 있는 힘이 성기관으로 집중되어야 한다. 신체의 모든 전기 에너지가 성기와 클리토리스 - 질에 집중될 때 성공적인 오르가슴이 이루어진다." 르벤은 도교인들이 단지 첫 번째 오르가슴 수준, 즉 <성기 오르가슴(genital orgasm)>으로 알고 있었던 것 이상으로는 나아가지 못했다.

남성의 오르가슴 잠재성 도표(그림 4 참조)가 말해주듯이 당신은 연속적인 오르가슴을 체험할 수 있을 뿐만 아니라 당신의 오르가슴을 성기에서 뇌와 몸 전체로 확장시킬 수도 있습니다. 한 멀티 오르가슴 남성은 이렇게 말했습니다. "몸 전체의 오르가슴은 실로 믿을 수 없을 정도의 환상적인 체험입니다. 일단 그 맛을 보면 당신은 절대 성기 오르가슴으로 되돌아 가지 않을 겁니다!"

 몸 전체 오르가슴은 정확히 어떤 느낌과 같습니까?

모든 사람들이 이 오르가슴의 절정을 각기 약간씩 다르게 느낍니다. 그러므로 어떻다고 꼭 집어 말하기가 어렵습니다. 종종 그 체험이 너무나 강렬한 나머지 <우주와의 합일>과도 같다고 신비적인 말을 빌어 표현하는 사람도 있습니다. 그러나 당신이 그런 체험을 몸소 가져보지 않았다면 그 말들을 이해하기 어려울 것입니다. 보통, 뜨거움, 경련, 진동, 혹은 몸 전체의 맥동과 같은 좀 더 구체적인 감각을 주로 느낍니다. 몸 전체의 멀티 오르가슴을 체험한 사람의 말을 직접 들어보면 이해하는 데 훨씬 도움이 될 것입니다.

한 멀티 오르가슴 남성은 몸 전체로 느낀 첫 오르가슴 체험을 이렇게 기술했습니다. "우리가 사랑을 나누고 있었을 때 저는 곧 사정할 것 같은 느낌이 들었습니다. 그래서 저는 심호흡을 하기 시작했습니다. 심호흡을 하자 저의 머리는 전기가 흐르는 것처럼 얼얼해지기 시작했습니다. 내부에서 솟아나는 미세한 스파크처럼 따끔따끔한 물질이 목뒤로 치고 올라와서 그것이 머리 앞뒤로 달리기 시작했습니다. 그러자 약간의 현기증이 나는 듯했지만 아주 좋은 느낌이었습니다. 이 상태가 더 지속된다면 공중으로 몸이 떠오를 것만 같은 느낌이 들었습니다. 정확한 시간은 알 수 없지만 적어도 1분 동안 그 상태가 지속되었습니다. 그것은 긴 오르가슴이었습니다. 댕~댕~댕~ 종소리처럼 그 느낌은 사라졌다가 또 다시 돌아오곤 했습니다. 저의 몸은 마치 종을 치는 것 같았습니다."

또 다른 남성은 자신이 첫 번째로 경험한 멀티 오르가슴을 다음과 같이 기술했습니다. "그 오르가슴은 성기에만 국한된 것이 아니었습니다. 저의 몸 전체가 고동치기 시작했습니다. <그런데 지금 무슨 일이 벌어지고 있는거지?> 처음에 저는 좀 어리둥절 했지만, 그것은 좋은 느낌이었습니다. 그래서 저는 편안하게 그것을 즐겼습니다."

또 다른 멀티 오르가슴 남성은 이렇게 표현했습니다. "저는 점진적으로 달아올랐습니다. 그것은 사정 오르가슴에 비해 덜 격렬했지만 더욱 조화로웠고 좀더 쉽게 통제할 수 있었습니다. 그리고 그 쾌감은 점점 강도를 더해갔으며 소우주 궤도와 몸 전체를 통해 흘렀습니다. 이제는 더 이상 정액을 방출하는 것이 섹스의 목표가 될 수 없습니다. 오직 이 고동하는 에너지를 몸 전체로 느끼고, 사랑과 온화함을 일깨우며 정신을 확장시키는 것만이 섹스의 목적이 되었습니다. 특히 오르가슴의 순간에 저의 몸은 훨씬 더 이완되었습니다."

마지막으로 또 한 사람은 멀티 오르가슴과 사정 오르가슴을 다음과 같이 비교했습니다. "몸 전체의 멀티 오르가슴의 느낌은 더욱 미묘하고 완전하며 만족스러웠습니다. 그 전과정은 짧은 폭발감(explosion)으로 끝나는 것이 아니라 끝 없는 파장을 남겼습니다. 섹스가 끝나도 전혀 공허감이 느껴지지 않았습니다. 사정의 폭발감 뒤에는 무언가를 잃어버린 느낌이 들지만 끝 없는 파장을 남기는 멀티 오르가슴 뒤에는 오히려 무언가를 소유한 듯한 느낌입니다. 육체적으로 정서적으로 영적으로 깊은 만족감이 수 시간 동안, 때로는 수일 동안 지속되었습니다." 서양인들은 오르가슴의 정의를 골반(전립선)과 성기에서 일어나는 몇 회의 고동으로 한정하고 있습니다. 반면 고대의 도교인들은 모든 형태의 고동(수축과 확장)을 오르가슴에 포함시켰으며, 오르가슴은 몸의 어떤 부위에도 일어날 수 있는 것으로 이해했습니다. 마이클 윈은 이렇게 설명합니다. "당신은 오르가슴의 진동을 몸 전체로, 혹은 몸의 어떤 부위로도 느낄 수 있다. 당신의 기관 중 하나가 오르가슴을 느낄 수도 있다. 궁극적으로 오르가슴은 뇌에서 일어난다. 만약 당신의 뇌가 오르가슴을 느끼지 않는다면 당신은 성기나 전립선에서도 오르가슴을 느끼지 못할 것이다."

간헐적인 멀티 오르가슴과 지속적인 멀티 오르가슴

몸 전체 오르가슴의 경우, 그 체험이 너무나 강렬하여 한 오르가슴이 언제 끝나고 또 다른 오르가슴이 언제 시작되는지 알기 어려운 경우가 종종 있다. 하르트만과 피션의 실험(제1장 참조)에 의하면 남성들(그리고 여성들)은 실제로 <간헐적인 멀티 오르가슴(Discrete Multiple Orgasms)>과 <지속적인 멀티 오르가슴(Continuous Multiple Orgasms)>의 두 경우를 체험하는 것으로 나타났다.

간헐적인 멀티 오르가슴에서는 오르가슴의 절정을 체험한 후 그 오르가슴이 약화되었다가 또 다른 별개의 오르가슴이 뒤따른다. 반면 지속적인 멀티 오르가슴에서는 점차 강도가 상승해가는 오르가슴의 절정을 체험하게 되는데, 그것이 계속적인 오르가슴 상태 속에서 일어난다. 하르트만과 피션은 심장 박동수를 관찰함으로써 이 두 가지 다른 형태의 오르가슴을 발견했다. 간헐적인 멀티 오르가슴의 경우, 심장 박동수가 각 오르가슴 사이에서 그림의 밑선(분당 약 70회)까지 떨어지지만, 지속적인 멀티 오르가슴에서는 심장 박동수가 밑선까지 떨어지지 않는다(p. 163의 그림 19 참조). 이 두 오르가슴의 다양한 결합을 통하여 유쾌한 절정감을 무수히 체험할 수 있을 것이다. 참으로 그 가능성은 무궁무진하다. 이 멀티 오르가슴은 대부분의 남성들이 체험해 온 6초 오르가슴과는 전혀 다른 성질의 것이다.

성과 영성

파트너와 함께 양성 수련법을 훈련하면 당신은 자신의 성에너지가 상대방 여성을 통해 순환하고 상대방의 성에너지가 당신을 통해 순환하는 것을 느낄 수 있을 것이다. 그리고 당신은 두 사람 간의 육체적인 벽이 허물어지는 듯한 느낌을 받게 될 것이다. 많은 남성들이 특별히 친밀한 성교 중에 파트너와의 합일감, 심지어 우주와의 합일감을 체험해 왔다. 성도인술을 통해 당신은 파트너와 함께, 혹은 혼자서도 규칙적으로 그런 합일을 체험하는 법을 배우게 될 것이다.

이렇게 상대방과의 성적 합일, 그리고 우주와의 성적 합일을 통해 당신은 의식의 변용을 얻을 수 있다. 이런 이유 때문에 동양인들은 흔히 성을 영적인 길에 반하는 것이 아니라 영적 성장의 수단으로 보아왔던 것이다. (제5장의 <영혼의 결합> 편에서 성과 영성(靈性) 간의 관계에 대해 더욱 자세히 논의하게 될 것이다.)

멀티 오르가슴 남성이 되라

당신은 이제 자신의 성감과 그 참된 잠재력에 대해 잘 알게 되었을 것이다. 다음은 멀티 오르가슴 남성이 될 차례이다. 그러기 위해서는 당신의 성적 힘과 성적 감수성을 개발해야만 한다. 서문에서 언급했듯이, 이 장의 훈련법들을 수련하는 대부분의 남성들은 1, 2주일 내에 연속적인 오르가슴을 느끼기 시작하고 3~6개월 내에 그 테크닉을 숙달할 수 있다. 강한 성에너지와 성적 감수

성을 지닌 사람들은 첫번에 연속적인 오르가슴을 체험할 수 있는 반면, 감수성이 좀 둔하고 약한 에너지를 가진 사람들이 자연스런 멀티 오르가슴 남성이 되려면 6개월 이상 걸릴 수도 있다. 또한 그 숙달 기간은 당신의 수련 태도에 의해서 크게 좌우된다. 여기서 제시하는 숙달 기간은 평균적인 것이다. 그러나 무엇보다도 중요한 것은 절망하지 않는 것이다. 중도에 포기하지 않고 끝까지 인내하면 당신은 반드시 목적을 달성하게 될 것이다.

호흡의 기초

이상하게 들릴지 모르지만, 사정을 조절하고 멀티 오르가슴을 느끼는 법을 배우는 길은 호흡을 강화하고 깊게 하는 것에서 시작한다. 모든 무예와 명상법이 그렇듯이 호흡은 자신의 육체에 대한 지배력을 얻을 수 있는 통로이다.

호흡은 자동적으로 진행되지만 의도적으로 조절할 수도 있다. 즉, 호흡을 의식하지 않고도 규칙적으로 호흡할 수 있으나, 한편으로는 호흡 리듬이나 깊이를 의도적으로 변화시킬 수도 있다. 이처럼 육체를 일깨우기 위해 마음을 활용하는 것은 성도인술의 기초이다.

또한 호흡은 심장 박동수와도 관계가 깊다. 달리기를 하고 난 후처럼 호흡을 빠르고 얕게 하면 심장 박동수는 증가한다. 반면 호흡을 느리고 깊게 하면 심장 박동수는 줄어든다. 앞에서 배운 바 있듯이, 심장 박동수의 증가는 오르가슴의 징조이

· 훈련 1

복식 호흡

1. 등을 곧게 펴고 발을 어깨 넓이로 벌린 채 바닥에 대고 의자에 앉는다.
2. 손을 배꼽에 대고 어깨를 이완시킨다.
3. 코로 숨을 들이마시고 복부 아래 배꼽 부위(배꼽 아래와 그 주변)가 팽창되는 것을 느낀다. 아랫배가 부풀어오를 때 횡경막은 아래로 내려온다(그림 5 참조).
4. 가슴은 이완된 상태로 유지하고, 배꼽을 척추쪽으로 당기듯이 아랫배를 뒤로 당기면서 약간 힘차게 숨을 내쉰다. 이때 페니스와 고환도 위로 당기는 느낌이 들 것이다.
5. 3번과 4번 과정을 18~36회 반복한다.

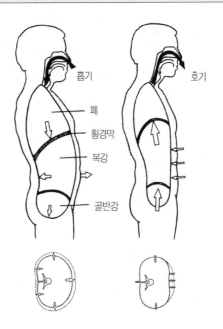

그림 5. 복식 호흡

며 빠른 호흡 역시 오르가슴에 도달하는 하나의 징조이다. 그러므로 자신의 흥분 정도를 조절하여 사정을 막는 첫 번째 단계는 깊고 느린 호흡이다.

복식 호흡

대부분의 사람들은 어깨와 가슴만으로 매우 얕게 호흡한다. 이런 얕은 호흡으로는 아주 소량의 산소만이 폐로 흡수된다. 폐 깊숙이 호흡하는 복식 호흡(belly breathing)은 갓난 아기의 호흡 방식이다. 자고 있는 아기를 관찰해 보면 아기의 배 전체가 오르락내리락 하는 것을 볼 수 있을 것이다. 복식 호흡은 폐 바닥에 정체되어 있는 공기를 산소로 가득찬 신선한 공기로 전환시켜 준다. 이것이 바로 가장 건강한 호흡 방식이다. 그러나 스트레스와 분노로 호흡이 짧아져 우리는 자연스런 호흡 능력을 상실해버렸다. 이런 노기로 가득찬 호흡은 그 작용이 가슴 위쪽에만 국한되어 발생한다. 행복하고 웃음으로 가득차 있을 때 우리는 다시 한 번 아기처럼 복부 깊숙히까지 호흡할 수 있다. 이 훈련을 통해 당신은 어릴 때처럼 복부로 호흡하는 방법을 배우게 될 것이다.

 훈련중 이상 처방

코를 통해 숨을 들이마셔라

수련 중에는 항상 코로 숨을 들이마셔라. 그러면 먼지가 걸러지고 공기가 따뜻해진다. 입을 통해 숨을 들이마시면 걸러지지 않고 데워지지 않은 공기를 호흡하게 된다. 그런 공기는 몸이 받아들이기가 훨씬 어렵다.

매일 몇 분간 복식 호흡을 실시하면 당신의 몸은 스스로 깊게 호흡하는 법을 터득하게 될 것이다. 잠들어 있을 때조차도 몸은 자동적으로 깊게 호흡하게 된다. 흥분으로 달아올라 있을 때, 자신의 호흡을 조절하는 능력은 사정을 방지하고 몸 전체로 오르가슴의 느낌을 확장하는 데 필수적이다.

일단 사정하지 않는 법을 배우게 되면 복식 호흡법, 특히 자동적으로 깊은 호흡을 하게 되는 것은 매우 중요하다. 복식 호흡은 성에너지를 몸 전체로 순환시켜 주고 당신의 기관들이 그것을 흡수하도록 돕는다. 또한 복식 호흡은 기관들과 전립선을 마사지해 주고 많은 남성들이 처음 사정을 멈추었을 때 느끼는 압박감을 덜어준다.

비록 코로 숨을 내쉬는 것은 들이마실 때만큼 중요하지 않지만, 역시 코로 숨을 내쉬는 것이 더욱 좋다. 하지만 어떤 사람들에게는 복식 호흡을 할 때 입으로 숨을 내쉬는 것이 훨씬 편한 경우가 있다. 어느 쪽이 당신에게 적합한지 관찰해보라.

 훈련중 이상 처방

복부 웃음

복식 호흡이 어렵게 느껴지면 대신에 복부 웃음을 훈련하면 된다. 복부 웃음은 복부 전체를 골고루 움직여준다. 그것은 세일즈맨의 가식웃음이 아니라 가까운 친구와 함께 하는 진실된 웃음이다. 복부 웃음에 의해 위통이 느껴질 수도 있는데, 그것은 복부 근육을 자주 사용하지 않았기 때문이다.

복부 웃음의 요령은 다음과 같다. 먼저 등을 곧게 펴고 발을 어깨 넓이 가량 벌린 채 의자에 앉는다. 손을 복부 위에 얹고 (복부에서부터) 웃기 시작한다. 당신의 위장이 진동하는 것을 느껴라. 이 복부 웃음은 횡경막의 이완을 돕고 다량의 에너지가 솟아나게 한다. 나중에 당신은 더욱 큰 오르가슴과 건강 증진을 위해 그 에너지를 몸 전체로 돌리게 될 것이다.

집중력 증진시키는 방법

이 훈련은 방금 배운 복식 호흡에 기초를 둔 것으로서, 당신의 집중력을 기르는 데 도움을 줄 것이다. 이 훈련에서 당신은 마음을 집중하여 100회의 호흡을 센다. (흡기와 호기를 한 호흡으로 친다.) 이는 매우 간단하게 보일지 모르지만, 생각보다 쉽지 않다. 대부분의 사람들은 정신을 다른 곳으로 팔지 않고 10까지 세기도 힘들어 한다.

한 멀티 오르가슴 남성은 자신의 훈련 소감을 이렇게 말했다. "저는 사우나에 앉아 호흡을 100회까지 세곤 합니다. 그러나 호흡을 세는 도중에 50회나 60회 정도에서 주식이나 다른 것에 대해 생각하고 있는 저 자신을 문득 발견하곤 합니다. 그때 저는 몇을 세고 있는지 기억조차 하지 못합니다. 그러면 저는 처음부터 다시 세기 시작합니다."

· 훈련 2

호흡 100번 세기

1. 천천히 배를 팽창시키며 숨을 들이마시고 배를 등 뒤로 당기며 숨을 내쉬어라. 들이쉬고 내쉬고를 한 번으로 계산하라.
2. 오직 호흡에 대해서만 생각하며 1번에서 100번까지 센다.
3. 당신의 마음이 딴 곳으로 쏠렸다면 처음부터 다시 시작하라.
4. 100까지 쉽게 헤아릴 수 있을 때까지 하루에 2회 이 훈련을 연습하라.

성근육 강화하는 방법

이제 당신의 성능력을 증강시킬 시간이다. 지난 상에서 언급한 PC 근육은 앞쪽의 치골에서 등의 미골(꼬리뼈)까지 뻗어 있는 근육이다(그림 6 참조). 남성의 경우, 고환 바로 뒤와 항문 바로 앞의 회음 부분이 PC 근육이다. 이것은 화장실을 바로 찾을 수 없어 소변을 참을 때 사용되는 근육이기도 하다. 또한 PC 근육은 오르가슴 동안 골반과 항문의 율동적인 수축을 담당하기도 한다. 「G점」에서 라더스, 휘플, 그리고 페리는 PC 근육의 중요성을 다음과 같이 설명한다. "만약 남성들이 PC 근육의 힘을 키우면 연속적인 오르가슴을 느낄 수도 있고 오르가슴과 사정을 분리시킬 수도 있다."

당신의 오르가슴은 전립선에서부터 만들어지므로 골반 근

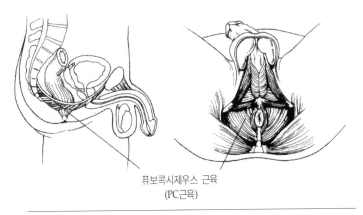

퓨보콕시제우스 근육
(PC근육)

그림 6. PC 근육

육으로 전립선 위를 조이는 법을 배우는 것은 필수적이다. 이런 조임을 통해 더 크고 향상된 오르가슴을 얻을 수 있을 뿐만 아니라 전립선이 딱딱해지거나 부푸는 것을 방지하여 전립선 질병을 예방하거나 치료하는 데도 도움을 준다.

전립선을 감싸고 있는 PC 근육은 개폐를 담당하는 생식기 주변의 밸브 역할을 한다. 당신은 마지막 몇 방울의 소변을 밀어내려고 애쓸 때 이 근육의 움직임을 잘 느낄 수 있다. 여성들은 아기를 낳을 때 그 근육을 가장 잘 느낄 수 있다. PC 근육을 강하게 단련한 여성들은 자신들의 질에 삽입된 남성의 페니스를 더욱 꽉 조일 수 있어 남녀 모두의 성감을 증대시킨다. 또한 동물들은 PC 근육으로 그들의 꼬리를 흔들 수 있다. <페니스(penis)>란 말은 라틴어로 <꼬리(tail)>를 의미한다. 그러므로 PC 근육 강화의 목적은 당신의 발기력과 오르가슴을 강화하고, 오르가슴과 사정을 분리시키기 위한 것이다.

· 훈련 3

소변 흐름 멈추기

1. 소변을 볼 때 뒷꿈치를 들고 발가락으로 선다.
2. 숨을 깊이 들이마신다.
3. 숨을 천천히 내쉰다. 그리고 회음을 위로 당기고 어금니를 깨물면서 소변을 힘차게 밀어낸다.
4. 숨을 들이마시고 PC 근육을 수축시켜 소변 보는 도중에 그 흐름을 멈춘다.
5. 숨을 내쉬고 다시 소변을 보기 시작한다.
6. 4, 5단계를 3~6회, 혹은 소변을 다 볼 때까지 반복한다.

소변 흐름 멈추기

PC 근육을 느낄 수 있는 가장 손쉬운 방법은 소변을 보는 도중에 골반 근육을 조임으로써 소변의 흐름을 멈추는 것이다. 소변 멈추기는 당신의 몸을 조절하기 위해 배우는 첫 번째 훈련법이다. 소변의 흐름을 조절하는 능력을 활용하면 사정도 쉽게 조절할 수 있다. 왜냐하면 소변이나 정액 모두가 전립선을 지나가기 때문이다. (바로 이 때문에 남성의 전립선이 붓게 되면 소변이나 사정에 문제가 생기는 것이다.)

훈련중 이상 처방

방광 비우기

방광과 전립선은 근접해 있기 때문에 자위행위나 섹스 전에는 반드시 소변을 보아야 한다. 방광이 꽉 차 있으면 당신은 사정의 필요성을 느끼게 되고 실제로 사정을 멈추기가 훨씬 어렵게 된다.

만약 PC 근육이 강하다면 소변 보는 도중에 쉽게 그 흐름을 멈췄다가 다시 시작할 수 있다. 이것이 어렵게 느껴진다면 당신의 PC 근육이 약하다는 증거이다.

소변 멈추기를 행하면 처음에는 찌르는 듯한 아픔을 느끼기도 한다. 하지만 이것은 지극히 정상적인 증세이고, 어떤 원인으로 인해 감염되어 있지 않다면 이 증세는 몇 주 내에 사라질 것이다. 그러나 감염된 상태라면 훈련을 멈추고 먼저 의사에게 검진을 받고 그것을 치료해야 한다. 근육에 통증이 느껴져도 수련을 계속해 나가라. 소변을 더욱 힘차게 볼 수 있게 되고 PC 근육뿐만 아니라 당신의 간과 전립선, 방광을 강화시키는 데도 도움이 된다.

발가락으로 서고 어금니를 다무는 것은 당신의 훈련 강도를 높여 준다. 하지만 무엇보다도 중요한 것은 가능한 한 많이 소변 멈추기를 행하는 것이다. 한 멀티 오르가슴 남성은 그의 <소변 흐름 멈추기 훈련>을 이렇게 기술했다. "이제 화장실에 갈 때마다 저는 습관적으로 소변 멈추기를 적어도 3회 실시합니다. 그리고 그것이 재미있거나 제가 바쁘지 않은 경우 5회나 6회, 혹은 7회까지 반복하곤 합니다."

PC 근육 당겨 올리기

· 훈련 4

PC 근육 당겨 올리기

1. 숨을 들이마시고 전립선과 회음, 항문에 집중한다.
2. 숨을 내쉬면서, 눈과 입 주위의 근육을 수축하면서 동시에 전립선과 항문 주위의 PC 근육을 수축한다.
3. PC 근육, 그리고 눈과 입 근육을 이완시키면서 숨을 들이마 시고 휴식한다.
4. 숨을 내쉴 때 근육을 수축하고 숨을 들이쉴 때 이완하면서 9회에서 36회까지 2와 3단계를 반복한다.

PC 근육의 중요성은 1940년대 서구에서 부인과 의사 아놀 드 케젤(Arnold Kegel)에 의해 발견되었다. 아놀드 케젤은 그 유명한 <케젤법(Kegel Exercise)>을 개발했다. 많은 임산부들 이 케젤법으로 더 쉽게 출산을 했을 뿐만 아니라 자신들의 방 광을 조절하는 데도 큰 도움을 받았다. 또한 여성들은 이 훈련 법이 그들의 성적 욕구를 증진시켜 주고, 오르가슴을 강화시 켜 주어 멀티 오르가슴을 체험하는 데 큰 도움이 된다는 사실 도 발견했다. 앞에서 언급했듯이 이 근육을 강화하는 것은 남 성의 골반 건강과 성적 즐거움을 위해서도 똑같이 중요하다.

서구에서 가르쳐온 PC 근육 강화법은 매우 다양하지만 대 부분은 케젤기법을 응용한 것이다. 즉, 그 기법들은 근육의 수 축과 이완에 있어 횟수와 시간만 다양할 뿐 한결 같이 단순히 PC 근육의 수축과 이완을 가르치고 있다. 다음의 훈련법은 몸 의 원형 근육(Circular Muscles, 눈과 입, 회음과 항문 주변의 근육) 은 상호 연결되어 있다는 도교의 통찰에 근거한 것이다. 즉,

눈과 입 주위의 근육을 조임으로써 당신은 PC 근육 당겨 올리는 힘을 강화시킬 수 있다. 처음에 이 훈련은 앉아서 실시한다. 그러면 나중에는 서 있거나 앉아 있거나 상관없이 이 훈련을 실시할 수 있게 된다.

그러나 눈과 입술을 수축하는 것이 전립선과 항문 주변의 PC 근육을 조이는 데 도움이 된다 해도, 가장 중요한 것은 가능한 한 자주 자신의 PC 근육을 단순히 수축시켰다가 이완시키는 것이다. 이 훈련은 운전 중이거나 TV시청 중에, 혹은 팩스를 보내는 중이거나 지루한 회의 중에 어느 때고 상관없이 쉽게 행할 수 있다. 빨간 신호등에서 기다리는 동안 몇 번의 수축을 할 수 있고, 빨간 신호등이 파란 신호등으로 바뀔 때까지 한 번의 수축을 유지해볼 수도 있다.

당신이 하고 싶은 만큼 많이 이 훈련을 행해도 좋다. 그러나 최소한 하루에 2, 3회 정도라도 꾸준히 실천하도록 노력하라. 이 훈련 후에 근육이 쓰리는 경우가 종종 있다. 그럴 때에는 너무 무리하지 말고 횟수와 강도를 점차적으로 늘려가라.

꾸준함이 그 양보다 훨씬 중요하다. 이 훈련을 생활의 일부로 만드는 한 가지 방법은 아침에 일어날 때, 혹은 샤워할 때나 잠자리에 들 때와 같은, 일상 생활과 결부하여 훈련을 실시하는 것이다. 「G점」의 저자에 따르면 건강한 PC 근육을 가진 남성은 이 근육을 수축시킴으로써 발기된 페니스에 얹혀진 수건을 올리고 내릴 수도 있다고 한다. (더 높은 도교 수련 단계에서는 골반 근육을 강화시키기 위해 중량을 이용하기도 한다.) 그러나 수건을 올리고 내리는 것은 혼자서 만족하는 것으로 그쳐라. 대중 앞에서 그것을 과시하지는 말라. 「G점」의 저자가 정확히 지적했듯이, "<과시욕>은 남성 발기의 최대의 적이다."

자위행위와 자기 개발법

다음으로 당신은 자신의 성감을 개발할 필요가 있다. 성감을 가장 손쉽게 개발하는 방법은 자위행위(self-pleasuring)이다. 불행하게도, 대부분의 사람들은 성과 성에너지가 건강의 자연스럽고 필수적인 요소라는 사실을 알지 못한 채 자랐다.

당신이 자라면서 자신의 <은밀한 부분>을 만지기 시작할 때 부모님들은 은근히, 혹은 단호하게 주의를 준다. 이 때문에 혼자 있을 때도, 당신은 자위행위에 대해 어떤 죄의식과 당혹감을 가지게 된다.

섹스, 특히 수태를 목적으로 하지 않는 섹스에 대한 기독교의 양면성은 아직도 서구 사회의 성 관습에 영향을 미치고 있다. 예를 들어, 1994년 미국의 외과의사인 조이셸린 엘더즈 박사는 "자위행위는 인간성의 일부분이다."라고 공개적으로 언급했다가 사직을 강요당한 바 있다.

기독교가 <오나니즘(Onanism)>이라 불리기도 하는 자위행위(masturbation)를 금지하게 된 배경에는 성서가 깔려 있다. 사실 그것은 성서에 나오는 오난(Onan)의 이야기를 오해한 것에서 비롯된 것이다. 성서에서 오난은 그 당시 관습인, 죽은 형의 아내와 동침하면서 형수를 잉태시키지 않으려고 일부러 정액을 바닥에 쏟았고 그로 인해 정죄 받는다. 그러나 그

의 <죄>는 자위행위와는 전혀 관계가 없다.[1]

홀로 즐기기

도교 섹스는 도덕(morality)이 아닌 의학의 한 부류로서 발전되었다.[2] 그러므로 도교 섹스는 인간의 모든 성행위를 받아들이고, 다만 건강을 유지하는 섹스 방법을 사람들에게 가르치고자 할 뿐이다. 도교 스승들은 자위행위를 <독신 수련법> 혹은 <생식기 훈련법>이라 부르는데 이것을 사정조절 능력을 향상시키고 육체에 생기를 불어넣도록 성에너지를 순환시킬 수 있는 중요한 훈련법의 하나로 보았다. (우리가 <자기 개발> 혹은 <자위행위>라고 부르는 <독신 수련법>도 사정을 배제하고 있다는 사실을 명심하라.)

도교에 따르면 섹스는 가장 탁월한 배움의 길 중 하나이고, <자위행위>는 우리의 생식기와 성에너지를 강하게 할 수 있는 탁월한 방법이라고 한다. 많은 사람들이 자위행위에 대해 크게 걱정한다. 하지만 도교인들은 사정 조절법을 터득하는 한 아무런 문제가 되지 않는다는 사실을 알았다. 과도한 사정이 바로 문제이다. 그것이 남성의 정력을 고갈시킨다.

킨제이와 수많은 최근의 조사에 따르면 거의 모든 소년들, 그리고 대부분의 남성들이 자위행위를 한다고 한다.[3] 아이의 성을 금지하거나 자연스런 부분을 비화하는 행위는 아이들을 성 도둑으로 내모는 꼴이 된다. 왜냐하면 그것으로 인해 아이들은 자신들의 즐거움을 몰래 훔쳐와야 하기 때문이다. 대부분의 남성들이 그토록 빨리 사정해버리는 것도, 어릴 때 자위행위를 충분히 즐기지 못한 채 대충 사정해버리며 자랐기 때

문일 것이다. 위델 포메로이 박사는 그의 저서 「소년들과 성
(Boys and Sex)」에서 설명하기를, 소년들이 자위행위를 할
때 천천히, 오랜 시간 동안 자위행위를 지속하는 법을 배워서
성인이 되었을 때 섹스를 오래 즐길 수 있도록 해야 한다고 했
다.

더 나아가 도교인들은 소년들도 사정함이 없이 홀로 즐기는
법을 배워야 한다고 가르쳤다. 과도하게 사정하는 10대 소년
들은 다른 활동을 위한 에너지와 추진력이 급격히 떨어진다.

나(만탁 치아)는 대만에서 자랄 때 학교에서 꼴찌만을 반복
하는 학생 옆에 앉은 적이 있다. 그 소년은 매일 교실에서 4, 5
회 자위행위를 하고는 병에 사정을 했다. 그의 경우는 극단적
인 예일지 모르지만, 도교의 관점에서 보면 그의 성적(成績)
불량은 당연한 결과이다. 그는 말 그대로 그 자신과 자신의 뇌
를 고갈시켰던 것이다. <두뇌를 짜낸다>는 표현은 반복적인
사정 뒤에 따르는 무기력감을 잘 표현해주는 말이다.

결혼했거나 성관계를 가지고 있는 많은 남성들(그리고 여성
들)도 계속 자위행위를 즐긴다. 1972년, 미국 의학 협회는 「인
간의 성(Humam Sexuality)」이라는 책에서 의사들에게 다음
과 같이 충고했다. "모든 남성과 여성들은 흔히 성교의 보충으
로서 자위행위를 즐긴다. 그리고 여성들은 나이를 먹어감에
따라 더욱 자주 자위행위를 즐기는 경향이 있다."(대략 결혼
한 남녀의 70%가 자위행위를 하는 것으로 나타난다.)[4]

자위행위는 성교의 대용물이 아니라 성교의 보충물이다. 시
카고 대학이 후원한 최근의 전국적인 성연구 결과, 파트너와
정기적으로 성관계를 갖고 있는 사람들이 그렇지 않는 사람들

보다 실제로 자위행위를 더 많이 즐기는 것으로 나타났다.[5]

자위행위는 성적인 긴장을 푸는 데 큰 도움이 된다. 또한 그것은 당신의 파트너가 피곤하거나 정신이 산만할 때, 혹은 당신과 같은 성적 욕구가 없을 때도 도움이 된다. (일반적으로 여성의 성 욕구가 낮다면 여성으로 하여금 제6장을 읽도록 권하고, 두 사람 모두는 제9장의 <성생활의 4계절> 편을 꼭 읽어보기 바란다.) 만약 어떤 이유로 인해 독신 수련법을 시행할 수 없다면 대신 파트너와 함께 멀티 오르가슴을 갖는 법을 배워라. 약간의 시간만 더 들이면 충분히 가능할 것이다. 그리고 이미 배운 복식 호흡, 호흡 100번 세기, 소변 흐름 멈추기, 그리고 PC 근육 당겨 올리기와 같은 훈련법을 실행하면 좋을 것이다.

자위행위는 크게 가르침을 받아할 것은 아니다. 그리고 외과의사 엘더즈가 "자위행위를 가르쳐야 한다."고 주장했을 때 일어난 거센 항의를 고려한다면 당장 자위행위법이 정규과목으로 채택될 것 같지도 않다. 우리들 대부분은 혼자서, 혹은 똑같은 비경험자인 다른 소년들과 함께 자위행위 하는 법을 졸속으로 배운다. 이런 상황에서는 참다운 감각을 일깨우지도 못하고 훌륭한 기술을 터득하지도 못한다. 그러므로 우리는 여기서 자위행위에 대한 몇 가지 지침을 제시하고자 한다.

당신 자신의 즐거움을 만끽하라.

흥분을 돋구기 위해 포르노 사진이나 도색잡지를 사용할 때 일단 발기되면 당신의 집중력을 몸의 감각으로 옮겨보라. 포르노 사진은 성에너지를 데워주기도 하지만, 그것은 또한 당신을 혼란스럽게 만들어 오르가슴에 도달할 때 당신이 자신의 감각에 집중하는 것을 어렵게 만들 수도 있다. 많은 남성들이 포르노 사진으로 자위행위를 즐긴다. 비록 여기서 섹스 산업의 찬반을 논할 계제는 아니지만, 섹스 산업은 당신의 관심을 당신 자신에게서 멀어지게 함으로써 성공을 도모한다는 사실을 인식하는 것은 중요하다.

이 훈련에서 당신은 자신의 내부로 들어가서 다른 사람의 즐거움이 아닌 당신 자신의 즐거움을 체험할 필요가 있다.

페니스 전체를 자극하라.

당신의 페니스 전체를 자극하는 것이 무엇보다도 중요하다. 대부분의 남성들은 가장 흥분을 유발하는 부위인 귀두(龜頭)만을 주로 마사지한다. 하지만, 중국 의학에 따르면, 페니스의 각 부위는 몸의 각 부위에 대응한다고 한다(그림 7 참조). 그러므로 몸의 한 부위만을 과노하게 자극하는 것을 피하기 위해 귀두뿐만 아니라 페니스 몸체까지 페니스 전체를 골고루 마사지하라.

음낭(陰囊)을 마사지하라.

평소 음낭 마사지를 해보지 않았다면 음낭 마사지를 한 번 시도해보라. 많은 남성들이 음낭을 잡아당기는 것을 즐기는데, 특히 고환은 가벼운 자극에도 민감하다. 고환을 자극하면 실제로 정자수가 늘어나고 당신의 성능력을 키워주는 테스토스테론의 생산이 늘어난다(제8장의 고환 마사지법 참조). 다음 절에서 우리는 사정을 지연시키는 데 도움이 되는 음낭 잡아

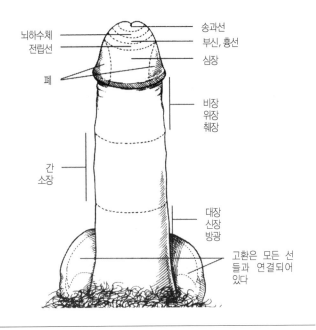

뇌하수체
전립선

폐

간
소장

송과선
부신, 흉선
심장

비장
위장
췌장

대장
신장
방광

고환은 모든 선
들과 연결되어
있다

그림 7. 페니스 반사점

당기기를 기술할 것이다. 하지만 지금은 단지 즐거움을 위해
당신의 음낭을 마사지하는 법을 배워라.

백만불점을 찾아라.

자위행위를 할 때 당신은 항문 바로 앞에 있는 회음에서 백
만불점을 찾아야 한다. 사정이 되려 할 때 이 점을 누르면 사
정 반응을 멈추는 데 도움이 될 수 있지만, 그전에 그것이 가
지고 있는 쾌감을 맛보기 위해서라도 찾아야 한다. 이 지점을
누르면 페니스에 더 많은 혈액이 가두어져 페니스가 흥분으로
고동치게 된다. 또한 여기를 강하게 규칙적으로 압박하면 수
축 단계 오르가슴을 동반하는 전립선 수축감을 얻을 수도 있

다.

백만불점은 처음 발기가 되고 극도로 흥분한 후, 다시 한 번
흥분해서 페니스에서 항문에 이르는 성기 주위가 부풀어 오른
후부터 가장 잘 자극된다. 만약 어떠한 감각도 느끼지 못하거
나 그 느낌이 불쾌하다면, 더욱 완전히 발기될 때까지 잠시 그
자극을 멈추기 바란다. 이 지점에서 성적인 흥분을 느낄 수 없
다면 페니스와 고환에 다시 집중한다.

충분한 시간을 가져라.

사정을 지연시키고 마음껏 즐기기 위해서는 충분한 시간을
가지는 것이 중요하다. 하르트만과 피션은 이렇게 보고했다.
"천 건이 넘는 연구를 통해서 우리는 남성이 자위행위를 15분
에서 20분 간 지속할 수 있으면 그는 성교를 원하는 만큼 오래
계속 할 수 있다는 사실을 알아냈다. 그 기간(15분에서 20분)
이 고비인 듯이 보인다. 일단 그 기간을 지나면 당신은 조절력
을 갖게 된다. 그것은 그토록 간단하다."

15분에서 20분은 오랜 시간인 것처럼 느껴질 것이다. 특히
평소 자위행위를 2, 3분 만에 재빨리 끝내곤 했던 사람에겐 더
욱 그럴 것이다. 한 멀티 오르가슴 남성은 그 차이를 다음과
같이 설명했다. "혼자 즐길 때마다 저는 단지 긴장을 풀기 위
해, 혹은 지루하기 때문에 3분에서 5분 안에 사정해버리곤 합
니다. 그러나 자기 개발법(self-cultivation)을 시도한 다음부
터는 달라졌습니다. 저는 될 수 있는 한 사정하지 않고 오랫
동안 즐깁니다. 얼마 후에 저는 20분 동안 홀로 즐길 수 있게
되었습니다."

일단 멀티 오르가슴 남성이 되면 당신은 20여 분 동안 사정함이 없이 여러 번 절정에 도달할 수 있고 활력과 치유 에너지를 몸 전체로 순환할 수 있게 될 것이다. 또 다른 멀티 오르가슴 남성은 자기 개발법을 이렇게 기술했다. "그것은 자위행위와 명상의 중간 단계인 것 같습니다."

절대로 자위행위를 기계적인 행위나 부담스러운 것으로 생각하지 말기 바란다. 섹스와 마찬가지로 자위도 정해진 시간이나 오르가슴의 횟수란 없다. 그것은 당신의 자유시간이나 당신의 흥분 정도와 같은 그때 그때의 상황에 달려있을 뿐이다. 만약 지루함이 느껴지기 시작하면 그 원인이 무엇인지 스스로에게 물어보라.

자신이 구태의연하게 패턴에 얽매여 있지는 않는가? 자극방식이 기계적이지는 않은가? 아니면 성기에만 너무 초점을 맞추고 있지는 않은가? 혹은 자신의 정신 상태가 산만하지는 않은가? 만약 당신이 자신의 몸에만 집중할 수 없다면 다음 장에 소개된 호흡법을 시도해보라.

자신의 육체에 민감해지고 자신의 감각을 충분히 만족시키는 것은 보통 남성적인 행위로 여겨지지 않는다. 하지만 즐거움은 고통만큼이나 남성적인 것이다. 약간의 참기름이나 올리브 기름을 탄 뜨거운 물에 목욕을 한 다음 온몸을 마사지하고 나서 시작하면 훈련에 큰 도움이 될 것이다. 불빛을 희미하게 낮추거나 촛불을 켜면 집중이 용이해진다. 또한 거울 앞에 앉아 자신의 몸을 관찰해 보는 것도 좋다. 몸의 감각을 발견하도록 노력해보라. 당신의 손과 팔, 발, 종아리, 그리고 허벅지를 만져보고 느껴보라. 가슴, 심지어 유두까지 만져보라. 홀로 즐

· 훈련 5

자위행위법

1. 페니스에 윤활유를 바르는 것으로 시작한다. 윤활유는 당신의 감각을 증대시켜 줄 것이다. 보통 빨리 말라 버리는 로션보다 오일이 더 좋다.
2. 당신의 페니스 전체, 고환, 그리고 백만불점을 포함한 회음을 마사지하고 자극하며 마음껏 즐겨라.
3. 점점 증가하는 자신의 흥분 상태를 주시하도록 노력하라. 페니스 뿌리가 들먹거리는 것을 주시하고 발기의 단계를 주시하고, 당신의 심장박동수가 늘어나는 것을 주시하라.
4. 사정의 순간에 근접하면 멈추고 잠시 휴식하면서 수축 단계 오르가슴에서 일어나는 PC 근육과 항문의 수축감을 주시하라. 사정하지 않고 이것을 체험하는 데는 약간의 시간이 걸릴 것이다. 만약 전립선이 수축하기 시작하고 한계를 넘어버리지나 않을까 걱정된다면 전립선 주위의 PC 근육을 죄라.
5. 조절력을 회복한 후, 당신은 원하는 만큼 다시 반복할 수 있고 원하는 만큼 지속할 수 있다.

길 때 성기를 자극하기 전에 먼저 허벅지와 복부를 마사지하는 것을 잊지 말라.

사랑을 일깨워라.

대부분의 남성들이 자위행위를 하지만, 진정 극소수만이 애정을 갖고 그것을 행하고 사랑을 일깨운다. 자기애를 일깨우는 것은 사랑스런 파트너가 되기 위한 필수적인 요인이다.

성에너지는 몸의 에너지를 긍정적으로든, 부정적으로든 단지 확대시키기만 한다. 만약 당신이 사랑을 느끼고 있으면 사랑은 성적 욕구에 의해 더욱 커질 것이다. 반대로 당신이 미움을 느끼고 있다면 그때는 미움이 커질 것이다. 독신 수련법과 양성 수련법 어느 것이나 성에너지가 당신의 감정을 증폭시키는 방식을 이해하는 것이 중요하다. 성에너지를 사랑으로 일깨우는 것 역시 사정하지 않는 데 큰 도움이 된다. 분노심을 느끼거나 조급한 마음을 품고 있을 때는 조절력을 유지하기가 훨씬 어렵다.

도교 섹스에서는 성에너지가 몸 전체를 순환하는 것으로 보기 때문에 생식기와 심장을 분리해서 생각할 수가 없다. 한 멀티 오르가슴 남성은 이렇게 말했다. "실제로 도교 섹스를 수련해나감에 따라 저의 생식기는 심장과 더욱 친밀하게 연결되었습니다. 그리고 저는 제 아내와 다른 사람들에게까지 깊은 사랑을 느꼈습니다."

도교인들은 심장과 생식기, 즉 사랑과 성을 연결해주는 간단한 수련법을 가지고 있다. 만약 자위를 하거나 섹스를 시작할 때 정신이 산란하거나 화가 난 느낌이 들면 이렇게 해보라.

오른손을 사타구니에 놓고, 왼손은 가슴에 얹어 성에너지를 사랑과 연결시킨다. 종종 분노나 증오, 혹은 다른 부정적인 감정이 느껴지면 성에너지를 일깨우기 전에 이 감정들을 변화시켜야 한다. 내면의 미소(Inner Smile)와 6가지 치유 소리(Six Healing Sounds)—만탁 치아의 「스트레스를 활력으로 바꾸는 도인술(Taoist Ways to Transform Stress into Vitality)」(이 책은 「활력증강건강법」으로 하남출판사에서 출간되었음)에 설명된 테크닉들—가 다른 심리상담처럼 도움이 될 수 있다.

이기주의와 자아도취가 아닌 자기애(self-love)는 독신 수련법이나 양성 수련법의 기초이다. 「G점」에서 저자들은 자신들이 쓴 책이 사랑에 대한 것이 아니라고 주의를 주었다. 우리의 책 역시 사랑에 대한 것이 아니라 주로 섹스에 대한 것이다. 하지만 도교인들은 건강을 유지하기 위해선 그 둘을 절대 분리시킬 수 없다는 사실을 알고 있었다.

이제 감각의 초점을 확장하여 몸 전체로 즐거움을 확대시키는 자위행위법을 시도해보라. 다음 절에서 당신은 흥분 상태를 조절하고 멀티 오르가슴을 느끼기 위해 필요한 훈련법을 더 많이 배우게 될 것이다. 하지만 그 테크닉들은 모두 당신이 자신의 즐거움을 얼마나 잘 인식하고 있느냐에 달려 있다. 그러므로 여기서는 먼저 홀로 즐기는 법을 익히는 것부터 시작하자.

만약 수축 단계 오르가슴에서 일어나는 자동적인 PC 수축감을 사정하지 않고 즐길 수 있다면 당신은 이미 멀티 오르가슴 남성이 되기 위한 정도(正道)에 들어선 것이다. 처음에는 오르가슴이 미미할지 모르지만 나중에 그 오르가슴은 몸 전체로 확대될 것이다. 지금으로선 수축 단계 오르가슴에서 일어나는 고동치는 감각의 미소한 오르가슴만을 즐기는 것으로 족하다. 한 멀티 오르가슴 남성은 그의 체험을 이렇게 기술했다. "사정의 순간에 도달하려 할 때 저는 멈추고 이완하며 깊은 호흡과 함께 비사정 오르가슴으로 들어갑니다. 가끔 그것은 전립선의 유쾌한 경련처럼 느껴집니다. 때때로 저는 생식기 전체를 통해 그것을 느낄 수 있고, 그 느낌은 사정 오르가즘보다 훨씬 강력합니다. 종종 저의 아내는 제가 말하지 않으면 사정했는지 안했는지조차 모릅니다."

만약 당신이 아직 수축 단계 오르가즘을 느끼지 못했거나, 골반의 압박이 불쾌하게 느껴진다면 이 장의 후반부에 제시한 골반 마사지법을 시도해 보거나 그냥 사정해 버려도 된다. 성에너지를 골반에서 끌어내고 골반을 마사지하면 훈련을 시작할 때 느끼는 압박을 줄이는 데 도움이 될 것이다. 또한 우연히 사정을 하게 되더라도 너무 자책하거나 실망하지 말라. 당신은 이제 겨우 자신의 흥분 상태를 조절하는 훈련을 시작했을 따름이다.

사정 조절 훈련

호흡과 성근육 조절법을 익히기 시작했으므로, 이제 당신은 극도로 흥분되었을 때의 사정 조절을 위한 몇 가지 구체적인 테크닉을 배울 차례이다. 이제까지 배운 훈련법들을 많이 실천하면 할수록 이 장의 후반부에 제시한 훈련법을 훈련하여 <돌아올 수 없는 순간(사정)>으로 넘어가는 것을 방지하기가 훨씬 쉬워질 것이다.

멈추기

가장 먼저 선행되어야 할 제일 중요한 요소는 자신의 흥분 정도를 놓치지 않고 주시하고 있다가 사정하기 전에 동작을 멈추는 것이다. 많은 성의학자들이 이를 <멈춤/시작 테크닉>이라고 부르지만, 그것은 일반적인 개념일 뿐이다. 너무 늦게 멈추는 것보다 차라리 빨리 멈추는 것이 낫다. 처음에 사정의 욕구를 가라앉히기 위해서는 10초나 20초 동안 자극을 멈추는 것이 필요할 것이다.

호흡하기

앞에서 언급한 심호흡은 흥분 정도를 조절하고 극도의 흥분 시 사정을 지연시키는 데 매우 중요하다. 특히 효과적인 것으로 증명된 한 테크닉은, 깊게 숨을 들이쉬고 사정의 욕구가 가라앉을 때까지 몇 초 동안 숨을 멈추는 것이다. 그렇지만 경우에 따라서 어떤 멀티 오르가즘 남성들은 사정을 지연시키기 위해 오히려 빠르게 호흡하기도 한다. 이런 빠르고 얕은 호흡은 요가 전통에서 <불의 호흡(the breath of fire)>이라 불리운다. 깊고 느린 호흡은 당신의 성에너지를 조절하는 데 도움이 되고, 얕고 빠른 호흡은 그 에너지를 분산시키는 데 도움이 된다. 이 두 가지 호흡법을 실험해 보아 어느 호흡이 당신에게 적합한지 살펴보라.

PC 근육 수축하기

이미 언급했듯이 PC 근육은 전립선을 감싸고 있다. 바로 그 전립선을 통하여 사정 단계 오르가즘 동안에 당신의 정자가 지나가게 된다. 수축 단계 오르가즘 시(전립선이 저절로 수축할 때)에 전립선을 조임으로써 당신은 수축 단계에서 사정으로 나아가는 것을 방지할 수 있다. (바로 수축 단계와 사정 단

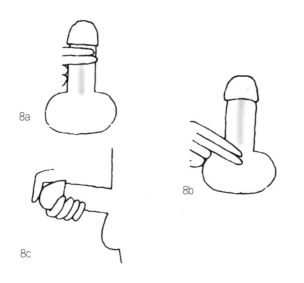

그림 8. 조임법으로 사정 지연시키기

계 사이에 그 밉살스런 <돌아올 수 없는 지점>이 있다.) 한 멀
티 오르가슴 남성은 그의 체험을 이렇게 말했다. "저는 정확히
제때에 단지 PC 근육을 수축함으로써 사정을 지연시킵니다.
이 과정을 숙달하는 데 약간의 시간이 걸렸습니다. 하지만 그
결과는 확실히 노력한 만큼의 가치가 있었습니다."

페니스 조이기

많은 성의학자들이 원래 조루증 남자들을 위해 개발된 테크
닉인 페니스 조이기를 권고한다. 그 방법은 간단하다. 어느 한
손의 둘째 셋째 손가락으로 페니스 밑면을 잡고 엄지 손가락
은 페니스 윗면을 잡고 조인다(그림 8a 참조). 또한 어떤 남성
들은 자전거 핸들처럼 페니스를 거머쥐고 엄지 손가락으로 페

니스 끝을 내리 누르는 것이 그들의 흥분 상태를 가라앉히는 데 도움이 된다는 사실을 발견했다(그림 8b 참조). 이런 테크닉들은 독신 수련법에서는 효과적일 수 있지만, 파트너와 섹스 중일 때는 일단 섹스를 중단해야 하는 문제가 생긴다. 그러므로 정신력을 활용하여 페니스 끝을 조일 수 있다면 더할나위 없이 좋을 것이다. 정신력으로만도 페니스 끝을 조일 수 있어 서투르게 손을 사용해야 하는 상황을 피할 수 있을 때까지 계속 노력하라. 또 다른 훌륭한 테크닉은 (정신력으로도 조일 수 있다는 것을 기억하며) 페니스 기부(基部)를 조이는 것이다. 이것 역시 당신의 흥분 상태를 조절하며 당신의 발기력을 강화하고 확장하는 데 큰 도움이 될 것이다(그림 8c 참조).

백만불점 압박하기

가장 오랜된 도교 테크닉들 중 하나는 PC 근육을 수축하는 동안에 백만불섬을 압박하는 것이다. 이것은 당신의 주의력을 집중시키고 사정 반응을 방해하기 때문에 사정을 늦추는 데 도움이 된다. 이 방법은 간단하면서 매우 효과적이다. 먼저 항문 바로 앞에 위치한 백만불점을 찾아라(p.42의 그림 2 참조). 당신이 그 정확한 지점을 눌렀다면 오목한 느낌이 들 것이다. 손가락을 당신의 첫 번째 뼈 마디까지 깊숙히 눌러라.

한 멀티 오르가즘 남성은 그의 체험을 다음과 같이 서술했다. "백만불점을 잠시 동안 압박하니까 저의 발기가 가볍게 수그러들었으며 사정의 위험이 크게 줄어들었습니다." 당신도 섹스 도중 물러나는 대신에 이 테크닉을 활용할 수 있다.

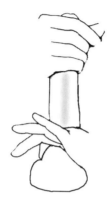

그림 9. 음낭 잡아 당기기

음낭 잡아 당기기

정자가 고환에서 방출되려면 고환이 몸 가까이로 당겨져야
만 한다. 그러므로 음낭을 몸에서 멀리 떨어뜨려 놓으면 사정
을 지연시킬 수 있다. 엄지 손가락과 네 개의 손가락으로 음낭
의 윗부분을 감싸 쥐어라(그림 9 참조). 강하게 아래로 당겨라.

성에너지 끌어올리기

사정을 방지하는 가장 탁월한 비결은 자신의 성에너지를 생
식기에서 끌어올려 척추를 통해 몸의 나머지 부분으로 회전시
키는 것이다. 만약 성에너지가 계속 당신의 서혜부(鼠蹊部, 생
식기 주위)에 쌓이게 되면 급기야 그것은 조절할 수 없을 정도
로 커져 페니스를 통해 직접적으로 방사되고 말 것이다. 하지
만, 이 에너지를 다른 데로 돌리면 사정 방지가 훨씬 쉬워진다.

· 훈련 6

오르가슴을 사정과 분리시키기

1. 자위행위법에서 한 것과 마찬가지로, 먼저 윤활유로 페니스를 부드럽게 하라.

2. 성기에 집중하기 전에, 몸의 다른 부분, 특히 배, 허벅지, 그리고 유두를 자극하고 마사지하는 것을 기억하라.

3. 페니스 전체, 음낭, 그리고 회음을 자극하는 것을 명심하며 마음껏 즐겨라.

4. 자신의 흥분 정도에 세심하게 주의를 기울여라. 다시 한 번, 증가하는 당신의 흥분 정도를 관찰하라. 페니스 뿌리의 들먹거림을 주시하고 발기의 단계를 주시하고 호흡의 변화와 심장 박동수의 증가를 주시하라.

5. 돌아올 수 없는 지점에 근접했음이 느껴질 때, 멈추고 호흡하며, 전립선 주위의 PC 근육을 가볍게 수축하라. 또한 백만불점을 압박하거나 음낭 잡아 당기기, 페니스 끝 내리누르기, 혹은 정신력으로 페니스 끝을 조여 사정을 늦추어라. 이 모든 테크닉들을 실험해보고 어느 방법이 자신에게 적합한지 살펴보라. 그렇지만, 무엇보다도 중요한 것은 자신의 흥분 상태를 주의깊게 관찰하여 제때에, 적어도 돌아올 수 없는 지점에 이르기 몇 동작 전에 멈추는 것이다.

6. 만약 당신의 성에너지가 너무 강해져 걷잡을 수 없다고 생각되면 마음으로 이 에너지를 척추로 끌어올리고 몇 차례 PC 근육을 조이고 이완시켜라. 그래도 여전히 과도하게 달아 있고 통제불능이면 10초나 20초 동안 멈추고 심호흡에 집중한다.

7. 수축 단계 오르가슴에서 일어나는 PC 근육과 항문의 수축감을 관찰하라.

8. 사정함이 없이 몇 차례 절정에 도달한 후, 멈추어라. 이후에

당신은 평온함과 활력감을 느낄 수 있을 것이다. 자신의 성에너지가 몸 안에서 순환하고 있는 것을 느껴보라. 몸이 두근거리고, 따끔따끔하고, 짜릿짜릿할 것이다.

앞에서 논의했듯이, 이것 역시 몸 전체 오르가슴을 얻는 비결이다. 다음 절에서 우리는 성에너지를 몸 전체로 순환시키는 법을 단계적으로 제시할 것이다. 지금은 그저 자신의 성에너지가 페니스에서 끌어내어져 회음을 지나 척추로 순환되는 장면을 상상하기만 하라. 회음을 수축하는 것은 에너지를 위로 끌어올리고 이 장의 후반부에 소개할 빅 드로법(Big Draw Exercise)을 준비하는 데 도움이 된다.

훈련 6에서, 극도로 흥분되기 시작할 때 자신을 진정시키기위해 이 테크닉들이 사용된다. 여기에서 다시 당신은 사정함이 없이 전립선과 항문의 유쾌한 고동(수축 단계 오르가슴)을 체험하게 될 것이다. 한 멀티 오르가슴 남성은 어떻게 그가 사정함이 없이 오르가슴에 도달할 수 있는지를 이렇게 설명했다. "저는 다음과 같은 다양한 시도를 하는데 이것은 큰 도움이 되는 것 같습니다. [1]사랑을 나눌 때 같은 행위를 반복하지 않고 삽입의 정도를 달리하며 홀로 즐길 때는 다양한 자극을 시도하기. [2]절정에 근접했다고 느껴질 때 속도 떨어뜨리기. [3]심호흡법. 그리고 [4]쌓인 기(氣)를 척추로 끌어올려 소우주 궤도를 통해 돌리기."

자신을 흥분시키거나 진정시키기 위해 어떤 테크닉을 사용하든, 가장 중요한 것은 호흡하기, PC 근육 조이기, 그리고 비사정 오르가슴을 위한 이완법이다.

훈련중 이상 처방

골반 압박감

골반 부위의 압박감은 그 부위로 집합된 피와 기(氣), 그리고 증가된 성에너지의 자연스런 결과이다. 만약 그 압박감이 불편하게 느껴지면, 그냥 사정해버리거나 심호흡, PC 근육 당겨 올리기, 그리고 회음 마사지(이에 대해서는 이 장의 후반부에 있는 <손가락 잠금법(The Finger Lock)> 편에서 설명할 것이다)를 활용하라. 전립선이 고동치는 것을 느끼게 되고 성에너지를 위로 끌어올릴 수 있게 됨에 따라 당신은 생식기의 압박감을 점차 덜 느끼게 될 것이다. 한 멀티 오르가슴 남성은 그의 체험을 다음과 같이 묘사했다. "밈출 때 저의 페니스는 종종 수분 동안 꽉 죄어져 있었지만 저는 긴장을 느끼거나 불쾌하지는 않았습니다. 심호흡을 하고 에너지를 위로 끌어올리면 생식기의 압박이 느껴지지 않고 이완된 느낌만 듭니다."

성에너지 조절 훈련

바로 다음 절에서 당신은 몸이 달아올라 쩔쩔매기 전에 성에너지를 고환에서 끌어내어 몸으로 순환시키는 도교 테크닉 <쿨 드로(Cool Draw, 흥분 가라앉히기)>를 배우게 될 것이다.

이어서 당신은 이미 몸이 달아올라 곤혹스러울 때 실행할 수 있는 빅 드로(Big Draw, 크게 끌어올리기)를 배우게 될 것이다. 하지만, 성에너지는 <서늘할(cool)> 때 다루기가 훨씬 용이하므로 우리는 빅 드로를 시도하기 전에 이 훈련에 익숙해지기를 강력히 권하고 싶다. 만약 당신이 쿨 드로를 성공적으로 실행할 수 있게 되면 빅 드로는 거의 사용할 필요성을 못 느끼게 될 것이다. 성에너지를 성기에서 더욱 빨리 끌어내면 낼수록 멀티 오르가슴과 몸 전체 오르가슴을 체험하기가 훨씬 쉬워지고, 점점 성에너지를 건강과 치유를 위해 활용할 수 있게 된다.

혼자서, 혹은 파트너와 성행위를 즐길 때 쿨 드로는 사정의 욕구를 줄여줄 것이다. 또한 성적 욕구는 가지고 있지만 성관계에는 관심이 없거나 그것이 불가능할 때 쿨 드로는 흥분의 성적 압박을 덜어주고 이 에너지를 더욱 지고한 창조성과 활력으로 변형시켜 준다. 마이클 원은 이렇게 설명한다. "이 테크닉을 수천 명의 남성들에게 가르쳐본 결과, 저는 이 방법이 남성들의 성적 압박감과 흥분을 가라앉히고 창조적인 에너지의 흐름을 가슴과 두뇌로 끌어 올릴 수 있는 가장 빠르고 안전한 방법이라는 사실을 발견했습니다. 이 테크닉을 익히면 남성들은 언제, 어디에서나 자신의 성에너지를 개발할 수 있습니다. 이 훈련은 은행에서 줄을 서서 기다릴 때나 사무실에 앉아 있을 때나, 심지어 성적인 꿈을 꾸고 한밤 중에 발기된 상태로 깨어날 때도 실행할 수 있습니다."

쿨 드로(흥분 가라앉히기)

쿨 드로(Cool Draw)는 <고환 호흡법>이라고도 불리운다. 이 테크닉은 마치 당신의 고환이 호흡을 하기라도 하는 것처럼 고환을 위아래로 오르내리게 한다.

사실, 당신은 정신력과 근육을 사용해 당신의 고환을 오르내리게 하고 성에너지를 성기에서 끌어내어 두뇌로 올리는 것이다. 도교의 비사정 오르가슴을 통해 남성들은 정액(그리고 정액에 포함된 호르몬, 단백질, 미네랄, 비타민, 아미노산)의 손실을 방지할 뿐만 아니라 정액에 의해 생성된 생체 전기 에너지[精氣]의 손실을 방지할 수 있다.[6] 고환은 성호르몬과 성에너지의 공장이다. 바로 당신은 이곳에서 에너지를 길러 척추와 두뇌로 끌어올리는 것이다(그림 10 참조). 이를 통해 당신은 생식기의 성에너지를 줄이고 신선하고 생기 넘치는 에너지의 파동을 척추로 끌어올려 봄의 모든 신경들을 자극하게 된다. 당신은 성적으로 흥분하지 않고도 언제라도 이 유쾌한 오르가슴 파동을 느낄 수 있고 그것을 통해 더 즐거운 나날, 더 즐거운 삶을 누리게 될 것이다.

에너지 위로 끌어올리기

에너지를 순환하는 법을 익히려면 상당한 시간이 걸릴지도 모른다. 그러므로 쉽게 실망하지 말기 바란다. 특히, 명상이나 다른 정신 수양법을 수련한 경험이 없다면 더욱더 오래 걸릴 수도 있다. 또한 척추의 어떤 특정한 지점에서는 에너지를 느낄 수 있지만 다른 곳에서는 느껴지지 않을 수도 있다. 에너지가 당신의 두뇌까지 도달하는 느낌이 들면 수련은 성공한 것이다.

당신은 그 에너지를 거의 즉시 움직일 수도 있다는 사실을 알고는 놀라게 될 것이다. 이 장의 도입부분에서 언급했듯이 많은 것이 당신의 성능력과 성감(性感)에 달려 있다. 한 멀티 오르가슴 남성은 그의 체험을 이렇게 설명했다. "10대 이후 저는 성적 압박감을 빈번하게 느낄 정도로 강한 성에너지를 지니고 있었습니다. 저는 성에너지를 조절하는 법을 배우기 전에 한 30년 동안 동굴에서 요기 생활을 해야할 것 같은 생각이 들었습니다. 그런데 이 간단한 훈련법을 배운 후, 놀랍게도 저는 10분 내에 척추와 두뇌 속에서 찌릿찌릿한 감각이 느껴졌습니다. 몇 달이 지나자 저는 계속되는 발기상태를 조절하고 수년 동안 지속되어온 성적 압박감을 없앨 수 있게 되었습니다."

훈련중 이상 처방

풀어주기

당신의 등이나 골반이 굳어 있으면 성에너지를 척추로 끌어올리기가 매우 어려워진다. 골반 부위와 등뼈, 그리고 목을 풀어주는 것이 중요하다. 자신이 질주하는 말 위에 앉아 있다고 상상하고 턱을 아래위로 까닥까닥 움직이고 골반을 앞뒤로 흔들어라. 척추가 파도처럼 흔들리도록 하라.

쿨 드로

1. 한 손으로 고환을 마사지하거나 오른손에 올려놓아 약간의 고동과 성에너지의 첫 발동이 느껴질 때까지 그것을 따뜻하게 하라. (만약 당신이 공공장소에 있다면 단지 성적 공상을 하면 된다.)

2. 숨을 들이마시면서 고환, 회음, 항문 주위의 근육을 가볍게 당겨 올려라. 숨을 들이마시며 근육을 당겨올릴 때 자신이 성에너지를 홀짝홀짝 마시고 있고 그것을 고환에서 이끌어내어 회음과 항문, 그리고 미골로 끌어올리고 있다고 상상하라.

3. 숨을 내쉬고 근육을 이완하되 당신의 주의력은 상승하는 성에너지에 계속 집중하라.

4. 회음에 따뜻한 감각이나 고동이 느껴질 때까지 숨을 들이쉬며 근육을 끌어올리고 숨을 내쉬며 이완하기를 계속하라. 일단 이 성에너지를 움직일 수 있게 되면, 당신은 척추를 빨대처럼 사용하여 그 에너지를 고환과 회음에서 홀짝홀짝 빨아내어 척추 전체를 통해 곧바로 두개골 기부(옥침)까지 끌어올릴 수 있게 된다. (턱을 안으로 부드럽게 끌어들이면 그 에너지가 척추에서 머리로 움직이는 데 도움이 될 것이다.) 이것을 5분에서 10분 동안, 혹은 머리에서 빛이나 찌릿찌릿한 감각이 느껴질 때까지 행하라.

5. 마지막으로 당신의 혀를 앞니 1cm 뒤인 구개부에 갖다대라(그림 11 참조). 그 혀는 앞뒤의 경락을 연결시켜 주는 전기 스위치 역할을 담당하여 에너지를 몸 앞으로 흘러내려 배꼽까지 가도록 해준다.

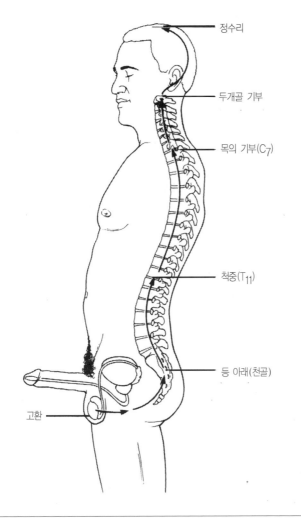

정수리

두개골 기부

목의 기부(C$_7$)

척중(T$_{11}$)

등 아래(천골)

고환

그림 10. 에너지를 정수리로 끌어올리기

에너지 아래로 끌어내리기

생식기에서 성에너지를 끌어내어 동맥을 따라 두뇌로 끌어
올리는 것과 함께, 그 에너지를 임맥을 따라 복부(단전)로 끌
어내리는 것 또한 중요하다. 남성들에게 있어 에너지를 아래

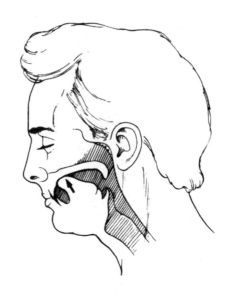

그림 11. 혀를 구개부에 갖다대기

로 끌어내리는 것은 에너지를 위로 끌어올리는 것보다 훨씬
어렵다.

마이클 윈은 이렇게 설명한다. "많은 남성들은 에너지를 척
추로 끌어올리기가 훨씬 쉽다고 느낀다. 음낭과 두뇌 사이에
는 어떤 관련이 있다. 어떤 사람들은 저절로 이 길을 발견하기
도 한다. 하지만 대부분의 남성들은 그 에너지를, 기관들이 위
치하고 있고 그들이 무의식적으로 많은 감정적 에너지를 쌓아
두고 있는 신체 앞면으로 끌어내리는 데 어려움을 느낀다. 반
대로, 대개 여성들은 에너지를 앞면으로 끌어내리기가 훨씬
쉽고 그 에너지를 척추로 끌어올리기가 어렵다고 느낀다. 또
한 내가 만난 몇몇의 남성은 성에너지를 임맥을 통해 끌어올
리는 것이 훨씬 쉽다고 느끼는 경우도 있었다. 그런 경우, 나

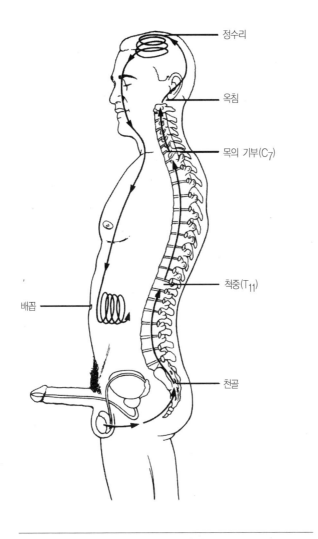

정수리

옥침

목의 기부(C$_7$)

척중(T$_{11}$)

배꼽

천골

그림 12. 에너지를 배꼽으로 끌어내리기

는 그들에게 반대 방향으로 에너지를 순환시키라고 권한다."

각 단계는 에너지를 끌어올리는 데 모두 도움이 된다. 특히
모든 단계에서 항문을 수축하는 것이 훈련의 가장 중요한 부

분이다. 왜냐하면 에너지가 척추로 올라갈 수 있도록 펌프질해 주는 것이 바로 이 조이는 행위이기 때문이다. 결국에 당신은 정신력과 항문의 빠른 조임만으로도 에너지를 머리로 끌어올릴 수 있게 될 것이다.

처음에는 에너지를 두뇌로 상승시키고 그것을 통해 <두뇌> 혹은 몸 전체 오르가슴을 체험하고 활력감을 느끼게 되는 것에만 집중하게 될 것이다. 하지만, 그 에너지를 배꼽(단전)으로 끌어내려 균형을 유지하고 나중에 사용하기 위해 몸에 에너지를 저장해 놓는 것 또한 똑같이 중요하다(그림 12 참조). 도교인들은 "위로 올린 것은 반드시 아래로 내려야 한다."고 말한다.

사람들은 앉아서 배꼽을 명상하고 있는 요기들을 종종 조롱하곤 한다. 대부분의 사람들은 배꼽은 탯줄의 흔적일 뿐이라고 생각한다. 하지만 사실 배꼽은 우리 육체와 에너지의 중심부이다. 배꼽은 외부 세계와 연결된 첫 번째 통로였다. 모든 산소, 혈액, 그리고 영양분들이 이 배의 문을 통해 태아의 몸으로 들어갔다. 배꼽에는 훈련을 통하여 얻게 된 에너지를 안전하게 저장할 수 있는 에너지 저수지가 있다. 몸은 필요할 때 그 에너지를 흡수한다. 처음에 성에너지를 머리로 곧장 끌어올릴 수 없다면 당신은 그 에너지를 척추를 따라 복부로 올렸다가 곧바로 배꼽의 에너지 저수지로 보낼 수도 있다. 그리고 조금만 연습하면 그 에너지를 곧장 위로 끌어올릴 수 있을 것이다.

훈련중 이상 처방

당신에게도 일어날 수 있는 증상

성에너지를 느낄 수가 없습니다.

흥분되지 않은 성에너지는 그다지 뜨겁지 않기 때문에 위로 끌어올리기가 쉽고 몸이 흡수하기도 쉽습니다. 고환을 자극하거나 성적인 공상만으로 성에너지를 충분히 느낄 수 없다면 더욱 직접적으로 성기를 자극하는 것이 좋습니다.

에너지를 척추로 끌어올릴 수가 없습니다.

에너지를 척추 위로 끌어올리는 데 문제가 있다면 척추의 자연 펌프를 이용함으로써 에너지 상승을 도울 수가 있습니다. 당신의 뇌척수액은 두뇌와 척추를 말끔히 씻어줍니다. 천골(薦骨, 척추의 최하부 뼈로 골반의 후벽을 이룸)과 두개골 기부(옥침)에 있는 펌프들은 이 액체를 순환시켜 주고 또한 에너지를 척추로 끌어올리는 데도 도움을 줍니다(그림 13 참조). 오늘날 안마치료사들이 흔히 활용하는 이 펌프들은 이미 수천 년 전에 도교인들이 잘 알고 있었습니다. 서거나 앉은 채 다음의 운동을 따라 하십시오.

1. 항문을 조여 미골쪽으로 당겨 올리고 골반을 앞뒤로 흔들므로써 천골 펌프를 일깨운다.
2. 턱을 당겼다가 들고 부드러운 원을 그리며 회전시킴으로써 두개골 기부에 있는 두개골 펌프를 일깨운다. 턱과 목 근육을 이완시킨다.
3. 천골 펌프와 두개골 펌프를 일깨운 후에, 휴식하고 에너지를 척추와 두뇌로 끌어올리기 시작한다. 자신의 눈을 들어 머리 꼭대기쪽을 보는 것도 에너지를 정수리로 향하게 하는 데 도움이 된다. 당신이 에너지의 상승을 느낄 때까지 반복해서 이 펌프들을 활성화시켜라.

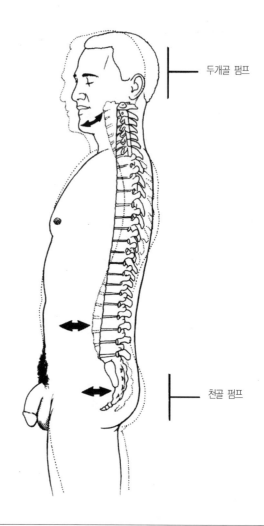

두개골 펌프

천골 펌프

그림 13. 천골 펌프와 두개골 펌프
천골을 흔들고 턱을 안으로 당김으로써 에너지가 척추 위로 올라가도록 도
와라.

저는 에너지를 아래로 끌어내릴 수가 없습니다.
앞에서 언급했듯이 많은 남성들과 소수의 여성들은 에너지
를 끌어내리는 데 어려움을 느낍니다. 손으로 이마에서 목,
가슴, 그리고 복부까지 임맥을 이루는 몸의 중앙선을 쓰다듬

어 내려 옵니다. 또한 당신은 다음과 같이 침을 이용하여 에너지 삼키기를 시도해볼 수 있습니다. (이것이 효과가 없다면 당신의 임맥 어딘가가 막혀 있을 수 있다. 이 책 후반부의 <훈련중 이상 처방: 임맥의 막힘 열기> 편을 참조하라.)

1. 혀를 입 안에서 휘저어 당신의 침샘을 활성화시킨다.
2. 침이 많이 고였으면 이제 침에 집중하여 두뇌에 있는 성에너지를 침으로 끌어들인다. (에너지는 마음을 따라간다는 사실을 명심하라.)
3. 이 침을 한꺼번에 삼키고 그것이 식도를 따라 위 속으로 흘러내려갈 때 당신의 마음도 함께 따라간다. 이런 삼킴을 반복하고 에너지가 위 속에서 덩어리로 뭉쳐지는 것을 상상하라.
4. 마지막으로 양손으로 목에서 복부까지 쓰다듬어 내린다.

오늘날 대부분의 사람들은 엄청난 양의 육체적, 감정적 긴장을 안고 살아 간다. 에너지를 순환시키려고 노력하는 중에 당신은 등이나 가슴에서 답답함이나 멍우리 같은 것이 느껴질 수 있다. 특히 남성들은 자신들의 감정을 억누르는 경향이 있는데, 그것이 종종 임맥을 막히게 한다. 임맥을 따라, 즉 가슴이나 태양신경총, 위(胃), 그리고 장(腸)에서 감정들이 응어리지게 된다. 빅 드로(Big Draw)를 시도하기 전에 무엇보다도 이 막힘을 여는 것이 필수적이다. (만약 임맥을 개통한 후에도 여전히 에너지를 끌어내리는 데 문제점이 생긴다면, 다음 절에 소개한 강력한 배출 훈련을 시도해보라.)

임맥의 막힘 열기

에너지를 끌어내리는 데 어려움이 있거나 막힌 부위가 있을 것이라고 의심되면 다음을 시도해보라.

1. 왼손을 복부에 놓고 오른손을 심장의 중심 바로 위 목의 기부에 놓는다.
2. 숨을 들이쉴 때 에너지를 임맥을 통해 오른손까지, 그리고 거기에서 목, 혀 끝까지 끌어올리는 것을 상상하라.
3. 숨을 내쉴 때 그 흐름을 반대로 하여 에너지가 심장을 지나 복부까지 다시 내려가는 것을 상상하라. 이 훈련은 임맥의 막힘을 여는 데 큰 도움이 될 것이다.

빅 드로(크게 끌어올리기)

성에너지가 너무 뜨겁지 않을 때 그것을 순환시키는 법을 배웠으므로, 이제 성에너지가 뜨거울 때 그것을 조절하고 순환시키는 법을 익힐 차례이다. 이때의 에너지는 더욱 뜨겁고 폭발적이기 때문에 정액의 분출을 막기가 훨씬 어렵다. 빅 드로(Big Draw)를 시도하기 전에 당신은 반드시 쿨 드로(Cool Draw)를 통해 에너지를 순환시킬 수 있어야 한다.

달구어진 성에너지를 식히는 것은 마치 절벽을 향해 질주하는 일단의 말들을 멈추려고 하는 것과 같다. 그러므로 빅 드로를 시도하기 전에, 당신은 먼저 말을 타는 법, 즉 쿨 드로법을 익혀야 한다.

제1장에서 언급했듯이 사정(射精)은 자동적인 근육 수축일 뿐이다. 그것을 의도적으로 조절하는 법을 배우면 사정의 시기를 자유자재로 선택할 수 있다. 마이클 윈은 빅 드로의 효과를 이렇게 설명한다. "국부의 신경에 과도한 에너지가 쌓여 있고 근육 수축을 유발시킬 정도로 국부의 근육에 과도한 혈액이 모여 있을 때만이 사정이 일어날 수 있다. 사정의 수축을 막기 위한 빅 드로법에는 신비한 것이 아무 것도 없다. 단지 전립선 주위의 PC 근육을 조이고 점차적으로 엉덩이의 거대한 근육(그리고 필요하다면 발, 주먹, 턱 근육)을 펌프질 하면 된다. 이 거대한 근육은 생식기에 몰린 혈액을 분산시켜 준다. 동시에 당신의 집중력을 두뇌로 달리고 있는 척추 신경의 파동으로 돌림으로써 생식기 신경의 에너지를 이끌어낸다. 이러한 간단한 행위들은 자동적인 수축이 필요로 하는 생식기 근육의 혈액과 에너지를 제거시켜 줄 수 있다. 방법은 이토록 간단하다. 이런 모든 조이기와 압착들은 하찮게 보일지라도 대단한 효력을 발휘한다. 어떤 남성일지라도 정확하고 규칙적으로 수련하면 언젠가는 목적을 달성하게 될 것이다. 내가 배출한 수백 명의 수련생들이 이 사실을 증명하고 있다."

빅 드로(Big Draw)를 배우기 시작할 때 당신은 이 장에서 소개한 다양한 테크닉들을 필요로 할 것이다. 그러나 일단 빅 드로에 익숙해지면 당신은 단지 정신력과 PC 근육의 빠른 조임만을 사용하게 될 것이다. 한 멀티 오르가슴 남성은 이렇게 말한다. "처음에 저는 정신력으로 에너지를 끌어올리는 데 집중하면서, 특히 회음과 항문 근육을 수축시켜야 했습니다. 그러나 이제는 에너지가 거의 저절로 상승됩니다."

 훈련중 이상 처방

주의 사항

빅 드로는 매우 강렬한 훈련법이다. 그러므로 당신은 몇 가지 안전 수칙을 반드시 따라야 한다.

오랫 동안 성에너지를 두뇌에 내버려두지 말라.
혀를 구개부에 밀착시켜서 에너지가 임맥을 통해 안전하게 저장될 수 있는 단전으로 내려갈 수 있도록 하는 것을 잊지 말라. 과거에 많은 동양의 스승들은 제자들에게 에너지를 제자리로 다시 끌어내리는 법에 대한 가르침 없이 에너지를 두뇌로 끌어올리는 법만을 가르쳤다. 이것은 이른바 <쿤달리니 신드롬>을 일으켰다. 도교인들은 원을 이루어야 하는 중요성을 알고 있었다. 너무 과도힌 에너지를 지니고 있다고 느껴질 때면 복부 깊숙히 숨을 들이쉬고, 숨을 내쉬면서 에너지를 곧장 발끝과 용천(涌泉)으로 흘려보내라(그림 14 참조).

항상 감정의 균형을 유지하라.
몸을 순환하고 있는 성에너지는 당신이 느끼고 있는 감정을 증폭시킨다는 사실을 명심하라. 마이클 윈은 이렇게 설명한다. "가장 중요한 일은 무엇보다도 극단적인 감정을 씻어내는 것이다. 당신이 극단적인 분노나 다른 어떤 극단적인 감정을 품고 있을 때 훈련을 피하는 것이 좋다." 또 너무 피곤할 때도 수련을 피해야만 한다. 만약 병증이 있으면 이 훈련을 시작하기 전에 도치료사와 상담해야 한다.

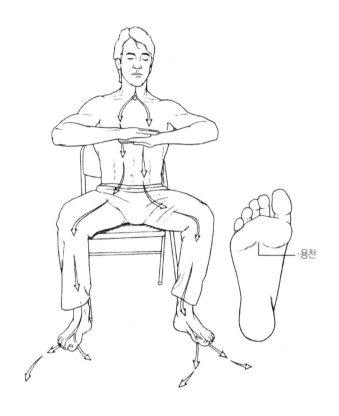

:용천

그림 14. 에너지를 발과 발가락으로 끌어내리기

마음을 편히 가져라.

사실 당신의 수련 태도가 상당히 중요하다. 도치료사 월터 벡클리는 이렇게 말한다. "많은 남성들이 너무 성급하게 수련에 임한다. 그들은 에너지를 억지로 척추로 짜올리지 않도록 주의할 필요가 있다. 당신의 태도는 즐겁고 편해야 한다. 당신은 육체를 부드럽게 다루어야 한다. 사실 억지로 에너지를 척추로 끌어올리려고 애쓰기보다 에너지를 잃는 것, 즉 사정해버리는 것이 차라리 낫다."

준비하라.

배가 고프지 않을 정도로 위장을 비운 상태에서 수련하라. 식사한 후에는 최소한 1시간 동안 기다려라. 몸은 당신이 섭취한 음식을 소화하기 위해 에너지를 필요로 한다. 그러므로 당신이 순환시킬 수 있는 에너지가 그만큼 줄어드는 것이다. 또한 움직이기 편한 옷을 입기 바란다. 방안은 환기가 잘 되어야 하고, 외풍이나 바람은 피해야 한다. 그리고 항상 코를 통해 호흡하는 것을 명심하라. 처음에는 등을 대고 누워서 수련하지 말라. 상승하는 성에너지가 당신의 가슴을 찔러 고통을 유발시킬 수 있기 때문이다.

바른 자세를 취하라.

처음에는 앉거나 서고, 혹은 옆으로 눕기 바란다. 옆으로 누울 때는 항상 오른쪽 옆으로 누워라. (왼쪽으로 누우면 심장에 과도한 압박을 줄 수 있다.) 일단 이 수련에 익숙해지면 어떤 자세도 무방하다. 그리고 옆으로 누워있을 때에는 베개 같은 어떤 물체도 받치지 말라. 이것은 기의 통로를 구부려 등의 통증을 유발시킬 수 있기 때문이다.

경고

급성 염증이 있다면 치료할 때까지 이 수련을 하지 말라. 급성 염증이 있더라도 그것이 치료되는 중이라면(즉, 가시적인 염증이 없다면) 이 수련을 실행해도 된다.

처음에 당신은 에너지를 위로 끌어올리기 위해 엉덩이의 광범위한 근육을 사용하게 될 것이다. 그러나 곧 이 근육을 덜 사용하게 되고 PC 근육에만 의존하는 법을 터득하게 될 것이다. 결국에는 당신의 집중력을 정수리에 모아 힘 들이지 않고 에너지를 끌어올릴 수 있게 된다. 이 방법을 터득하기까지는

약간의 시간이 걸릴지 모르지만, 결국에는 정신력만으로도 상쾌한 에너지 줄기를 척추로 보낼 수 있게 된다.

일단 빅 드로에 익숙해지면 당신은 어떤 상황에서도 에너지를 끌어올릴 수 있다. 걷는 동안이나 줄을 서 있는 동안에도, 혹은 운전 중이거나 침대에 누워 있는 동안에도 그것이 가능해진다. 하지만, 처음에는 이 미묘하고 생명력 넘치는 에너지 흐름을 몸으로 돌리는 데 방해 받지 않는 조용한 시간과 장소를 선택하라.

처음 며칠, 혹은 몇 주의 수련 후에 극히 미미한 효과만이 느껴지더라도 너무 걱정하지 말라. 각각의 사람이 에너지 순환법을 터득하는 데는 제각기 다른 시간이 필요하다. 만약 당신이 명상이나 요가, 기공과 같은 정신 수양법을 배운 적이 있다면 이 수련을 실행하기가 훨씬 쉬울 것이다. 그러나 이번에 처음 정신 세계에 발을 들여놓았다고 할지라도, 절대 좌절하지 말라. 집중력을 기르는 데는 시간이 좀 걸린다. 이것이 언뜻 어렵게 보일지라도, 당신은 자신의 몸 속에서 에너지의 움직임이 생각보다 빨리 느껴지기 시작하는 것을 알고는 놀라움을 금치 못할 것이다. 에너지는 자연적으로 통로를 따라 돌게 마련이다. 당신의 마음이 에너지를 인도하듯이 그 에너지가 당신의 마음을 인도한다. 그리고 앞에서 언급했듯이 당신은 곧 수련의 모든 단계를 잊어버리고 정신력만으로 에너지를 순환시킬 수 있게 될 것이다. 하지만 자동차 운전과 마찬가지로 세세한 단계에 대해서 일일이 신경을 쓰지 않아도 되려면 먼저 그것을 숙달해야만 한다.

빅 드로를 통해 에너지를 척추로 퍼올리는 것은 마치 물펌

· 훈련 8

빅 드로

1. 서서 강하게 발기가 될 때까지, 그러나 돌아올 수 없는 지점에 도달하기 전(사정의 욕구가 치밀어오르기 30초에서 1분 전)까지 자위행위를 실행하라.

2. 자극을 멈추고 조절력을 다시 찾을 수 있을 때까지 휴식하라. 그때 동시에 전립선 주위의 PC 근육을 굳게 수축하고 발가락을 바닥에 힘껏 붙인다.

3. 숨을 들이마시고 당신의 엉덩이를 단단히 조임으로써 성에너지를 회음에서 끌어내어 항문과 척추로 끌어올려라.

4. 마치 차의 브레이크를 밟듯이 매번 짧게 숨을 들이마시면서 항문에서 척추까지의 근육을 파도 치듯이 수축시켜라. 말을 타고 있는 것처럼 척추를 앞뒤로 흔드는 것 또한 에너지를 척추로 끌어올리는 데 도움이 될 것이다.

5. 에너지가 두개골 기부(옥침)에 당도할 때 반드시 턱을 안으로 당겨 그 에너지가 척추에서 머리로 움직이도록 도와라.

6. 마치 머리 꼭대기를 보고 있는 것처럼 당신의 눈을 위로 치켜 뜨라. 이것은 에너지가 곧장 정수리로 올라가도록 도울 것이다.

7. 한 번의 빅 드로를 통해 에너지를 정수리까지 펌프질한다. 발기 상태는 얼마나 성공적으로 빅 드로를 행하고 있는가의 척도가 된다. 에너지를 생식기에서 끌어내어 척추로 끌어올릴 때 당신의 발기 상태는 수그러들어야 한다.

8. 3단계에서 6단계까지 8회 더 반복하라.

9. 에너지를 정수리로 9회 펌프질한 후, 당신의 정신력과 눈, 그리고 모든 감각을 동원하여 두뇌 내에서 이 창조적인 성에너지를 한 번은 한 방향으로, 그 다음은 다른 방향으로 18회, 혹은 36회 나선식으로 회전시켜라. 이것을 끝내고

난 후, 잠시 휴식하고 두뇌 내에서 미니 오르가즘(mini-orgasm)과 같은 뜨끔뜨끔한 감각이나 찌릿찌릿한 감각을 체험해 보라.

10. 당신의 두뇌가 꽉 차 있다고 느껴질 때 혀를 구개부에 밀착하고 에너지가 임맥을 통해 미간에서 코, 목, 심장, 태양 신경총, 그리고 마직막으로 에너지를 저장할 수 있는 하단 전까지 내려가도록 하라.

프의 원리와 같다. 당신의 근육을 펌프질함으로써 당신은 에너지를 끌어올릴 수 있는 압력과 흡인력을 만들어내지만, 그 에너지가 척추로 올라가기 가장 쉬운 때는 당신이 이완하고 있는 동안이다.

수련 시간은 아침이나 오후가 가장 좋다. 밤에는 빅 드로를 통해 증진된 에너지 때문에 잠들기가 곤란해질 수도 있다. 만약 이런 일이 발생하거나 당신이 너무 과도한 <신경 에너지>를 가지고 있다고 느껴지면 단지 구개부에 혀를 밀착시키고 (이는 독맥과 임맥을 이어준다) 그 에너지를 머리에서부터 하단전까지 끌어내려라. 또한 머리 속에서 그 에너지를 나선형으로 회전시킬 수도 있고, 쿨 드로(Cool Draw)에서 배운 테크닉을 활용할 수도 있다. 그래도 증진된 에너지의 문제점이 여전히 지속된다면 p.124에 설명한 배기 수련(Venting Exercise)을 활용하면 된다.

훈련중 이상 처방

당신에게도 일어날 수 있는 증상

저는 아무 것도 느껴지지 않습니다.

우리는 당신의 에너지가 너무 뜨겁지 않을 때 빅 드로를 실행하라고 제안했습니다. 성에너지가 뜨거우면 뜨거울수록 그것을 조절하기가 어려우며 사정하기가 쉬워 당신이 끌어올리려고 하는 에너지를 잃어버릴 가능성이 큽니다. 하지만, 당신이 성에너지를 충분히 느낄 수 없다면 오르가슴의 95~99%까지 도달할 수 있도록 당신 자신을 흥분시킵니다. 일단 사정함이 없이 오르가슴에 도달할 수 있으면 당신은 곧장 오르가슴에 이르기까지 당신 자신을 흥분시킬 수 있으면서도 에너지를 두뇌로 끌어올릴 수 있습니다. 당신이 오르가슴에 근접할 때나 오르가슴을 느끼고 있을 때, 멈추고 빅드로를 3회에서 9회까지, 혹은 오르가슴의 느낌이 상승할 때까지 실행하십시오.

성에너지가 너무 뜨겁습니다.

당신의 에너지가 너무 뜨겁거나 너무 폭발적이어서, 사정해 버리거나 그 에너지를 척추로 끌어올리는 데 곤란을 겪을 수도 있습니다. 만약 그런 경우라면 자신을 좀 덜 흥분시키십시오. 끌어올릴 수 있을 정도의 충분한 에너지를 일으킬 필요는 있지만 처음부터 너무 과도하게 에너지를 자극할 필요는 없습니다.

저는 계속 사정을 합니다.

만약 당신이 돌아올 수 없는 지점에 너무 근접하는 경향이 있다면 지속적으로 PC 근육을 수축시켜 전립선을 단단히 조임으로써 사정을 방지할 수 있도록 해야 합니다. 엉덩이 근육을 펌프질하는 동안에 PC 근육을 조일 수 있습니다. 만약 사정에 근접하여 에너지를 위로 끌어올릴 힘이 더 필요하다면 엉덩이를 조이는 것과 동시에 주먹을 꽉 쥐고 턱과 어금니를 꽉 다무십시오. 이것은 펌프질의 압력을 증가시켜 줄 것입니다. 그러나, 이 마지막 테크닉은 목과 턱이 굳어있는 남성들은 피해야 합니다.

등이 아픕니다.

때때로 에너지를 척추의 기부까지 끌어올리기가 약간 어려운 경우가 있고, 어떤 사람들은 이 에너지가 처음 천골로 들어올 때 약간의 통증, 바늘로 찌르는 듯한 따끔따끔함을 느끼는 경우도 있습니다. 이런 현상이 당신에게 일어나도 놀라지 마십시오. 손가락으로 그 부위를 가볍게 마사지함으로써 그 에너지가 순조롭게 통과할 수 있도록 도울 수 있습니다.

눈이 아픕니다.

눈을 위로, 혹은 주변으로 굴릴 때 눈 근육이 아프거나 머리가 아플 수도 있습니다. 이것은 쓰라린 근육의 전형적인 증상이며 걱정할 것이 없습니다. 만약 이 증상이 계속 지속되면 이 부분의 수련을 부드럽게 행하거나 도치료사와 상담해 보십시오.

머리가 아픕니다.

머리가 아프거나 피곤하게 느껴진다면, 혹은 잠드는 데 어려움을 느끼고 있다면 머리에 과도한 에너지가 정체되어 있는 경우일 가능성이 큽니다. 에너지가 한 곳에 오래 머물러 있으면 과도한 열이 발생하기 쉽습니다. 이런 문제는 그 에너지를 덜어냄으로써 쉽게 해결할 수 있습니다. 그 에너지를 머리 내에서 방향을 바꾸어 가며 9회, 18회, 혹은 36회 회전시키십시오. (마치 스프를 끓일 때 국자를 젓듯이 하면 된다.) 일단 그 에너지를 머리 내에서 순환시켰으면 임맥을 통해 몸 앞쪽으로 그것을 끌어내리십시오. 만약 에너지를 임맥으로 끌어내리는 데 문제가 있다면 그것을 다시 척추 를 통해 끌어내려도 됩니다.

· 훈련 9

배기 훈련

1. 등을 대고 눕는다. 만약 등이나 허리 부위에 어떤 통증이 느껴진다면 베개로 무릎을 받쳐라.
2. 양손을 입 앞에 위치시킨다. 손가락 끝은 입에 대고 손바닥은 발쪽으로 향하게 한다(그림 14 참조).
3. 눈을 감고 심호흡을 한 번 한다. 배와 가슴이 가볍게 팽창되는 것을 느껴라.
4. <후우우> 소리를 내며 고요하게 숨을 내쉰다. 숨을 내쉴 때 손을 발쪽으로 밀며 당신의 몸은 지금 손으로 비우고 있는 빈 튜브라고 상상하라.
5. 이 소리와 동작을 3회, 6회, 혹은 9회 반복한다. 그때마다 당신이 이 과도한 에너지를 머리에서부터 가슴과 배, 다리를 지나 발로 밀어내고 있다고 상상한다. 서거나 앉아서도 이 훈련을 실행할 수 있다. 그래도 여전히 에너지를 배출시키는 데 문제점이 느껴진다면, 도치료사나 침술사를 만나보기 바란다.

저는 화가 나고 분노를 느낍니다.

새로운 에너지를 충분히 순환시키지 않으면 당신은 이미 지니고 있는 분노심을 더 확대시키게 될 뿐만 아니라, 그 에너지가 분노 같은 당신의 부정적인 감정을 더욱 발동시키고 배가시키게 됩니다. 이런 경우 분노심이나 다른 부정적 감정들을 사랑으로 돌리도록 노력하십시오. 또한 이 장 후반부에 있는 <사정해야 할 시기> 편을 참고하시기 바랍니다.

다른 부작용들

이 테크닉을 시도하는 남성들 중 소수는 상체에 응결된 과도한 에너지를 느끼곤 합니다. 이 증상은 사람마다 다양하나 며칠 간 지속되는 불면증, 귀울림, 가슴의 두근거림, 두통을 포함하고 있습니다. 만약 이 증세들 중 한 가지라도 가지고 있으면 즉시 수련을 멈추고 이 장에서 제시한 배기 훈련을 실행하십시오. 그래도 그 증세가 지속된다면 도치료사나 침술사와 상의하십시오. 대부분의 의사들은 신체의 에너지 흐름과 그 물리적 작용에 대해 배운 적이 없기 때문에 그것을 정확히 진단하거나 치료할 수 없습니다. 그 문제는 성에너지의 순환에 의한 것이 아니라 상체에 이미 뭉쳐 있는 감정적, 육체적 긴장에 의한 것입니다. 성에너지는 단지 그 문제를 증폭시켰을 따름입니다. 그러므로 성도인술을 계속 진행하기 전에 이런 숨어 있는 문제를 먼저 해결하는 것이 중요합니다.

이미 언급한 바 있듯이, 에너지를 끌어내리는 데 어려움이 있다면 당신의 임맥 어딘가가 막혀 있을 수 있다. 도교인들은 막힌 에너지 통로를 뚫고 몸을 치유하기 위해 소리를 사용한다. 이 테크닉은 6가지 치유 소리(Six Healing Sounds)라고 부르고 있다. (이 수련에 대한 자세한 설명은 만탁 치아의 「스트레스를 활력으로 바꾸는 도인술」을 참고하기 바란다.) 임맥을 개통시켜 주고 여분의 에너지를 배출시켜 주는 소리는 <3중 가온기(triple warmer)> 혹은 <3중 히터(triple heater)> 소리로 알려져 있다.

빅 드로 수련 후에는 반드시 생식기를 마사지해 주라. 이는 미처 끌어 올려지지 않은 여분의 에너지를 분산시켜 주고 응결감과 포만감을 감소시켜 줄 것이다. 또한 이 장의 뒷편에 소개한 골반 마사지법대로 회음, 미골, 그리고 천골도 마사지하라. 만약 고환에 팽만감이 느껴지면 제8장에서 소개한 고환 마사지법도 실행하기 바란다. 골반 마사지와 마찬가지로 고환 마사지 역시 몸이 성에너지와 정액을 흡수하도록 돕는다.

손가락 잠금법

이제 당신이 마스터즈와 존슨이 명명한 <불가피한 사정>의 한계선을 지나고 있을 때, 다시 말해서 돌아올 수 없는 지점을 지나고 있을 때 정액의 방출을 막는 방법을 소개하겠다. 필요할 때마다 빅 드로를 사용하고, 그리고 점진적으로 서투른 손가락 사용법은 피하고 정신력을 사용하여 정액의 방출을 막는 것이 가장 좋은 방법이다. 하지만 아프거나 과로했을 때처럼 에너지를 보유할 필요성은 있으나 사정을 막기가 어려울 때 이 테크닉을 사용하라.

일단 당신이 돌아올 수 없는 지점을 넘어서서 손가락 잠금법(Finger Lock)으로 정액의 방출을 막을 때는 당신의 발기력이 상실된다. 하지만, 그 경우 당신은 훨씬 빠르게 다시 발기할 수 있다는 사실을 알게 될 것이다. 한 멀티 오르가슴 남성은 이렇게 말했다. "손가락 잠금법을 사용한 후에 저는 곧바로 발기력을 회복하여 다시 섹스를 가질 수가 있었습니다."

지난 절에서 우리는 압박하여 사정을 지연시킬 수 있는 백만불점에 대해 논의했다. 백만불점 역시 일단 당신이 돌아올 수 없는 지점을 지난 후에 실제로 정액의 방출을 막을 수 있는

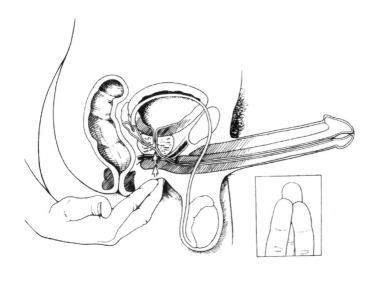

그림 15. 손가락 잠금법

위치이다. 한 멀티 오르가슴 남성은 손가락 잠금법이 언제 가장 도움이 되는지를 말해준다. "처음에 저는 자위행위 도중에 손가락 잠금법을 사용했습니다. 저는 돌아올 수 없는 지점까지 점점 가까이 마음 놓고 다가갈 수 있었습니다. 돌아올 수 없는 지점을 넘어선다 해도 저는 손가락 잠금법을 사용할 수 있기 때문입니다. 저는 자위행위를 통해 먼저 그것을 훈련하라고 권하곤 합니다. 그러면 파트너와 사랑을 나눌 때도 자연스럽게 그것을 행할 수 있을 겁니다."

기본적으로 손가락 잠금법은 오른손의 중간 세 손가락으로 항문 바로 앞의 오목한 곳, 백만불점을 압박하는 것이다(그림 15 참조). 만약 왼손잡이라면 왼손을 사용하라. 이 테크닉을 성공시키려면 손의 힘이 필요하다. (또한 다치지 않도록 반드시 손톱을 짧게 깎고 다듬어야 한다.) 당신은 자신이 돌아올

127

제3장 멀티 오르가슴 남성이 되라

· 훈련 10

손가락 잠금법

1. 사정이 불가피하다고 느껴질 때, 손가락 세 개를 사용하여 정액의 흐름을 막을 수 있을 정도로 단단하게 백만불점을 압박하라.
2. 손가락들을 약간 구부려야 하고 중지는 직접 요도를 압박해야 한다. 이 요도는 사정이 가까워 올 때 팽창하기 때문에 쉽게 찾을 수 있다. 다른 두 손가락은 요도를 잘 지탱하기 위해 요도의 양쪽을 압박한다.
3. 전립선을 싸고 있는 PC 근육을 수축시키고 회음을 잡아당겨 올려라. 오르가슴 에너지를 척추와 두뇌로 끌어올려라.
4. 수축이 일어나기 전부터 시작해서 수축이 끝날 때까지 계속 압박하라.
5. 사정의 펌프가 완전히 멈추었을 때 손가락을 떼라.

수 없는 지점을 넘어서고 있다고 느껴질 때, 그러나 실제 사정이 시작되기 바로 전에 그곳을 압박해야 한다. 그리고 사정의 수축이 완전히 멈출 때까지 압박을 풀어선 안된다.

당신은 사정 근육과 요도가 만나는 지점을 압박하게 될 것이다. 한 멀티 오르가슴 남성은 다음과 같이 충고한다. "처음에는 오르가슴 도중에 사정하지 않기 위해 계속 신경을 쓰면서 백만불점을 압박해야 하는 것이 오르가슴의 즐거움을 반감시킬 것이라는 사실을 알아야 합니다. 이것을 알면 당신은 그압박을 끝까지 더 잘 유지시킬 수 있을 겁니다." 너무 걱정하지 말라. 시간이 지남에 따라 압박이 더욱 쉬워지고 더욱 쉽게 집중할 수 있게 될 것이다.

만약 당신이 정확한 지점을 압박한다면 한 방울의 정액도 새어나오지 않을 것이다. 만약 정액이 새어나오면 당신은 아직 백만불점을 찾지 못한 것이다. 다음 번에는 항문 더 가까이로 손가락을 약간 옮겨, 오목한 곳을 단단하게 눌러라.

당신이 훈련을 정확하게 실행하고 있는지를 확인해 보려면 컵에 소변을 받아 보면 된다. 그 소변이 맑으면 당신은 훈련을 올바르게 실행하고 있는 것이다. 만약 소변이 매우 흐리면 정액이 역사정(逆射精)에 의해 방광으로 역류했다는 증거이다. 이때는 조금 전에 말한 것처럼 손가락을 항문쪽으로 약간 옮겨보라.

손가락으로 정액을 차단할 때 대부분의 정액은 정액 소포로 되돌아 간다. 이 부위의 조직은 매우 탄력성이 뛰어나 이 테크닉에 의해 해를 받지 않는다. 하지만 이 수련 후에 골반 부위를 마사지하고(p.130 의 골반 마사지법 참조), PC 근육 당겨 올리기를 실시하고, 그리고 앞절에서 설명한 대로 성에너지를 몸으로 순환시키는 것이 매우 중요하다. 손가락 잠금법을 사용하기 시작할 때 당신은 다소의 압박, 심지어 통증을 느낄 수도 있는데 이때는 더욱더 골반을 맛사지하고 에너지를 순환시켜 몸의 정액을 재흡수할 수 있도록 도와주어야 한다. 한 멀티 오르가슴 남성은 그의 체험을 이렇게 표현했다. "당신은 너무 세게 손가락 잠금법을 시도하지 않도록 주의해야 합니다. 어느날 밤 저의 펌프가 뛰기 시작할 때 갑자기 저는 너무 세게 압박하고 말았습니다. 그 후 한동안 그곳에 통증이 느껴졌습니다."

· 훈련 11

골반 마사지

1. 손가락을 사용하여, 양방향으로 번갈아 원을 그리며 백만 불점을 마사지한다.
2. 항문과 미골 사이도 반복해서 마사지한다.
3. 천골의 8개 구멍을 각각 마사지한다. 각 구멍을 일일이 찾을 수 없다면 방향을 번갈아 원을 그리며 여러 부위를 전반적으로 마사지한다.

　골반의 주요 지점 몇 군데를 마사지함으로써 손가락 잠금법이나 빅 드로를 행하고 난 후에 골반에서 느껴지는 압박감을 많이 덜 수 있다. 가장 먼저 회음(페니스 뿌리와 항문 사이)과 고환(제8장의 고환 마사지법 참조)을 마사지한다. 이는 압박감을 많이 덜어 주고 몸이 정액을 재흡수하도록 돕는다. 또한 미골 —특히, 항문과 미골 사이의 오목한 곳(그림 16 참조)과 천골의 8개 구멍을 마사지하는 것이 중요하다. 이것은 몸이 훈련에 의해 생성된 성에너지를 흡수하도록 돕는다.

훈련중 이상 처방

통증

만약 강한 통증이 느껴지면 너무 앞쪽에서 압박하고 있거나 너무 늦게 압박하고 있는 경우가 많다. 이럴 경우, 찌그러진 호스처럼 된 요도가 액체로 팽창되어 아플 수 있다. 이때 당

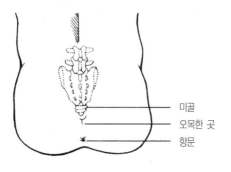

미골
오목한 곳
항문

그림 16. 미골과 항문 사이의 오목한 곳 마사지하기

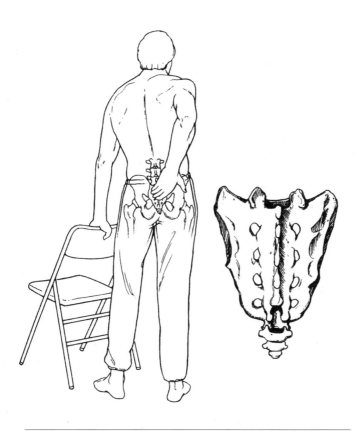

그림 17. 천골 구멍 마사지하기

신은 물(정액)이 호스로 들어오기 전에 꼭지를 잠궈야 한다. 다음 번에는 좀더 뒤쪽을 누르거나 좀더 빨리 눌러라. 또한 너무 세게 압박하지 않도록 주의한다. 손가락의 압력과 골반에서 나타나는 액체의 압력으로, 특히 처음 몇 주 간은 약간의 통증이 있게 마련이다. 하지만 그 통증이 오래 지속되어서는 안된다. 만약 통증이 지속된다면 좀더 부드럽게 시도하거나 이 미봉책을 그만두고 더욱 중요한 빅 드로를 익히기 바란다.

일단 당신이 발기력을 잃어도 작은 양의 정액이 새어나올 것이다. 그러므로 이것은 산아제한법이나 피임법으로 안전하지 못하다. 하지만 다른 형태의 피임법과 함께 손가락 잠금법을 사용하면 피임의 효과가 훨씬 커질 것이다. 이 테크닉으로는 여전히 약간의 에너지 손실이 있기 때문에, 빅 드로를 빨리 익히면 익힐수록 그만큼 당신에게 더 이익이 된다. 물론 사정했을 때보다는 훨씬 빠르게 에너지를 회복할 수는 있다.

손가락 잠금법은 강력한 훈련이다. 처음 시작할 때 2, 3일에 1회 이상 이를 사용해서는 안된다. 만약 나이가 많거나 환자라면 처음부터 일주일에 두 번 이상 이 수련을 실행해서는 안된다. 보유된 성에너지 때문에 당신은 뜨거움이나 갈증을 느낄 수 있다. 그런 경우라면 더 많은 물을 마시도록 하라. 이 테크닉을 1~3개월 동안(때때로 더 짧은 기간이 걸릴 수도 있다) 훈련하고 나면 당신은 성욕구가 증가하고 발기가 더욱 잦아짐을 느낄 수 있을 것이다. 당신의 성행위(독신 수양법과 양성 수양법)를 적절히 늘려 가라. 절대 무리해서는 안된다.

훈련중 이상 처방

머리의 압박감

한 달이나 그 이상 훈련을 하고 나면, 에너지가 증진되어 머리에 압박감이 느껴질 수도 있다. 이는 당신의 몸에 전보다 더 많은 에너지가 생겼다는 발전의 증거이다. 어떤 사람들은 이 때문에 쇼크 없는 정전기와 비슷한, 찌릿찌릿한 쾌감을 체험하기도 한다. (이는 이른바 쿤달리니 에너지와 같다.) 하지만, 만약 이것이 불쾌해지면 다시 한 번 혀를 입천장에 붙여 에너지를 흘러내리게 함으로써 그 에너지를 순환시킬 수 있다.

고혈압이 있다면 혀를 구개부에 붙이지 말고 아래턱에 붙여 에너지를 곧장 발의 용천으로 내려 보내야 한다(그림 14 참조). 육체 운동, 발마사지, 그리고 곡물 음식 또한 에너지를 떨어뜨리는 데 도움이 된다. 만약 성에너지 순환법을 배울 준비가 되지 않았다면 여분의 에너지를 방출하기 위해 한두 번 정도 그냥 사정해버릴 수도 있다.

멈추어야 할 시기

대부분의 남성들은 사정하고 난 후 바로 자위행위나 섹스를 멈춘다. 그러나 빅 드로를 배우고 멀티 오르가슴 남성이 되면 당신은 언제 성행위를 멈추어야 하는가 하는 문제에 부딪히게 된다. 하지만 오랜 시간 자위행위나 섹스를 즐기고 싶은 날이 있고, 짧은 멀티 오르가슴으로 만족하고 싶은 날도 있을 것이다. 그 선택은 전적으로 당신 자신의 상태에 달려 있다. 어디까지나 당신과 당신 파트너의 욕구와 만족도에 따라 자연스럽게 행동하면 된다.

그러나, 특히 처음부터 과도한 성행위는 금물이다. 수석 도 치료사인 마사히로 오우치는 이렇게 충고한다. "남성들은 성 도인술을 시작할 때 성능력이 매우 강해짐을 느낀다. 그래서 종종 그들은 언제 멈추어야 할 지를 모른다. 이때 당신의 몸과 파트너의 상태에 맞추어 천천히 진행해나가면 된다." 아울러 당신은 당신의 부인도 당신의 새로운 정력에 맞출 수 있는 충 분한 성능력을 지닐 수 있도록 고려해야 한다. 여성을 위해 특 별히 쓴 제6장을 읽도록 그녀에게 권해보라. 하지만 너무 강요 하지 말고 그녀의 욕구에 맞추어라. 당신은 항상 그때그때의 상황에 맞추어 훈련해야 한다.

많은 사람들이 과도한 자위행위에 대해 걱정하고 쾌락에 지나치게 몰두하다가 삶의 다른 부분을 소홀히 하게 되지 않 을까 걱정한다. 도교에 따르면 만약 당신이 홀로 즐길 수 있고 만족할 수 있으면 계속 표피적인 섹스나 다른 불만족스런 자 극을 추구할 필요가 없다고 한다.

 훈련중 이상 처방

당신의 발기력을 20분마다 떨어뜨려라

만약 당신이 20분 이상 규칙적으로 자위행위나 섹스를 즐긴 다면—멀티 오르가슴 남성에게 이것은 손쉬운 일이다—당 신의 발기력을 약 20분마다 다소 떨어뜨려 혈액이 몸으로 재순환하도록 하는 것이 중요하다. 다시 한 번 강조하지만 성도인술은 인내력 테스트가 아니다. 시간과 욕구가 있는 한 오래 즐기며 훈련하라.

사정해야 할 시기

오르가슴을 느낄 때마다 당신은 더욱 많은 성에너지를 몸으로 끌어 올린다. 그러므로 급기야 사정하더라도 당신은 미리 멀티 오르가슴을 체험하지 않았을 때보다 훨씬 적은 성에너지를 상실하게 된다.

예를 들면:

1. 만약 (매번 에너지를 두뇌와 몸의 나머지 부분으로 돌리면서) 6회의 오르가슴을 가진 후 사정하면 성에너지의 약 50%를 잃는다.
2. 만약 6회의 오르가슴을 가지고 손가락 잠금법을 행한다면 성에너지의 약 1/4을 잃는다.
3. 만약 6회의 오르가슴을 가지고 빅 드로를 행한다면(그리고 사정을 하지 않는다면) 성에너지를 조금도 잃지 않을 것이다.

마지막의 경우가 두뇌와 몸 전체를 통해 느끼는 황홀한 오르가슴을 개발할 수 있는 최적의 기회를 제공할 것이다. 또한 그것을 통해 당신은 전체적인 건강을 위한 에너지를 일깨울 수도 있다. 하지만, 그 에너지를 소우주 궤도를 통해 순환시킬 수 없으면 과도한 에너지로 인해 과열될 위험성이 다분히 있다.

훈련중 이상 처방

과열 방지하기

도교에 따르면 발기 에너지는 오행 중 나무(장기로는 간)에 속한다. 그러므로 사정하지 않고 그 오르가슴 에너지를 끌어 올릴 때 당신의 간에 이 에너지가 쌓이게 된다. 만약 이 쌓인 에너지가 사랑과 관용으로 전환되지 않으면 그것은 분노와 증오로 변형되고 만다. 그러므로 당신이 많은 에너지를 보유하게 될 때 파트너, 혹은 파트너가 없다면 다른 사람들에게 특히 친절과 사랑을 베풀어야 한다.

몸의 과열을 방지하는 다른 테크닉으로는 많은 물을 마시고 당신 자신의 타액을 마시는 방법이 있다. 그것은 몸을 서늘하게 만드는 효과가 있다. 당신의 감정 상태 역시 몸의 에너지에 영향을 미칠 수 있다. 당신이 평온하고 사랑스런 감정을 품는다면 몸은 훨씬 쉽게 에너지를 흡수하게 된다. 반대로 당신이 자신이나 파트너에게 분노나 멸시의 감정을 품고 있으면 쉽게 과열되는 위험을 안게 된다. 만약 당신이 과열되어 있거나 흡수할 수 있는 양보다 더 많은 에너지를 지니고 있다고 느껴지면 그냥 사정해버려야 한다. 그래도 문제가 지속될 때는 「스트레스를 활력으로 바꾸는 도인술」에 소개된 <내면의 미소>나 <6가지 치유 소리>를 수련하거나 도치료사와 상담해보기 바란다.

도교에서는 가능한 한 드물게 사정하는 것이 좋다고 한다. 하지만 자신에게 적합한 기간 동안만 사정을 피해야 한다. 소녀는 이렇게 말한다. "남성은 그 자신의 힘을 견주어보아 거기에 맞게 사정해야 한다. 과욕은 단지 어리석은 짓일 뿐이다."

당신의 힘은 당신의 나이와 건강, 정신 상태, 그리고 의지력에 달려 있다. 고대 중국의 명의 중의 한 사람인 쑨 쓰뫄는 남성들은 잘 먹고 수련을 계속하는 한, 한 달에 2회 사정을 함으로써 건강과 장수를 얻을 수 있다고 말했다. 또 그는 더욱 구체적인 지침들을 아래와 같이 제시했다.

20대 남성들은 4일에 한 번 사정할 수 있다.

30대 남성들은 8일에 한 번 사정할 수 있다.

40대 남성들은 10일에 한 번 사정할 수 있다.

50대 남성들은 20일에 한 번 사정할 수 있다.

60대 남성들은 더 이상 사정해서는 안된다.

그는 남성이 섹스를 할 수 있는 연령과 비사정 오르가슴을 가질 수 있는 횟수는 제한하지 않았다. 사정 오르가슴을 즐기는 사람들에게 이런 사정 제한은 실망스럽게 들릴지도 모른다. 그러나 일단 당신이 사정하지 않는 멀티 오르가슴을 체험한다면 절대 사정하는 실수를 저지르지 않을 것이다. 한 멀티 오르가슴 남성은 이렇게 말했다. "일단 비사정 멀티 오르가슴을 경험하면 당신은 절대 사정 오르가슴으로 되돌아가기를 원하지 않을 것입니다. 사정 오르가슴은 당신의 생식기에만 국한된 것이지만, 멀티 오르가슴은 몸 전체의 오르가슴입니다."

101세까지 산 쑨 쓰뫄는 100번 사랑을 나눈 후에만 한 번 사정했다. 하지만 어떤 정해진 횟수에 얽매이기보다 당신의 몸에 주의를 기울이는 것이 훨씬 낫다. 피곤하거나 아플 때, 과음했거나 과식했을 때는 사정을 피해야 한다. 또 과로할 때는 정액을 보존할 필요가 있다. 그러나 휴가 중일 때는 조금 더 자주 사정을 해도 된다. 자연에 따라 산 옛 도인들은 겨울에 동식물들이 에너지를 보존하듯이 사람들도 그렇게 해야 한다고 믿었다. 이밖에, 아기를 잉태시키기를 원한다면 당신은 부인이 배란할 때마다 사정할 필요가 있다.

일반적으로, 사정할 때 당신은 신선함과 활력감을 느낄 수 있어야 한다. 만약 사정 후에 공허감과 좌절감, 혹은 피곤함이 남는다면 사정 간의 시간 간격을 늘리거나 성에너지를 재충전할 때까지 전적으로 사정을 피해야 한다. 사정할 때 당신은 절정으로 힘차게 돌진하기보다는 돌아올 수 없는 지점에 서서히 근접함으로써 정액과 성에너지를 좀더 보존할 수 있다. 또한 사정 후에는 PC 근육 수축 운동을 통해 골반근육을 조이고 사정 후에 새나가는 에너지의 양을 줄여야 한다.

동시에 사정할 때 비사정(非射精)에 대한 강박관념을 갖지 않고 그 느낌을 즐기는 것이 중요하다. 마이클 윈은 이렇게 설명한다. "비사정에 대해 광적인 집착을 하지 않는 것이 매우 중요하다. 성도인술을 배우는 많은 남성들은 이렇게 생각한다. <와아, 이건 멋진 것이야. 나도 이것을 할 수 있으면 얼마나 좋을까!> 그런데 그들은 사정 조절이 쉬운 일이 아니라는 것을 알게 된다. 그때 그들은 자책하고 죄책감을 가지기 시작한다. 그러나 그들은 핵심을 놓치고 있다. 중요한 것은 사정하느냐 안 하느냐가 아니라, 사정하기 전에 다소의 성에너지를 몸으로 돌릴 수 있느냐 하는 것이다. 확실히 당신의 사정을 더 오래 지연시키면 시킬수록 창조성과 정신적 성장을 위한 에너지를 일깨울 수 있는 기회는 그만큼 커진다. 만약 사정할 필요성이 있고 사정을 멈출 수가 없는 상황이라면 그냥 사정을 향해 달려가라. 억지로 참지 말라. 진정 중요한 것은 정액의 에너지가 아니라 두 사람의 전체적인 사랑이다."

에너지는 정액 이상의 것이라는 사실을 명심하라. 만약 어떤 에너지든지 정액에서 이끌어낼 수 있다면 당신의 기쁨과 당신의 건강은 전보다 훨씬 좋아질 것이다. 참다운 성적 만족은 즐거움과 건강 양면에서 얻어진다. 다음 장에서 우리는 이 양측면을 당신의 파트너와 나누는 방법을 제시할 것이다.

힘과 성

당신이 이 책에서 익히고 있는 훈련법들은 매우 강력하다. 그래서 그것들을 익히고 나면 성에너지를 다루는 능력과 새로 발견한 성애의 기술들을 자랑스럽게 여기는 것은 자연스런 일이다. 하지만 남성의 정력에 따라붙는 허세를 피하는 것이 중요하다. 수석 도치료사인 마사히로 오우치는 이렇게 말한다. "성도인술은 배우기가 아주 쉽다. 그래서 쉽게 많은 남성들이 잠자리에서 매우 강해짐을 느끼기 시작한다. 하지만 그것은 힘 자랑이 되어서는 안된다. 힘은 정복하려는 속성을 가지고 있어 사랑이나 참된 정신 수련과는 거리가 멀다." 가라데의 유단자인 오우치는 성도인술을 가라데에서 경험한 일과 비유하곤 한다. "검은 띠를 두른 대부분의 사람들은 비정당하게 힘을 사용한다. 그들은 더욱 거만해지고 경직되어 간다. 그리고 힘의 참다운 근원인 감수성과 부드러움을 잃어버린다."

성도인술을 올바르게 훈련하려면, 마음을 열고 거만이나 이기심이 아닌 겸손과 사랑의 정신을 가지고 수련해야 한다. 이

기주의는 단지 불안의 발로일 뿐이다. 참다운 성적 신뢰심을 배워감에 따라 당신은 위선과 교만을 버릴 수 있게 될 것이다. 그리고 수련으로 생긴 새로운 에너지는 당신의 감정을 증폭시킬 것이라는 사실을 명심하라. 그러므로 감정을 순화하는 것이 무엇보다도 중요하다. 만약 거만함과 이기심이 당신의 문제라면 <6가지 치유 소리>를 수련하기 바란다. 만약 당신이 이 감정들을 몰아내지 않는다면 그 감정들이 당신의 수련과 즐거움, 그리고 당신의 부부애를 제한하게 될 것이다.

사랑의 기술

성도인술을 수련하기 시작하는 많은 남성들은 자신만의 훈련에 너무 몰두하다가 파트너와의 접촉과 즉각적이고 황홀한 사랑의 과정을 상실해버리고 만다. 당신은 자신이 원하는 만큼 홀로 훈련할 수 있다. 하지만 파트너와 함께 할 때는 당신 자신만의 훈련이 되어서는 안된다는 사실을 꼭 명심해야 한다. 섹스의 핵심은 사랑을 만드는 것이고 이 사랑에서 즐거움과 건강이 솟아나온다. 그것은 당신 자신을 위한 성에너지를 배양하거나 당신의 기술을 과시하기 위한 것이 아니다.

마사히로 오우치는 이렇게 말한다. "테크닉은 테크닉일 뿐이다. 그것은 진정한 예술이 아니다. 당신은 테크닉을 충분히 단련하여 그것을 잊어버릴 정도가 되어야 한다. 악기를 연주하는 것처럼 처음에 당신은 악보를 보고 배우지만, 나중에는 악보에 대해서는 잊어버리고 마음으로만 연주한다."

다음 두 장에서 우리는 멀티 오르가슴 남성이 되기 위한 독신 수양법에서 멀티 오르가슴 부부가 되기 위한 양성 수양법

으로 넘어가고자 한다. (게이들은 곧바로 제 7장으로 넘어가도
좋다.)

제 4 장

당신의 여성 파트너를 알라

「소녀경」에 이르기를 "남성이 지녀야 할 필수적인 기술 중의 하나는 여성에 대한 지식이다. 여성을 잘 알아야만 이 완전한 사랑이 가능하다." 라고 했다. 남성과 여성의 조화로운 일치는 성도인술의 토대이며 이런 기본적인 유대를 통해 무한한 즐거움과 완벽한 건강을 얻을 수 있다고 그들은 믿었다. 이런 동기에서 출발하여 도교인들은 섹스를 고도의 친밀감과 황홀경의 예술로 승화시켰다.

조화로운 성생활은 부부행복의 필수요건으로 생각되었고, 신혼부부들에게는 함께 즐거움을 누릴 수 있는 방법을 도식으로 설명한 <성교육 책자들>을 선물했다. 우리는 어떤 가르침이나 요리책자 없이 요리법을 배울 수가 없다. 그런데 요리만큼 복잡한 성교육의 실상은 어떠한가? 남성들과 여성들은 알맹이 없이 환상적인 이미지로 처리된 몇 편의 영화나 TV를 통해 성의 세계를 탐구할 수 밖에 없는 실정이다.

하지만 할리우드의 섹스는 모범이 되지 못한다. 대부분의 영화가 격정적이고 급박한 포옹을 묘사하고 있다. 여성은 수분 간의 성적 애무에 의해 즉시 흥분되고 곧바로 만족감을 얻는다. 만약 수많은 관객들이 그 비현실적인 섹스 모델을 흉내내려고 하다가는 웃음거리 밖에 되지 않을 것이다. 유동적인 구성을 짜야하는 감독의 임무와 눈요기를 즐기려는 관객의 편협성으로 인해 스크린 상에서 사랑의 미묘한 뉘앙스를 탐구하기란 불가능하다.

캔디스 버겐은 「에스콰이어(Esquire)」지에서 영화 상의 오르가슴에 대한 그녀의 견해를 다음과 같이 밝혔다. "10초 간의 가쁜 호흡, 머리를 양옆으로 몇 번 돌리고, 그리고 끝이다." 전희도 그와 마찬가지이다.

보통 섹스 장면들만 따서 구성한 포르노 영화는 좀더 풍부한 섹스 레파토리를 배울 수 있는 기회를 제공한다. 하지만 광적이고 끊임없는 피스톤 운동만을 보여주는 대부분의 포르노 영화는 살과 살이 만나는 사랑의 미묘하고 심오한 감각보다 남성의 손에 의한 자위행위적인 동작에 더 많은 시간을 할애

영화나 TV, 포르노 같은 것에서 성을 배운 남성들이 그토록 급속히 사정해버리는 것은 지극히 당연한 현상이다. 킨제이가 조사한 남성의 거의 80퍼센트가 삽입한 후 2분도 못 버티고 사정해버렸다고 한다. 남성과 여성은 모두 이런 불 같은 성교에서는 에너지를 상실하고 만다. 하르트만과 피션의 말에 따르면, 이런 빠른 성교에서는 접촉과 성적 흥분 과정에서 생성되는 천연 화학물질이 혈류로 충분히 녹아들어가지 못한다고 한다. 도교인들의 표현에 의하면 그런 조급한 섹스에서는 남성과 여성이 서로 성에너지를 교환할 수 없고 상호 조화도 이룰 수 없으며, 서로의 에너지를 고갈시키기까지 한다고 한다. 그렇다고 해서 이것이 당신과 당신의 파트너가 조화를 이루고 충분히 만족감을 가져다 주는 황홀한 성교를 가졌음에도 불구하고 때때로 그 시간이 짧았다는 이유만으로 끝내면 안된다는 의미는 아니다.

킨제이가 성의 혁명과 여성의 자유를 일깨운 그의 저작물을 발간한 거의 4반세기 이후에, 모턴 헌트(Morton Hunt)가 후속 연구 과정에서 남성들은 섹스를 2분을 넘어서 10분 동안 지속하고 있다는 사실을 알아냈다. 도교인의 관점에서 보면 10분은 여전히 짧은 시간이지만, 그것은 400퍼센트나 향상된 수치이다.

남성들은 보통 무감각하고 자기 뜻대로만 침실을 주도하는 것으로 그려진다. 하지만 최근 섹스를 더욱 오래 지속하는 법을 배우고 있는 남성들의 주요 동기는 확실히 오르가슴, 심지어 멀티 오르가슴을 가질 수 있음을 깨닫기 시작한 여성 파트너를 만족시키기 위한 욕구에서 비롯된 것이다. 4천 명의 남성들과 행한 인터뷰에서 안토니 피트로핀토(Anthony Pietropinto)는 놀랍게도 80퍼센트의 남성들이 자신들의 성적 만족도를 자신이 파트너에게 1회 혹은 그 이상의 오르가슴을 주었느냐에 의해 판단한다는 사실을 알아냈다.[1] 일단 멀티 오르가슴 남성이 되면 당신은 배우자가 얼마나 많은 오르가슴을 원하든지 간에 그녀를 충분히 만족시켜 줄 수 있을 것이다.

그렇지만 파트너를 만족시켜 주려면 우선 당신의 에고를 없애야만 한다. 당신은 그녀에게 오르가슴을 <선사하는 것>이 아니다. 당신은 그녀의 가장 능숙한 연인이 되려고 억지로 애써서는 안된다. 너무나 많은 남성들이 성적인 과시욕에 사로잡혀 있다. 만약 그런 과시욕 대신 당신 자신과 연인의 즐거움에만 몰두한다면 당신은 아무리 강한 연인이라도 만족시켜 줄 수 있을 것이다. 가장 훌륭한 연인은 완전히 이완한 채 그 자신과 파트너의 몸에서 진행되고 있는 일을 관찰할 수 있는 남성이다. 제2장에서 당신은 당신의 몸에 대해서 배웠다. 이제여기 에서 당신은 연인의 몸에 대해서 배우게 될 것이다.

마지막으로 명심할 것이 한 가지 있다. 두 사람이 깊은 육체적, 감정적 연대감을 가지고 있을 때 함께 성도인술을 수련하기가 훨씬 쉬워진다는 것이다. 멀티 오르가슴 남성들에 대한 연구 결과, 둔과 트로스트는 남성들이 친밀한 파트너와 함께할 때 훨씬 수월하게 멀티 오르가슴에 도달할 수 있다는 사실을 발견했다. 그들이 인터뷰한 남성들은 섹스의 목적은 멀티 오르가슴이 아닌 즐겁고 만족스러운 사랑을 얻는 것이라고 대답했다. 멀티 오르가슴은 단지 친밀하고 황홀한 사랑으로 가는 도중에 발견하는 많은 보물들 중의 하나에 불과할 뿐이다.

여성의 몸

여성의 성(性)은 항상 신비의 대상으로 여겨져 왔다. 남성의 외향적인 성기관들과는 대조적인 여성의 내향적인 성기관들은 훨씬 더 복잡하고 더 많은 연구의 대상이 되고있다. 모든 남성들과 여성들은 여성의 몸에 대한 기본적인 사실들을 알고 있어야 한다(그림 18 참조). 그리고 여기서 설명한 것은 일반적인 내용이고 여성과 남성의 성기관은 다른 기관들과 마찬가지로 사람마다 다르다는 사실 또한 알고 있어야 한다.

치구

여성의 배에서 내려오다 보면 당신은 먼저 라틴어로 <비너스의 언덕(mount of Venus)>이라 불리는 치구(恥丘)를 만나게 될 것이다. 물론 비너스는 사랑의 여신이다. 치구는 보통 털로 덮여있는 치골 위의 피부층이다. 치구는 클리토리스 바로 위에 있다. 어떤 여성들은 이 부위를 만져주거나 눌러주면 쉽게 흥분한다. 반면 그보다 약간 아래쪽 부위를 자극받기를 원하는 여성들도 있다.

대음순

치구가 여성의 허벅지 사이로 내려오면서 두 개의 대음순(大陰脣)으로 갈라진다. 비록 이 부위가 <음순(lips)>으로 불

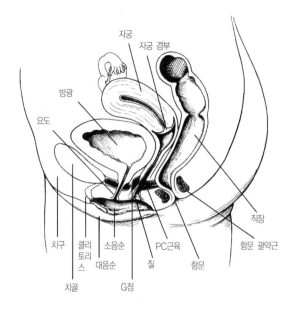

자궁
자궁 경부
방광
요도
치구
클리토리스
대음순
치골
소음순
G점
질
PC근육
항문
직장
항문 괄약근

그림 18. 여성의 성기관

리지만, 흥분되지 않은 상태에서 그 부위는 비교적 평평하며 그다지 입술처럼 보이지 않는다.

소음순

대음순과는 달리, 소음순(小陰脣)은 털이 없고 입술처럼 점막질의 표면을 갖고 있다. 흥분되지 않은 상태에서 그것은 사람에 따라 분홍빛에서 밤색이나 보라색까지 다양한 빛깔을 띤다. 성적 흥분 중에 그것은 더욱 진한 색깔이 된다. 때때로 그것은 평소 크기의 2~3배 가량 부풀어 오를 수도 있고 색깔이 밝은 적색으로 변할 수도 있다. 또한 이런 변화는 극도의 흥분과 오르가슴에 도달하고 있다는 표시이기도 하다.

클리토리스(음핵)

치구 바로 밑 두 갈래 소음순이 만나는 지점에 클리토리스의 민감한 귀두(龜頭)를 보호하고 있는 덮개가 있다. 클리토리스는 페니스의 귀두와 마찬가지로 민감한 신경들이 무수히 몰려있다. 보통 귀두는 덮개 밑에 자리잡고 있으며 덮개를 부드럽게 걷어올림으로써 쉽게 확인해 볼 수 있다. 그 귀두는 너무 민감하기 때문에 그곳을 직접적으로 자극하면 많은 여성들이 고통을 느낄 정도이다. 이런 여성들은 종종 클리토리스의 자루를 자극하는 것을 더 좋아한다. 클리토리스의 자루는 치구 쪽으로 쭉 뻗어있고 외피 아래에 있는 줄처럼 느껴진다. 오르가슴 후에 많은 여성들은 수분 동안 직접 만질 수 없을 정도로 클리토리스가 민감해지는 것을 느낀다. 이 고감도는 많은 남성들이 사정 후에 느끼는 것과 비슷하다.

페니스처럼 클리토리스 역시 탄력적인 조직으로 만들어져 있다. 그 귀두는 흥분될 때 충혈된다. 많은 사람들이 클리토리스를 페니스의 귀두와 비교한다. 발달학상으로도 그 둘은 같은 태아 조직에서 나온다. 하지만 클리토리스는 성적인 즐거움을 위해서만 존재하는 유일한 기관이라는 점에서 독특하다. 이제 여성들이 남성들보다 덜 강하다는 믿음은 버릴 때이다. 여성들은 자신을 전적으로 흥분의 도가니로 빠뜨릴 수 있는 신체의 일부분을 가지고 있다는 사실을 명심하기 바란다.

요도

클리토리스 밑에 방광과 연결된 요도구(尿道口)가 있다. 페니스 끝까지 뻗어 있어 비교적 긴 남성의 요도와는 달리, 여성의 요도는 방광까지의 거리가 짧다. 이것이 바로 여성들이 남성들보다 요도나 방광 감염이 잦은 주요 원인이다. 섹스 중의 피스톤 운동이 박테리아를 여성의 요도 위로 밀어넣을 수 있다. 만약 당신의 파트너가 자주 감염된다면 그녀로 하여금 섹스 후에 소변을 보도록 권해보라. 이는 박테리아를 씻어내는 데 큰 도움이 될 것이다.

질

클리토리스와 요도 밑에 질구(膣口)가 있다. 질벽은 하나로 붙어 있기보다는 약간의 공간을 두고 서로 기대어 있다. 또한 질벽에는 많은 주름들이 잡혀 있어서 태아의 출산은 물론 어떤 크기의 페니스도 수용할 수 있게 되어 있다. 이처럼 수축하고 확장할 수 있는 질의 능력 때문에 페니스의 크기는 별로 문제가 되지 않는다.

평소 질의 뒷벽은 길이가 7.5cm 가량 되고 앞벽은 6cm 가량 된다. 여성이 흥분함에 따라 질은 넓어지고 길어진다. 질 안쪽 2/3는 불룩해져 종종 뒤쪽의 자극을 줄인다. 하지만 질 바깥쪽 1/3은 충혈됨에 따라 꼭 조여져서 작은 페니스라도 꼭 조일 수 있게 된다. 지난 장에서 언급했듯이, 여성의 PC 근육이 강하면 강할수록 페니스를 감싸고 있는 질을 더 강하게 수축시킬 수 있어 쌍방의 자극을 향상시킨다. 만약 당신의 파트너가 깊은 삽입을 즐기는데 당신은 그녀의 질 안쪽을 자극하는 데 어려움을 느낀다면—특히 그 부위가 팽창되었을 때—그녀의 질을 짧게 하고 쉽게 깊은 삽입을 할 수 있는 체위를 활용해보라(다음 장의 <즐거움과 건강을 위한 체위들> 편 참조).

많은 여성들이 질구 부위가 가장 민감하다고 말하는 반면, 또 다른 여성들은 질의 뒷벽, 심지어 자궁경부를 포함한 질의 다른 부위도 민감하다고 말한다(바로 다음에 나오는 <G점과 다른 민감한 부위들> 참조). 마스터즈와 존슨과 같은 최고의 성연구자들의 노력에도 불구하고 성감에 대한 정설은 없다. 그러므로 당신은 직접 파트너와 함께 탐구하고 대화하며 파트너가 무엇을 가장 원하는지를 파악하라.

G점과 다른 민감한 부위들

여성은 질내의 어떤 부위를 자극하면 흥분의 도가니에 빠지게 된다. 이 부위는 종종, 1950년 그것을 처음 기술한 에르네스트 그라펜베르크(Ernest Gräfenberg)의 이름을 따서 G점이라 불리운다. 그러나 그것을 느끼는 여성이 있는 반면, 그것을 느끼지 못하는 여성도 있기 때문에 G점에 대한 개념은 아직 논쟁의 대상이 되고 있다. 최근의 이론에 따르면 G점은 여성의 요도를 감싸고 있는 선(腺)과 혈관, 그리고 말초신경의 집합이라고 한다.

G점은 정확히 어디에 위치하고 있을까? G점을 발견한 대부분의 여성들에 따르면 그것은 질구에서 4~5cm 위쪽벽, 치골 바로 밑에 위치한다고 한다. (그러나 어떤 여성들은 훨씬 뒤쪽에서 G점을 발견하기도 한다.) 만약 당신이 파트너의 질을 보고 클리토리스가 12시 방향을 가리키고 있는 시계를 상상한다면 G점은 대개 11시와 1시 사이에 자리 잡고 있다고 할 수 있다.

여성이 흥분되지 않았을 때 G점은 찾기가 더욱 곤란하다.

하지만 당신은 울퉁불퉁하거나 융기된 듯한 피부감을 느낄 수 있을 것이다. 자극되었을 때 G점은 10센트 짜리 동전 크기나 그보다 크게 부풀어올라 질내벽에서 우뚝 솟아나올 수도 있다. 알란(Alan)과 돈나 브라우어(Donna Brauer)는 G점을 찾아볼 수 있는 최적기는 여성의 오르가슴 직후라고 주장한다. "그 때 G점은 많이 부풀어 있고 민감해져 있다." 그들은 1초당 한 번 정도 그곳을 자극하라고 권한다. 그리고 한 번은 가볍게 또 한 번은 좀더 세게 자극하는 등의 다양한 시도를 해보기를 권한다. G점을 자극할 수 있는 또 다른 적기는 당신의 파트너가 오르가슴에 막 도달하려는 때이다. 어떤 경우든 당신의 파트너는 이 자극을 몹시 즐길 것이다. 손가락으로 파트너의 G점을 자극하면서 혀로는 그녀의 클리토리스를 자극해 보라. 그리고 그녀가 어떻게 반응하는지를 살펴보라.

G점을 자극하면 어떤 여성들은 처음에는 불쾌감을 느끼거나 소변이 마려운 듯한 기분을 갖게 된다. 그러므로 파트너에게 이것을 설명해주고 안심시켜 주어라. 브라우어 부부는 이 때 자극을 약하게 하라고 제안한다. 아마 불쾌감이나 소변이 마려운 듯한 기분이 유쾌감으로 바뀌려면 최소한 1분은 걸릴 것이다. 만약 그녀가 계속 불쾌감을 느끼거나 소변에 너무 신경이 쓰여 당신의 자극을 즐길 수 없다면 먼저 그녀 자신이 G점을 찾도록 제안해보라. 앉은 자세나 쪼그려 앉은 자세가 G점을 찾기에는 가장 쉬운 방법이다. (만약 파트너가 자꾸 소변에 신경을 쓴다면 사랑을 나누기 전에 그녀가 소변을 보도록 하라. 그러면 그녀는 방광이 비었다고 안심할 것이다.)

보통의 정상체위로는 종종 G점을 놓치기가 쉽다. 파트너가 엎드리고 당신이 뒤에서 삽입하거나, 그녀가 위에 위치하면 당신의 페니스는 그 부위를 자극하기가 훨씬 쉽다. 또한 얕은 삽입이 그녀의 G점을 자극하기에 좋다. 보통 처음에는 손가락이 G점을 자극하기에 가장 직접적이고 효과적인 도구가 될 수 있다.

어떤 여성들은 그들의 가장 민감한 점들이 질내벽을 따라 뒤쪽 중간쯤, 4시와 8시 방향에 존재한다고 보고하기도 한다. 여기에는 신경 다발들이 밀집해 있기 때문에 자극에 민감한 듯하다. 당신은 다각도로 시도해봄으로써 이미 당신 파트너만의 예민한 부위들을 발견했을 것이다.

하지만, 모든 여성들이 G점이나 다른 특별한 <점(spot)>을 지니고 있는 것은 아니라는 사실을 기억해야 한다. 그리고 만약 당신의 파트너가 그런 특별한 성감대를 가지고 있지 않다고 하더라도 당신은 절대 그녀에게 압력을 가하거나 그녀가 열등감을 가지게 만들어서는 안된다. 이 모든 탐구는 그녀의 즐거움을 위한 것이지 그녀를 달구는 스위치나 손잡이를 찾으려는 시도는 아니다. 어디까지나 G점의 자극을, 당신이 그녀에게 제공하는 활홀경 중의 일부분으로만 생각해야 한다.

사정

여성도 사정을 할까? 사실 많은 성의학자들은 극도로 흥분되었을 때 G점에서 맑은 액체가 분출된다고 주장해왔다. 이 사실에서 G점이 남성의 전립선과 유사하다는 결론을 도출할 수 있다. (앞에서 언급한 바와 마찬가지로 남성과 여성의 성기관은 같은 태아 조직에서 발달한다.) 사정하는 여성들은 대부분 자신이 소변을 보고 있는 것으로 느낀다. 그들은 G점이 자극되기 시작하면 소변이 마려운듯한 기분을 갖는다. 하지만 그 액체는 확실히 소변이 아니며, 보통 소변이 마려운 느낌은 흥분이 고조됨에 따라 급속도로 사라진다.

당신은 성교 중 페니스에 분무되는 느낌을 받을 수도 있다. 때때로 이 분무(噴霧)는 눈으로 보이기까지 한다. 소수의 여성들은 오르가슴을 느낄 때 요도로 차순가락만큼 혹은 그보다 적은 양의 액체를 사정한다. (사정하는 여성도 성에너지를 끌어올리도록 노력해야 한다. 그런 여성은 남성보다는 적은 양이지만 사정을 통해 다소의 에너지를 상실한다.)

성연구자 론니 바바크(Lonnie Barbach)는 이렇게 말했다. "여성의 정액에 대한 최근의 화학 분석 결과에 의하면 그것은 소변이나 질의 윤활액이 아니라 고농도의 당분과 산성 인산염이 들어있는 남성의 사정액과 유사한 것으로 밝혀졌다. 그 액체의 샘은 부(副)요도선이라 불리우는 선(腺) 계통인 것으로 추측되고 있다. 이 부요도선은 여성의 요도를 둘러싸고 있는 것으로서 남성의 전립선으로 발전하는, 같은 태아 조직에서 발달한다." 2)

어쨌든, 당신은 여성의 사정에 대해 잘 알고 있지 않으면 매우 당황하게 될 수도 있다. 한 남성은 여자 친구에게서 그런 일을 처음 당하고는 <얻어 맞는 느낌>으로 표현하기도 했다. 이런 방사력(放射力)은 매우 드문 현상일 수도 있지만, 그런 여성과 함께 할 경우 오럴 섹스 보호 안경까지 필요하게 될 지도 모른다.

항문

어떤 여성들에게 항문은 민감한 성감대이지만, 또 어떤 여성들에게 그곳은 출입 금지 구역이 되기도 한다. 당신은 먼저 파트너의 의견을 물어볼 필요가 있다. 당신과 당신 파트너 모두가 항문 성교나 항문 성행위(그녀의 항문을 손가락으로 마사지하거나 그녀의 항문에 손가락을 넣는 행위)에 흥미를 느낀다면 윤활액을 많이 바르고 천천히 감각적으로 시도하는 것이 좋다. 자극하는 도중에 그녀의 항문이 너무 수축되면 자극을 줄이고, 너무 이완되면 자극을 약간 더 세게 한다.

유방

여성의 다른 성기관과 비교할 때 유방은 비교적 단순하다. 유두는 검은 유두륜(乳頭輪)의 꼭대기에 자리잡고 있고 흥분할 때 발기된다. 유방은 성적 상징임에도 불구하고 실제로는 땀선과 매우 흡사하다. 그리고 그 수요 역할은 따뜻한 모유의 저장고이다. 우유로 아이를 기르는 서구 문화 속에서 큰 유방이 왜 그토록 강한 성적 욕구의 상징이 되었는가에 대해서는 재미있는 이론들을 생각해볼 수도 있다. 이유야 어떻든 간에 그 쇄도하는 이미지는 남성들과 여성들로 하여금 유방의 크기가 성적 욕망을 나타낸다—유방이 크면 클수록 그만큼 성적 욕망이 강하다—는 잘못된 믿음을 갖도록 하였다. 사실 여성의 성감과 경험, 자신감이 유방의 민감성을 결정한다. 유방의 크기는 성감과 아무런 관련이 없다.

성감대라는 관점에서 남성들은 종종 파트너의 유두에 집중한다. 비록 어떤 여성들은 직접적인 유두 자극을 즐기기도 하지만, 많은 여성들이 처음에는 더욱 부드럽고 간접적인 자극을 원한다. 파트너의 유두 자체를 애무하기 전에, 먼저 그 주위를 자극함으로써 욕구를 일깨워라. 소수의 여성들은 유방이나 유두를 자극받을 때 거의 감각을 못느끼기도 한다. 그럴 경우, 결코 실망하지 말기 바란다. 당신의 손바닥을 비벼서 열을 내어 파트너의 유두를 마사지하면 기(氣), 즉 에너지를 증진시키고 그녀를 자극하는 데 훨씬 큰 도움이 될 수 있다. 파트너의 유두를 가볍게 마사지할 때 당신은 당신의 손가락과 그녀의 유두 사이에서 전기의 흐름을 느낄 수 있을 것이다. 당신의 혀에는 많은 기가 보유되어 있기 때문에 혀로 유두를 빠는 것은 매우 효과적일 경우가 많다. 때때로 유두로 향하는 신경 통로를 부드럽게 점차적으로 자극하여 일깨울 필요가 있다. 하지만 당신의 파트너가 이런 점차적인 일깨움에 대하여 활짝 열려 있어야 한다.

생식력

여성의 생식과 월경 주기는 대부분의 남성을 당혹하게 만든다. 여기에서 생물학 강의를 하려는 것은 아니지만, 모든 남성들이 배우자의 신체에 대해서 알아야 할 몇 가지 생물학적 사실을 제시하고자 한다. 예를 들면, 난자(卵子)는 질 속에서 불과 12~24시간 정도밖에 살지 못하는데도 불구하고 실제 성교후 여성은 닷새 동안이나 임신이 가능하다.

어떻게 해서 그것이 가능할까? 여성의 난소에서 난자가 배출되기 전에 여성의 자궁 경부선은 자궁 경부관을 따라 질로 흘러 들어가는 미끈미끈한 성질을 가진 투명, 혹은 반투명의 점액질을 분비한다. 이 점액질은 정자가 난자까지 도달할 수 있도록 도와준다. 그리고 사정 후 10분 내에 몇 개의 정자가 난자를 향해 쉴새없이 꼬리를 치며 헤엄쳐 나팔관에 도달한다. 하지만 다른 정자들은 자궁 경부관의 안쪽에 머물러 있어 3~5일 정도 생존한다. 그래서 남성과 토요일 밤에 관계를 가졌을 경우, 그 여성이 화요일까지 배란을 하지 않았다하더라도 수정 점액이 분비되고 있으므로 수요일쯤에 임신을 하게 될 가능성이 있는 것이다.

많은 여성들은 남성들이 피임에 대한 계획이나 실행에 적극성을 보이지 않는다고 불평한다. 콘돔 사용이 늘어감에 따라 이런 상황은 변하고 있지만 아직 충분한 것은 아니다. 수정 점액과 비수정 점액 사이의 차이점을 알아두는 것이 가장 좋다. 콘돔은 쉽게 파열될 수 있고 어떤 산아제한법도 완전무결하지는 못하기 때문이다. 수정 점액은 맑고 매끄럽고 길게 늘어난다. 임지 손가락과 집세 손가락 사이에 그 섬액을 조금 묻혀 손을 벌리면 그것은 가늘고 긴 선으로 늘어날 것이다. 반면 비수정 점액은 탁하고 찐득찐득하며 수정 점액처럼 눈으로 쉽게 확인할 수 있을 정도로 늘어나지 않는다.

여성이 임신이 되지 않으면 배란 이후 약 2주쯤 되면 수정난을 키우기 위해 준비된 피막과 세포가 떨어져나가면서 월경이 시작된다. 월경 주기는 사람마다 매우 다양하다. 28일 주기를 정확히 따르고 있는 여성들은 극히 소수에 불과하고, 보통 3~7주까지 걸쳐 있다. 심지어 어떤 여성들은 1년에 2~3번 정도만 월경을 하는 경우도 있다.

대개 월경은 분홍빛을 띠는 적은 양의 점액이나 몇 방울의 혈액으로 시작되는데, 이틀째 되는 날은 혈액의 빛깔이 선홍빛으로 변하고 양도 증가하며 이렇게 약 이틀 정도 지속되다가 끝날 때는 갈색의 얼룩얼룩한 분비불이 나온다. 그리고 어떤 여성의 경우는 양이 많고, 또 어떤 여성의 경우는 양이 조금밖에 되지 않는데, 대부분은 일주일 내에 출혈을 멈춘다.

월경기간 동안 많은 여성들이 두통이나 여드름, 가슴 통증, 부기, 등 아래의 통증, 설사, 변비와 같은 증상을 경험한다. (만성 포진을 가진 여성은 이 기간 전후로 포진이 돌출하기도 하는데, 이는 월경으로 인해 몸에 스트레스가 가해졌다는 증거이다.) 당신도 충분히 상상할 수 있듯이 이런 모든 불편함 때문에 많은 여성들은 월경기간 동안에 성욕을 느끼지 않는다. 하지만, 어떤 여성들은 성욕이 최고조에 이르는 경우도 있다.

실제로 이런 여성들은 모든 주기를 통해 이 시기에 최고조의 성생활을 즐긴다. 또 많은 여성들이 생리 중의 성교를 통해 답답함을 덜기까지 한다. 아무튼, 파트너의 주기에 대해 더 자세하게 알고 있으면 있을수록, 당신은 섹스의 주기적인 흐름뿐만 아니라 삶의 주기적인 흐름을 통해 그녀와 더욱더 큰 조화를 이룰 수 있을 것이다.

여성의 오르가슴

여성의 오르가슴은 수세기 동안 의혹과 논쟁의 대상이 되어 왔다. 비록 지난 100년 동안 여성의 오르가슴에 대한 의학적 연구 성과에 의해 그것이 널리 받아들여지고 있기는 하지만,

여전히 여성의 오르가슴은 무지와 혼란 속에 휩싸여 있다. 그 주요 쟁점은 클리토리스 오르가슴(clitoral orgasms)과 질 오르가슴(vaginal orgasms) 간의 차이점에 대한 것이다.[3] 이제 우리는 어떤 여성들은 클리토리스가 자극될 때 더욱 쉽게 오르가슴에 도달하고 어떤 여성들은 질이 자극될 때 더욱 쉽게 오르가슴에 도달한다는 사실을 알고 있다. 사실 그것은 아주 간단한 문제이다. 그리고 전자와 후자는 별다른 차이점이 없다.

클리토리스 오르가슴과 질 오르가슴

최근의 이론에 따르면 실제로 두 가지 다른 오르가슴을 유발하는 두 종류의 독특한 신경체계가 있다고 한다. 바로 클리토리스로 향하는 외음부 신경과 질과 자궁으로 향하는 골반 신경이다.—실제로 질 오르가슴은 종종 자궁 수축을 동반하기도 한다(p. 244의 그림 30 참조). 두 신경 중 외음부 신경이 말초신경을 더 많이 포함하고 있다. 그 때문에 여성들은 질 오르가슴보다 클리토리스 오르가슴을 더 많이 체험한다. 또한 두 신경이 나선형으로 겹쳐져 있는 관계로 어떤 여성들은 클리토리스와 질 내부 깊숙한 곳에서 동시에 생기는 <복합 오르가슴(blended orgasm)>을 경험하기도 한다. PC 근육의 힘과 G점이나 다른 질 내부지점의 민감성, 이 두 요소가 여성의 질 오르가슴에 영향을 미치는 듯하다.

두 종류의 오르가슴을 모두 체험하는 여성들은 종종 그 차이점을 인식한다. 쉬러 하이트(Shere Hite)는 여성의 성에 대한 유명한 보고서에서 한 여성의 체험담을 인용하고 있다. "자위행위 중에 저는 남성의 오르가슴과 비슷한 클리토리스 오르가슴을 체험합니다. 그 느낌은 클리토리스 전반에 걸친 강도 높은 감각입니다. 반면 질 오르가슴은 비교적 신체 전반에 골고루 넓게 퍼지는 감각으로서 어떻다고 딱 부러지게 정의하기가 곤란합니다."

제2장에서 설명했듯이 남성들도 두 종류의 오르가슴, 즉 생식기(혹은 성기) 오르가슴과 골반(혹은 전립선) 오르가슴을 갖는다고 말할 수 있다. 도교 섹스에 의하면 실제 수많은 종류의 오르가슴이 있다고 한다. 오르가슴은 몸의 모든 부위와 심장과 간과 같은 신체의 일부에서만도 일어날 수 있는 것이다. 당신의 성에너지를 두뇌로 순환시킬 수 있다면 당신은 <두뇌 오르가슴(brain orgasm)>을 체험할 것이다. 오르가슴이란 단지 수축과 팽창 반응, 즉 <고동(pulsation)>이고, 이 고동은 몸 어디서나 일어날 수 있다.

성교 중에 클리토리스 자극하기

쉬러 하이트는 조사한 여성들 중 약 70%가 오르가슴을 갖기 위해서 적어도 약간의 클리토리스 자극을 필요로 한다고 보고하고 있다. 이미 언급한 바와 같이 여성의 클리토리스는 남성의 귀두에 해당된다. 대부분의 남성들에게 귀두가 가장 민감한 성기관인 것과 같이 대부분의 여성들에게도 클리토리스가 가장 민감한 성기관이다. 클리토리스의 자극 없이 여성에게 오르가슴에 도달하라고 요구하는 것은 마치 귀두의 자극 없이 남성에게 오르가슴에 도달하라고 요구하는 것과 같다. 그것은 가능할 수도 있지만 훨씬 더 많은 시간을 필요로 한다.

선교사 체위(정상 체위)로 많은 여성들이 오르가슴에 도달할 수 없는 것은 놀라운 일이 아니다. 그 체위에서는 여성의 가장 민감한 기관인 클리토리스가 간접적으로만 자극되기 때문이다. 성교 중에 때때로 남성의 치골이 클리토리스를 비비거나 클리토리스 덮개를 끌어당기기도 하지만, 그것이 페니스나 손가락, 혹은 입에 의한 직접적인 자극을 대신할 만큼 강력한 것은 못된다. 킨제이나 헌트, 하이트 모두가 거의 미국 여성의 반수가 성교 중에 오르가슴을 전혀 느끼지 못하거나 아주 드물게 느낄 뿐이라는 사실을 발견한 것은 어쩌면 당연한 현상일지도 모른다.

많은 여성들은 성교 중에 그들 자신이나 그들 파트너가 클리토리스를 자극해주면 훨씬 쉽게 오르가슴을 느낀다. 일반적으로 남성들은 성교 중에 여성들보다 훨씬 빠르게(2~3분대 20분) 오르가슴을 체험할 수 있다. 하지만 여성들도 자위행위로는 남성들만큼 빠르게 오르가슴에 도달할 수 있는 듯하다. 그것은 그들이 클리토리스를 직접 자극하거나 그들 자신의 취향을 잘 알고 있기 때문일 것이다. 한 멀티 오르가슴 남성은 성교 중에 파트너의 클리토리스를 자극한 경험을 이렇게 말했다. "제가 뒤에 위치하거나 그녀가 위에 위치할 때 손으로 그녀의 클리토리스를 자극하기가 편리합니다. 진정 그 자극은 그녀를 황홀경의 도가니로 몰고 갑니다. 그녀가 너무나 크게 소리치는 바람에 한 번은 성교를 멈추고 창문을 닫아야 했을 정도였습니다."

어떤 남성들과 여성들은 성교 중 여성의 클리토리스를 자극하기 위해 손을 사용하는 것은 부자연스럽고 기계적이라고 불평할 수도 있다. 하지만 한 멀티 오르가슴 남성의 말을 들어보자. "오랫동안 저는 남성이 손을 사용하는 것은 나약의 표시라고 생각했습니다. 하지만 여성이 진정 남자의 손이나 혀의 자극을 원할 때가 종종 있다는 사실을 발견했습니다." 확실히 이런 종류의 자극을 부자연적이라거나 남성의 나약함의 표시라고 생각해서는 안된다. 거의 3/4의 여성들이 성적으로 만족하기 위해 그것을 원하기 때문이다.

성교 중에 손을 익숙하게 사용하지 못하는 남성들은 삽입과 피스톤 운동을 적절히 조화시키는 것이 필요하다. 이 조화는 훈련을 통해 점차적으로 쉽게 얻을 수 있다. 특히 천천히 삽입을 하면서 두 사람이 삽입과 애무를 즐긴다면 그 조화는 쉽게 달성된다. 그리고 파트너의 클리토리스에 과도하게 집중하려 하다가 자칫 성교가 중단되지 않도록 주의해야 한다. 또한 당신 손의 움직임을 놓치지 않도록 주의해야 한다. 그렇지 않으면 파트너가, 성행위가 기계적으로 되어 가는 느낌을 받기 시작할 수도 있다. 삽입과 애무를 동시에 행하는 것은 걸어가면서 껌을 씹는 것처럼 쉬운 일이다.

만약 파트너가 자신을 자극해주기를 기꺼이 원한다면 더욱더 좋을 것이다. 한 남성은 파트너가 오르가슴에 도달하려고 애쓰는 것을 보고 그녀의 자위행위에 그 자신이 이용당한 것 같다는 느낌을 받았다고 여자 친구에게 말했다고 한다. 남성이 파트너에게 오르가슴을 <선사하는 것>이 그의 의무이자 권리라고 생각한다면 그런 반응이 쉽사리 나올 법도 하다. 또한 그런 남성의 고정관념 때문에 여성들은 파트너를 기쁘게 하기 위해 거짓으로 오르가슴을 느끼는 체하곤 하는 것이다.

제2장에서 설명한 바와 같이 오르가슴은 주로 뇌에서 일어나는 것이지 당신이 파트너에게 오르가슴을 선사할 수는 없는 것이다. 그녀는 오르가슴을 그녀 자신의 정신과 육체 내에서 체험해야 한다.

점점 더 많은 여성들이 오르가슴을 한 번, 혹은 연속적으로 체험할 수 있는 능력을 발견해옴에 따라 남성은 여성의 이런 고감도의 오르가슴 잠재력을 만족시켜야 한다는 압박감을 느끼고 있다. 여성을 만족시키려는 남성의 욕구는 숭고하며 필요한 것이지만, 거기에 따르는 압박감은 오히려 남성들 사이에서 성능력에 대한 우려감만 증폭시키고 있다. 만약 당신 자신은 파트너가 오르가슴에 도달하도록 돕는 조력자일 뿐이라는 사실을 깨닫는다면 당신은 더욱 현실적인 접근을 시도할 수 있고, 압박감을 덜 가지게 될 것이다.

다양한 오르가슴 지문

클리토리스 오르가슴과 질 오르가슴, 그리고 복합 오르가슴은 성의학자들이 여성의 생식기 오르가슴을 구별하기 위해 사용하는 세 가지 범주일 뿐이다. 제2장에서 언급했듯이, 성의학자들은 짧은 <비연속 오르가슴>과 좀더 긴 <연속 오르가슴>의 구분을 시도하기도 한다(그림 19 참조).

어떤 여성들은 비연속 오르가슴을 갖고, 또 어떤 여성들은 복합 오르가슴을 갖기도 한다. 하르트만과 피션, 그리고 공저자인 베리 캠벨은 여성들마다 오르가슴의 형태가 독특하기 때문에 그것을 <오르가슴 지문(orgasmic fingerprint)>으로 명명해야 한다고 제안했다. 론니 바바크가 지적했듯이, 개인

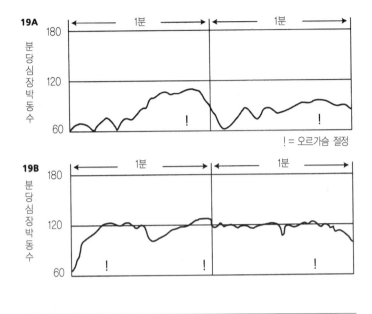

그림 19. 간헐적인 여성의 멀티 오르가슴(A)과 연속적인 여성의 멀티 오르가슴(B) (자료:하르트만과 피션)

적·문화적 취향뿐만 아니라 생리 기능이 개인의 오르가슴 체험 방식에 영향을 미친다. 이것이 사람들이 표준적인 오르가슴 형태에 대한 생각을 갖게 되는 이유 중의 하나이기도 하다. 어떤 여성들은 강력한 오르가슴을 갖고, 또 어떤 여성들은 부드러운 오르가슴을 갖고, 또 어떤 여성들은 연속 오르가슴을 갖는다. 멀티 오르가슴을 갖는 여성은 위의 오르가슴 형태가 각양각색으로 결합된 어떤 오르가슴에도 도달할 수 있다. 남성의 오르가슴처럼 여성의 오르가슴도 매시간 다소 다르게 나타난다는 사실을 명심해야 한다.

성도인술에 따르면 여성들도 에너지를 골반에서 끌어내어 두뇌로 끌어올리고, 그들의 오르가슴을 몸 전체로 확장시킬 수 있다고 한다. 이런 순환은 남성의 경우와 마찬가지로 여성의 활력을 증진시켜 준다. (제6장에서 여성이 오르가슴을 확장시키는 데 행할 수 있는 운동법을 제시할 것이다.) 일반적으로 여성의 오르가슴은 남성들에 비해 생식기에 덜 집중되어 있기 때문에 오르가슴을 몸 전체로 체험하고 확장시키기가 훨씬 수월하다. 아마 이런 오르가슴의 확산 작용으로 인해 많은 여성들이 생식기 오르가슴을 경험해보지 못한 것 같다. 제6장에서 오르가슴을 느끼는 여성이 멀티 오르가슴을 느낄 수 있는 테크닉뿐만 아니라 오르가슴을 느끼지 못하는 여성이 오르가슴을 느낄 수 있는 테크닉도 제시할 것이다.

여성이 오랫동안 성교를 즐길 수 있으면 당신이 멀티 오르가슴 남성이 되기가 훨씬 수월할 것이다. 많은 부부들은 여성이 남성에 앞서 지루함을 느끼게 되는 것보다 남성이 충분히 오랫동안 지속할 수 없기 때문에 고통을 겪는다. 하지만, 당신이 멀티 오르가슴 남성이 되고 여성쪽이 그렇지 못하면 반대의 경우도 생길 수가 있다. 그럴 때 파트너를 압박하지 않고 그녀의 욕구를 수용하는 것도 중요하지만, 그녀로 하여금 여성을 위한 장(6장)을 통해 그녀의 잠재력을 일깨우도록 격려하는 것도 필요하다. 또한 제9장에서 우리는 성적 취향의 심각한 불균형으로 고통받고 있는 부부들을 위해 그 처방도 제시했다. 대부분의 여성들은 파트너가 멀티 오르가슴 남성이 되는 데 도움을 주기를 원할 것이다. 남성을 도울 수 있는 가장 중요한 방법은 여성 자신의 즐거움을 추구하고 여성 자신의 성적 만족감을 일깨우는 것이다.

여성의 흥분

대부분의 여성들은 남성들보다 흥분하는 데 시간이 오래 걸리지만, 일단 흥분하면 그들의 욕구는 남성들보다 훨씬 오래 지속된다. (성도인술 수련자인 당신은 이 규칙을 뛰어넘는 예외가 될 것이다.) 도교의 관점에 의하면 남성은 불(火)이요, 여성은 물(水)이다. 불은 빨리 뜨거워지지만 물에 의해 쉽게 꺼질 수 있다. 연인을 만족시키려면 당신은 그녀의 욕구를 한껏 데울 수 있어야 한다. 그러자면 충분히 오랫동안 타는 불을 품고 있어야 한다. 또한 연인을 만족시키는 비결은 그녀의 흥분 단계를 이해하는 것이며 당신의 흥분 상태를 그녀의 흥분 상태와 조화시키는 방법을 터득하는 것이다.

Q 여성의 욕구가 불타고 있는 때를 어떻게 알아낼 수 있습니까?

A 도의(道醫)들은 여성에게서 관찰한 흥분 단계를 기록해 놓았습니다. 그들의 관찰 내용 중 많은 부분들이 서구 학자들, 특히 <성반응과 오르가슴의 생리>라는 부제가 붙은 킨제이의 「여성의 성행태(Sexual Behavior in the Human Female)」의 한 장에서 확증되었습니다. 우리는 여기서 그 단계를 기록하여 남성들이 파트너의 욕구를 더욱 잘 만족시키는 방법을 터득하는 데 도움이 되고자 합니다. 이 일반적인 단계에 대해 읽을 때 다음 킨제이의 결론을 염두해 두는 것이 중요합니다. "성 반응의 가장 큰 특징은 어떤 두 사람 간에도 성 반

응이 같지 않다는 사실이다."

이 말과 함께 약 2천 년 전 중국 황제의 여성 성고문이었던 소녀가 말한 여성 홍분에 대한 견해보다 더 탁월한 지침을 찾을 수가 없을 것입니다. 황제가 어느날 그녀에게 물었습니다. "여성이 쾌감을 즐기고 있는지를 어떻게 알아낼 수 있는가?" 소녀는 여성의 홍분이 고조되는 표시로서 5가지 징조와 5가지 욕구, 그리고 10가지 움직임을 들 수 있다고 대답했습니다. 5가지 징조와 5가지 욕구는 여성이 홍분될 때 몸에서 일어나는 반응을 서술한 것이고, 10가지 움직임은 다음에 해주기를 바라는 바를 당신에게 전하기 위한 그녀의 행동을 서술한 것입니다.

여성의 홍분 상태를 알 수 있는 비결을 설명하기 전에 우리는 소녀보다 훨씬 개방적이고 직접적인 시대에 살고 있다는 사실을 상기시키고 싶습니다. 당신은 구태여 신경을 곤두세워 파트너의 몸이 보내는 사인을 읽으려고 애쓸 필요가 없습니다. 직접 그녀에게 원하는 바를 물어볼 수 있습니다. 그러면 그녀는 당신에게 그것을 말해줄 것입니다. 하지만, 성교의 격정이 항상 말로 전달될 수 있는 성질의 것은 아닙니다. 격정은 언어를 초월합니다. 그러므로 여성의 홍분이 고조되어 가는 표시를 알아 놓으면 이때 큰 도움이 될 것입니다. 성교 이전과 이후에 파트너와 토론하여 소녀의 관점이 파트너의 개인적 욕구에 잘 적용되는지를 알아보십시오. 어떤 성교에서도 상호 간의 동의가 필수적입니다. 당신이 대하고 있는 여성의 몸이 홍분되고 있다고 판단되더라도 여성의 마음이 그것을 허락하지 않으면 그것은 전혀 무의미합니다. 파트너의 몸이 무엇을 말하고 있던 간에 <아니오(No)>는 아니오를 의미할 뿐입니다.

도교 경전은 때로는 너무 직설적이고 때로는 너무 모호합니다. 그 흥분 단계 중 몇 가지는 명백하지만, 나머지 몇 가지는 너무 모호해서 확인해볼 수 없을 정도입니다. 그 증상들, 욕구들, 그리고 움직임들은 다소 중복되어 있고 그대로 지키기가 곤란합니다. 그러므로 우리는 아래에서 그것을 간략화시켜 소개할 것입니다. 이것은 개괄적인 길잡이이지 정확한 것은 아닙니다. 성교를 할 때마다 여기에서 제시해놓은 단계가 꼭 일어난다고 생각하지 마십시오. 그리고 그 단계를 확인해보려고 멈추지 마십시오. 무엇보다도, 성교는 물 흐르는 듯한 자연스럽고 자발적인 행위가 되어야 합니다. 이 길잡이는 단지 당신이 올바른 길을 가도록 도움을 줄 뿐입니다.

흥분의 징조

사정의 조절이 호흡에서 시작되듯이, 흥분의 징조는 호흡에서부터 나타난다. 여성의 흥분의 첫 번째 징조는 호흡의 변화이다. 호흡이 점차적으로 빨라지고 얕아진다. 소녀에 따르면 여성의 콧구멍이 벌름거리고 입이 벌어진다. 그리고 그녀가 당신을 양팔로 껴안으면 그것은 페니스의 삽입을 원하고 있는 징조이다. 그녀의 몸이 진동하고 있으면 당신이 그녀의 음부를 부드럽게 자극해주기를 원하고 있는 징조이다. 그녀의 얼굴이 붉게 변하면 페니스의 귀두로 그녀의 치구 부위를 자극해주기를 원하고 있는 징조이다. 그리고 그녀가 발을 쭉 뻗을 때는 귀두로 클리토리스와 질구를 문질러주기를 원하고 있다는 징조이다.

소녀는 계속해서 말한다. 그녀의 유두가 딱딱해지고 그녀가 배를 뒤로 당기면 천천히 그리고 얕게 들어가라. 그녀의 목이 말라 있고 그녀가 침을 삼키면 천천히 그녀 질로 움직여 들어가기 시작하라. 엉덩이를 움직이기 시작하면 그녀는 쾌감을 만끽하고 있는 징조이다. 그녀의 질에서 애액이 많이 흘러나오거나 다리로 당신의 몸을 감으면 더 깊이 들어가라. 그녀가 자신의 허벅지를 압박하면 그녀의 쾌감은 극에 달하고 있는 징조이다. 그녀가 옆에서 옆으로 움직인다면 당신이 옆에서 옆으로 삽입해주기를 원하고 있는 징조이다. 그녀가 이불을 적실 정도로 땀을 흘리고 있거나 그녀의 몸을 쭉 뻗고 눈을 지그시 감는다면 그녀는 오르가슴을 원하고 있다. 그녀가 자신의 몸을 당신의 몸쪽으로 구부린다면 그녀의 쾌감이 절정에 달했다는 징조이다. 그녀가 몸을 쭉 뻗고 이완하면 쾌감이 그녀의 몸 전체를 채우고 있다는 표시이다. 그녀의 질분비액이 그녀의 허벅지 밑과 엉덩이로 흘러 내리면 그녀는 완전히 만족하고 있고 당신은 천천히 물러나야 할 때라는 표시이다.

이제까지 파트너의 흥분이 상승해가는 단계별 징조에 대해 알아보았으므로, 다음 장에서는 그 단계별 흥분 정도를 만족시키는 방법을 알아볼 것이다.

제 5 장

멀티 오르가슴 커플이 되라

자위행위 중에 사정을 조절하는 것은 성교의 격정 중에 사정을 조절하는 것과는 완전히 다르다. 제3장에서 배운 호흡 조절, 집중 훈련, PC 근육 수축하기, 그리고 가장 중요한 성에너지 조절은 멀티 오르가슴 커플이 되는 데 상당한 도움이 되지만, 특별히 성교를 위한 양성 수련법도 알아야 한다.

여성을 만족시키는 방법

남성의 흥분과 달리, 여성의 흥분에는 절벽이 없다. 사실 많은 여성들이 더 이상 성교를 지속할 필요성을 못느낄 정도로 완전한 만족을 가져다주는 많은 오르가슴을 갖는다. 그리고 앞에서 언급했듯이, 어떤 여성들은 사정까지 한다. 하지만 여성들은 남성과는 달리 발기력을 잃거나 난자를 상실할까봐 고민할 필요가 없기 때문에 대개 즐거움에 몰두할 수 있다. 그렇지만 여성도 노력 없이는 절정에 도달하지 못한다. 오르가슴, 멀티 오르가슴, 그리고 확장된 오르가슴을 얻으려면 남성과 마찬가지로 여성도 지식과 기술, 그리고 노력이 필요하다. 여기서 그 방법을 제시하고자 한다.

성도인술에서는 모든 형태의 접촉을 남녀 간의 합일의 수단으로 본다. 손이나 입술을 애무하는 것은 성교만큼이나 서로 간의 조화를 도모하는 수단이다. 자위행위를 통하여 당신은 파트너를 만족시킬 수 있는 자기 고유의 방법을 터득했을 것이다. 대부분의 여성들이 일반적으로 같은 성감대를 지니고 있더라도, 제각각 매 시간마다 다른 성감을 느낀다. 여기의 도교 테크닉을 시도하더라도 파트너가 가장 원하는 바를 당신의 지표로 삼기 바란다.

「소녀경」에서 이렇게 언급하고 있다. "전희의 핵심은 서서히 달구는 데 있다. 남성이 인내심을 가지고 천천히 진행해나가면 여성은 굉장히 즐거워할 것이다. 그녀는 당신을 오빠처럼 좋아할 것이고 아버지처럼 사랑할 것이다. 이 도교 비법을 터득한 남성은 하늘과 같은 군자라고 불릴 만하다."

전희와 자극의 강도를 서서히 높이는 것은 파트너의 흥분을 달구는 데 매우 중요하므로, 열광적인 키스로 시작하는 것이 좋다. 생식기보다는 손발부터 시작하라. 파트너의 발과 발목뿐만 아니라 손과 손목을 애무하고 마사지한다. 그리고 팔과 다리, 복부로 움직여 간다. 파트너의 경락(에너지 통로)을 따라 자극해주면 파트너의 성적 흥분을 고조시키는 데 큰 도움이 될 것이다. 등이나 목, 귀같은 파트너의 척추(독맥) 근처나 그 줄기를 따라 많은 성감대가 있다. 팔 아래 부분과 허벅지 안쪽 역시 대부분의 여성들에게 매우 민감한 부위이다. 엉덩이와 같은 큰 근육을 자극할 때는 다소 강한 힘이 들어가야 하지만, 대개는 깃털처럼 가볍고 부드럽게 애무해야 한다.

여성의 유방

앞에서 설명한 바와 같이 파트너의 유방을 애무할 때는 유두에 접근하기 선에 천천히 그 주위로 삭은 원을 그리며 마사지한다. 대부분의 남성들은 너무 성급하게 유두로 돌진한다. (이는 아마 어릴 때 젖 먹던 본능 때문일 것이다.) 유두 둘레를 천천히 마사지하면 성에너지를 유두로 끌어모울 수 있다. 또한 엄지 손가락과 검지 손가락을 함께 비비며 더 많은 기(氣)를 만들어내는 것을 잊지 말라.

이윽고, 파트너의 유두를 가볍게 애무하고, 엄지 손가락과 검지 손가락 사이로 유두를 굴려보기도 한다. (양쪽 가슴을 모두 애무할 수도 있고 한 번에 한 쪽 가슴에만 집중할 수도 있다.) 어떤 여성들은 더 센 애무나 조임을 즐기기도 한다. 어디까지나 여성 파트너의 반응에 따라 행동하는 것이 중요하다.

당신의 혀는 기로 가득 충전되어 있기 때문에 혀로 유두를 빨거나 원을 그리며 애무하면 종종 파트너를 쉽게 흥분시킬 수 있다. 파트너의 유두가 부풀어오르고 발그레해지면 올바른 애무를 행하고 있다는 징조이다.

여성의 성기

여성의 생식기에 접근할 때는 클리토리스를 애무하기 전에 허벅지 안쪽, 치구, 그리고 음순을 자극하는 것이 무엇보다도 좋다. 당신은 상승하고 있는 쾌감과 강도의 동심원(同心圓)을 통과하고 있다고 상상하라. 마침내 파트너의 클리토리스에 도달할 때는 그녀의 성에너지와 흥분이 최고조에 달해 있을 것이다.

여성들마다 자신의 클리토리스가 다른 방식으로 자극 받기를 원한다. 당신은 파트너의 취향을 속속들이 파악할 필요가 있다. 자극해야 할 부위보다 더욱 중요한 것은 자극하는 방법이다. 당신의 손가락을 사용하여 너무 느리지도 빠르지도 않게 골고루 부드럽게 쓰다듬거나 원을 그린다. 큰 동작은 되도록 피하는 게 좋다. 클리토리스의 성감은 페니스의 성감보다 훨씬 더 집중되어 있다. 그러므로 대부분의 남성들이 즐기는 강렬한 자극보다 더욱 집중되고 부드러운 움직임으로 시도해야 한다.

자극 부위에 대해 말하자면, 매우 민감한 성감대에 접근하기 전에 먼저 덜 민감한 부위부터 시작하는 것이 좋다. 클리토리스의 기부와 옆면부터 마사지하라. 그 다음 클리토리스 덮개를 마사지하고 엄지 손가락과 검지 손가락으로 클리토리스를 부드럽게 비빈다. 극도로 민감한 부위를 접촉하기 전에 먼 저 그 주위를 마사지하는 것을 꼭 기억하기 바란다. 각기 다른 자극을 시도해 보고 자극의 강도도 달리해 보라. 만약 파트너 가 그것을 좋아한다면 더 많은 자극을 받으려고 그녀의 성기 를 당신 쪽으로 약간 밀 것이다. 미소뿐만 아니라 신음소리, 한숨소리, 헐떡임, 경련, 땀, 그리고 그밖의 얼굴 표정은 모두 좋다는 표시이다. 만약 당신의 자극이 너무 강하거나 불쾌하 다면 그녀는 골반을 약간 뒤로 당길 것이다. 그때는 좀더 부드 럽게 하거나 다른 자극을 시도해 본다.

혀 운동

손가락은 마사지하기에 효과적이지만 이상적이지는 않다. 손가락은 클리토리스만큼 민감하지 않기 때문이다. 딱딱한 손 가락과 날카로운 손톱은 고통을 일으킬 수도 있다. (항상 손톱 을 짧고 부드럽게 손질해야 한다.) 이런 이유 때문에 혀가 애 무하기에 훨씬 더 적합하다.

오럴 섹스와 거기에 따르는 냄새와 맛에 대한 수많은 농담 이 있어 왔다. 그런 생각에 얼굴을 찡그리는 남성들도 있고 미소 짓는 남성들도 있을 것이다. 한 멀티 오르가슴 남성은 오 럴를 즐기게 된 경위를 다음과 같이 밝히고 있다. "과거에 저 는 혀의 사용을 완강히 꺼렸습니다. 그것으로부터 제가 얻을 것은 아무 것도 없다고 생각했습니다. 진정 저는 이기주의자, 착취자였을 따름이었죠. 그런데 이제 파트너는 제 혀의 사용 덕분에 굉장한 오르가슴을 체험하게 되었습니다. 그것은 보기 만 해도 유쾌한 일이며, 심지어는 제 몸에까지 짜릿짜릿한 느낌이 전달되어 옵니다. 도교인들이 조화에 대해 말한 것은 사실이었습니다. 저는 베품으로써 받습니다. 이는 많은 남성들이 놓치고 있는 부분입니다. 오랜 경험으로 저는 이제 그 사실을 잘 압니다."

오럴 섹스에 대한 당신의 개인적 취향이 어떻든 간에, 오럴 섹스는 여성의 질액을 잘 분비시켜 성교를 가장 빠르게 준비할 수 있는 수단이라는 사실을 알아야 한다. 또한 오럴 섹스는 여성이 오르가슴에 도달할 수 있는 가장 손쉬운 방법이며, 어떤 여성들에게는 유일한 방법이기도 하다.

만약 당신이 오럴 섹스의 열광적인 팬이 아니라면 그것을 저돌적으로 밀어붙일 필요는 없다. 당신의 혀로 파트너의 클리토리스를 자극한다면 당신의 코와 얼굴은 파트너의 치구(불두덩)와 아랫배 가까이에 위치하게 될 것이다. 이때 그 냄새를 피하고 싶다면 당신과 파트너가 함께 목욕을 하거나 향기 나는 기름을 사용하면 된다. (그러나 많은 남성들은 파트너의 질냄새에 의해 흥분하게 된다.) 물론, 가장 좋은 방법은 파트너의 클리토리스에만 주로, 혹은 절대적으로 집중하지 말고, 소음순, 질 기부의 민감한 점, 그리고 회음을 혀로 골고루 마사지하는 것이다.

또한 몸의 다른 부분은 제쳐두고 성기에만 과도하게 집중하지 않는 것이 중요하다. 어떤 여성들은 오럴 섹스 중에 연결이 끊긴 느낌을 받기도 하는데, 이 느낌은 손을 사용하여 파트너의 다리와 배, 가슴, 손, 얼굴을 계속 애무함으로써 줄일 수 있다. 많은 여성들은 오럴 섹스 중에 그 자신의 유두를 자극받으면 쾌감이 증폭되는 것을 느낀다. 반면 다른 여성들은 유두 자극에 의해 클리토리스 자극의 강도가 감소되는 것을 느끼기도 한다.

클리토리스 테크닉에 관한 한, 입술로 부비고, 혀로 핥고, 입으로 빨고 하는 복합된 기술을 사용하는 것이 가장 좋은 방법이다. 혀로 핥고 입으로 클리토리스를 부드럽게 빨아들이는 것을 반복함으로써 파트너는 극도의 쾌감을 만끽할 수 있다. 다시 한 번 강조하지만, 너무 과도한 압박을 가하지 않도록 주의하라. 가볍고, 지속적이고, 규칙적인 자극이 가장 좋다.

많은 남성들은 오럴 섹스에는 혀를 파트너의 질에 삽입하는 행위도 포함되어 있다고 잘못 생각하고 있다. 혀는 대개 너무 짧고 부드러워 여성의 질에 삽입하기가 어렵다. 그렇지만 도교인들은 혀를 갈고리처럼 구부려 넣고 잡아당김으로써 G점을 자극하는 테크닉을 권하기도 한다. 특히 강한 혀를 가지고 있다면 그것은 실행해볼 만한 가치가 있다. (1분이나 2분 간 할 수 있는 한 빠르게 뱀처럼 혀를 밖으로 뻗었다가 안으로 낭기는 것을 반복함으로써 실제 혀를 단련할 수 있다.)

삽입하기

일반적으로 손가락이 파트너의 질 내부를 자극하기에는 혀보다 훨씬 효율적이다. 한 손가락(혹은 파트너가 매우 흥분되어 있다면 두 손가락)을 사용하여 파트너의 질에 넣어라. 그리고 질벽 주위를 골고루 자극하면서 어느 부위가 가장 민감한지 찾아보라. 클리토리스 뒤 약 2~5cm 지점에 위치하고 있는 G점을 자극해보는 것을 잊지 말라. 또한 당신의 손가락을 넣었다 뺐다(처음에는 천천히) 하면서 페니스의 움직임을 흉내내보라.

이때 파트너는 뜨겁게 달구어져 당신이 들어오기를 열망하게 된다. 하지만 아직은 들어가지 말고 질에 페니스를 넣으려고 하는 것처럼 손으로 페니스를 잡아라. 그리고 삽입하기 전에 페니스의 귀두로 파트너의 클리토리스를 자극하라. 이는 파트너의 격정을 높이는 데 도움이 될 것이다. 그런 다음 서서히 충분히 젖어있는 그녀의 질구로 들어가라. 처음에는 2cm, 그 다음은 4cm, 그리고 조금 뒤로 당겨 페니스가 바로 질구 내에 위치하도록 한다. 이런 느리고 우물쭈물하는 접근은 당신 자신의 욕구를 조절하는 데 도움이 될 뿐만 아니라, 두 사람 모두가 환상적인 쾌감의 절정에 반복적으로 도달하도록 도울 것이다.

만약, 파트너가 멀티 오르가슴을 느끼는 여성이라면 당신은 삽입하기 전에 먼저 그녀가 오르가슴을 체험하도록 해도 좋다. 파트너가 이미 최소한 한 번 오르가슴을 경험했다면 그녀는 성교 중에 당신이 돌아올 수 없는 지점에 근접하려 할 때 잠시 중단한다고 해도 더욱 잘 참을 수 있을 것이다. 또한, 파트너의 오르가슴은 실제로 당신의 사정 조절을 돕는다.

도교인들의 통찰에 따르면 물(질액)은 열을 식히는 작용을 한다. 당신의 사정 욕구에 대한 지배력을 점차적으로 키워나감에 따라 이에 대해서는 신경을 덜 쓰게 될 것이다. 당신은 호흡과 정신력만을 사용하여 사정 욕구를 더욱 효과적으로 억제할 수 있게 되고 성교의 흐름을 방해할 필요성이 점차 줄어들 것이다.

파트너의 성회로 충전시키기

파트너를 만족시키려면 틀에 박힌 성교 형태를 피하도록 노력해야 한다. 앞절에서 설명한 파트너를 만족시키기 위한 일련의 과정이 유일한 답안은 아니다. 그것은 대부분의 여성들이 갖는 흥분 형태를 따른 것이지, 모든 여성들에게 그리고 항상 적용되는 것은 아니다. 예를 들면 바쁜 중에는 바로 오럴섹스로 뛰어넘어 갈 수도 있다. 여러 과정을 하나로 결합하고 조화시키도록 하라. 당신의 파트너가 무엇을 원하는지, 그리고 그 순간의 분위기가 어떠한지를 잘 관찰하라. 비록 테크닉이 파트너를 만족시키는 데 도움이 되더라도 「인간 성의 기초」에서 제시한 캐차도우리언의 충고를 명심할 필요가 있다. "몸의 지렛대와 스위치를 찾으려는 단순한 노력은 기계적인 섹스를 만들기가 쉽상이다. 성회로를 충전시키는 에너지는 어디까지나 감정이기 때문이다."

파트너의 몸에 대한 지식은 필요하지만, 진실된 애정을 내신할 만한 것은 결코 존재하지 않는다.

삽입 테크닉

대부분의 포르노 영화는 사정을 할 때까지 톱질을 하듯이 앞뒤로 움직이는 남성을 그리고 있다. 그러므로 대부분의 남성들이 그렇게 성행위를 해야 한다고 생각하는 것은 당연한 일이다. 사실 그런 삽입 리듬으로는 빠른 사정이 동반되고 남성이나 여성 모두가 거의 만족감을 얻을 수가 없다. 도교인들

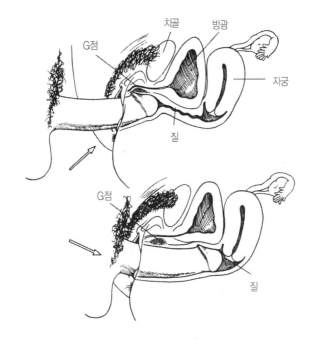

치골
방광
G점
자궁
질
G점
질

그림 20. 얕은 삽입과 깊은 삽입

은 적절한 삽입은 성적 쾌감과 사정 조절, 그리고 성 건강에 필수적이라는 사실을 알아냈다. 어떤 특정한 테크닉보다 훨씬 더 중요한 것은 파트너가 충분히 흥분되도록 배려하는 것이다. 파트너가 충분히 달구어지기 전에 너무 일찍 삽입하는 것은 어떤 경우든 피해야 한다. 심지어 파트너가 당신이 들어오기를 열망하고 있더라도, 그녀의 클리토리스를 자극하며 천천히 움직이면 그녀의 욕구는 더욱 상승하고 당신의 사정 조절은 더욱 용이해질 것이다.

당신의 리듬 찾기

도교인들은 무수히 많은 삽입 패턴을 개발했다. 그런데 그것들 중 대부분은 얕은 삽입과 깊은 삽입 간의 변화와 관련되어 있다(그림 20 참조). 이 모든 패턴들은 남성이 깊은 삽입을 시도하기 전에 얕은 삽입을 많이 행하라고 권장하고 있다. 가장 일반적인 경우는 아홉 번의 얕은 삽입과 한 번의 깊은 삽입이다. (당신의 사정 조절법을 터득해감에 따라 당신은 그 비율을 6~3회의 얕은 삽입과 1회의 깊은 삽입으로 줄여나갈 수 있다.)

얕은 삽입과 깊은 삽입을 번갈아 시도하면 당신이 더 오래 지속할 수 있을 뿐만 아니라 여성 파트너도 전율감을 더욱 진하게 느낄 것이다. 깊은 삽입은 질 속의 모든 공기를 밖으로 몰아내어 질 내부에 진공을 만든다. 그래서 얕은 삽입이 더욱 강렬해진다. 진공 밀봉 상태를 깨뜨리지 않으려면 페니스를 완전히 빼내는 것을 피하고 질 내부 약 2~3cm 정도에 머물러 있는다. 한 멀티 오르가즘 남성은 그의 체험을 이렇게 설명했다. "이 도교의 삽입 테크닉을 읽을 때 저는 진정 그것이 효과가 있는지 의문이었습니다만, 여성들은 거의 미칠 정도로 그것을 좋아했습니다. 여성들은 훨씬 빠르게 오르가슴에 도달하고 제가 오르가슴에 1번 도달하기도 전에 그들은 2~3번 도달할 수 있었습니다. 과거에 저는 여성이 그 지점까지 도달할 수 있도록 충분히 긴 시간 동안 지속할 수 있었던 적이 한 번도 없었습니다."

어떤 특정한 횟수의 얕은 삽입과 깊은 삽입보다 더욱 중요한 것은 당신에게 지속 가능하고 당신과 파트너 양자가 오랜 시간 동안 즐길 수 있는 기본 리듬을 실행하는 것이다. 숫자를 세는 데 정신이 팔려 삽입이 기계적으로 되지 않도록 주의하기 바란다.

깊은 삽입

대부분의 남성들은 깊은 삽입을 할 때 곧장 뒤로 쭉 빼낸다. 그 깊은 피스톤 운동은 파트너의 질 전체를 따라 남성의 가장 민감한 부위인 페니스 귀두를 마찰시켜 준다. 발기시키거나 발기를 유지시키기가 어려운 남성에게 이 깊은 내외 피스톤 운동(in-out deep thrust)은 특히 유용하다(제8장 p.290의 부드러운 삽입 운동 참조). 하지만, 이 피스톤 운동은 고감도의 흥분을 유발시켜 대개 빠른 사정으로 이끈다.

이런 이유 때문에 도교 스승들은 깊은 상하 피스톤 운동(up-down deep thrust)을 개발했다. 이 피스톤 운동은 남성의 가장 둔감한 부위인 페니스 기부를 이용하여 여성의 가장 민감한 부위인 클리토리스를 자극한다(그림 21 참조). 사정을 지연시키는 이점은 명백하다. 뒤로 빼는 대신에 파트너 내부 깊숙히 머무르며 반복적으로 상하 피스톤 운동을 행한다. 여성은 오르가슴을 체험하는 중이어서 깊은 삽입을 원하지만 남성이 사정에 근접할 때 특히 이 운동은 중요하다.

여성의 클리토리스는 질에서 떨어진 거리가 제각기 다르다는 사실을 명심해야 한다. 그래서 어떤 여성들은 성교 중에 다른 사람들보다 더욱 쉽게 오르가슴에 도달하는 듯하다. 당신은 깊은 상하 피스톤 운동으로도 여성의 클리토리스를 자극할 수도 있다. 하지만 많은 여성들은 손의 도움을 필요로 한다. 어떤 경우든, 이 상하 피스톤 운동은 성교의 가장 강력한 절정

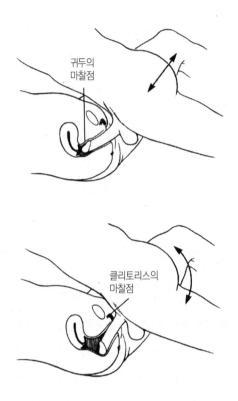

귀두의
마찰점

클리토리스의
마찰점

그림 21. 내외(內外) 피스톤 운동과 상하(上下) 피스톤 운동

중에 굉장히 도움이 될 것이다.

다른 방향

깊이에 더해 삽입 방향을 달리할 수도 있다. 중국 의학에 따르면 질의 각 부위는 페니스와 마찬가지로 신체의 기관과 선에 대응된다고 한다(그림 22 참조). 진정 여성 파트너를 만족시키고 파트너에게 활력을 불어 넣으려면 성교 중에 파트너의 질 전체를 자극할 필요가 있다. 이는 어려운 일인 듯이 느껴지

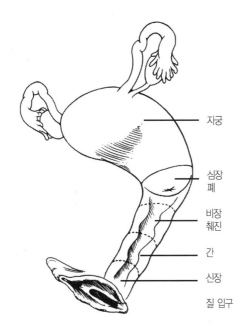

- 자궁
- 심장
  폐
- 비장
  췌진
- 간
- 신장
  질 입구

그림 22. 질의 반사점

고, 당신은 매 성교마다 그것을 행할 수는 없을 것이다. 하지만 파트너의 질을 골고루 마사지하면 할수록 그만큼 더 좋다.

얕은 삽입으로 좌우, 상하를 마사지하기 시작하라. 그 다음 깊은 삽입을 행하고, 깊게 머무르는 동안 페니스 귀두로 파트너의 자궁 경부를 부드럽게 마찰하라. 이제 각도를 유지하며 뒤로 당기면 질벽을 자극하게 된다. (일단 얕은 삽입과 깊은 삽입 간의 차이를 익혔으면 중간 삽입도 행할 수 있게 된다.) 여성들은 가장 민감한 부위가 각기 다르므로, 다른 각도로 골고루 삽입하면 그만큼 파트너를 만족시킬 가능성이 매우 커진다.

깊이와 방향에 이어 삽입 속도 또한 달리할 수 있다. 7세기의 의사인 리 퉁산 쯔는 깊이와 방향, 그리고 속도에서 각기 다른 9가지 삽입 방식을 시적으로 표현한 바 있다.

1. 용감한 장군이 적진에 뛰어들 듯이 좌우로 돌파하라. [섹스에 대한 전쟁 이미지는 도교 섹스에서 가끔 나타난다.]
2. 산악을 돌진하는 야생마처럼 일어나 즉시 돌입하라.
3. 파도를 타는 갈매기 떼처럼 삽입하고 빼내라.
4. 낱알을 가로채는 참새처럼 깊게 삽입하고 얕은 삽입 피스톤 운동을 끈덕지게 시도하라.
5. 바다에 가라 앉는 큰 돌처럼 얕게 삽입한 다음 (좌우로) 꾸준히 깊은 삽입을 행하라.
6. 구멍으로 들어가는 뱀처럼 천천히 들어가라.
7. 구멍으로 뛰어 들어가는 놀란 쥐처럼 빠르게 돌진하라.
8. 잘 피하는 산토끼를 낚아 채는 독수리처럼 맴돌다가 세게 쳐라.
9. 거친 풍랑을 헤쳐 가는 큰 배처럼 위로 세웠다가 아래로 찌르라.

끝으로 때와 장소, 그리고 욕구에 따른 당신 자신의 특별한 골반 리듬을 익히는 다양한 삽입 운동을 시도해 보기 바란다.

나선형의 진보된 삽입 테크닉

대부분의 남성들이 행하는 삽입으로는 파트너의 질 일부만

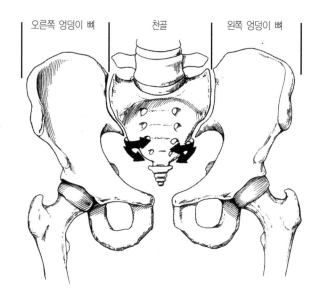

오른쪽 엉덩이 뼈 　천골　 왼쪽 엉덩이 뼈

그림 23. 천골 돌리기

을 자극할 뿐이다. 그래서 진보된 성도인술에서는 <삽입 운동 (thrusting)>보다 <나선 운동(screwing)>을 더 많이 활용한다. 앞으로 삽입하고 뒤로 빼는 피스톤 운동 대신에, 엉덩이나 천골(더욱 이상적임)을 방향을 번갈아가며 반원으로 나사못처럼 돌린다.

한 멀티 오르가슴 남성은 자신의 기법을 이렇게 설명했다. "저는 원을 그리며 삽입하고 빼냅니다. 처음은 한 쪽 방향으로 돌리고 그 다음은 반대 방향으로 돌립니다. 방향을 번갈아 돌리며 얕게 삽입하고 그 다음은 더 깊게 삽입합니다. 그리고 삽입한 채 무수히 원을 그립니다. 많은 여성들은 이 자극을 정말 좋아합니다. 특히 오르가슴 후반기에는 더욱 그 자극을 원합니다."

　전 세계에 걸쳐 많은 경험자들은 성교 중 엉덩이의 움직임이 주는 효과를 몸으로 느껴왔다. 그리고 많은 남성들은 어깨를 먼저 흔들면 천골이나 엉덩이를 회전하는 데 도움이 된다는 사실을 알아냈다. 하지만, 엉덩이는 골반 중앙에 위치하고 있는 천골보다 미세하지도, 효과적이지도 않다(그림 23 참조). 도교에 의하면 페니스를 조절하는 것은 바로 천골이라고 한다.

 훈련중 이상 처방

천골 돌리기

처음 당신은 엉덩이나 골반부터 돌리기 시작할 것이다. 라틴춤이나 아프리카춤을 많이 연습해보지 않았으면 당신은 천골을 회전시키는 데 익숙하지 않을 것이다. 시간을 들여 익히면 결국 천골의 미묘한 움직임을 감지하여 그것을 회전시킬 수 있을 것이다.

천골을 분리시키기 위해 한 손은 치골 위에 다른 한 손은 천골 위에 놓고 먼저 왼쪽으로 돌리고 그 다음 오른쪽으로 돌려라. 다음 미골(천골의 기부)을 앞으로 내밀면서(등을 밖으로 약간 구부리면서) 페니스를 위로 기울이고, 그 다음 미골을 뒤로 당기면서(척추를 약간 아치모양으로 만들면서) 페니스를 아래로 기울인다. 일단 천골을 분리시켜내면 그것을 쉽게 돌릴 수 있을 것이다.

이를 테면 못(곧장 삽입하기)은 쉽게 빠지지만 나사못(회전하며 삽입하기)는 오래 지탱된다. 엘비스 프레슬리는 무대에서 이 골반(천골) 회전 춤을 선보여 폭발적인 인기를 모았었다. 당신도 이 테크닉을 익히면 침실에서 그런 인기를 누릴 수 있을 것이다.

특히 당신의 파트너가 깊숙한 삽입을 좋아하고 당신의 조절력이 강하다면, 심지어 침대스프링이 삐거덕거릴 정도의 강한 삽입을 할 수도 있다. 한 멀티 오르가슴 남성은 다음과 같이 설명했다. "여성들은 대개 이완된 이후부터는 줄곧 강한 삽입을 좋아합니다. 하지만 강한 삽입을 너무 일찍 시도하면 고통을 유발시킬 수도 있습니다. 그러므로 밤이 깊어가고 파트너의 흥분이 고조되어 감에 따라 저는 점점 강하게 삽입하기 시작합니다. 만약 그 동작이 너무 힘에 버거우면 빠른 호흡이 필요하게 되고 때로는 삽입을 중단하고 혀와 손가락을 사용하곤 합니다."

콘돔 사용의 이점 중 하나—이 장의 후반부 <시작하는 시기: 더욱 안전한 섹스에 대한 몇 가지 조언>에서 자세하게 논의함—는 페니스를 둔감하게 함으로써 성교 시간을 더욱 오래 지속시킬 수 있다는 것이다. 특히 여성 파트너가 깊고 강한 삽입을 원할 때는 더욱 그렇다. 하지만 반드시 서혜부(불두덩 옆에 오목하게 된 곳)와의 접촉 상태를 유지하며 당신 자신의 상승하는 흥분 상태를 관찰해야만 한다.

훈련을 많이 하면 할수록 당신의 조절력은 강해지고 삽입을 중단시킬 필요성은 줄어든다. 한 멀티 오르가슴 남성은 돌아올 수 없는 지점(사정)에 근접했을 때 어떻게 대처했는지를 다음과 같이 설명했다. "성교 도중 사정의 느낌이 들기 시작할 때 저는 제 자신의 몸에 주의를 기울이면서 파트너에게 저의 상태를 얘기합니다. 그리고 정말 사정이 가까워지면 멈추고 심호흡을 합니다. 그러면 제 몸은 이완되기 시작합니다."

느린 삽입이나 나선형 삽입으로 시작하는 것이 거의 모든 경우에 가장 좋은 방법이다. (도교 수련은 흔히 <땅, 뚝딱, 고마워, 여보>로 표현되는 급하고 짧고 이기적인 감정의 남성 섹스와는 대조적이다.) 다른 모든 육체적, 정신적 수련과 같이 성교에도 수련과 혁신이 필요하다. 당신은 일반적인 형태의 유쾌한 삽입 및 나선식 삽입 테크닉과 그 깊이와 속도, 방향을 다양화한 변화 테크닉에 다같이 깊은 관심을 가져야 한다.

부부를 위한 빅 드로

제3장에서 빅 드로 테크닉을 소개한 바 있지만, 여기에서는 파트너와 함께 실행할 수 있는 빅 드로 테크닉을 소개하고자 한다. 성교 중의 빅 드로에서 당신은 오르가슴을 다원화시키고 확장시킬 것이다. 이 장의 뒷부분에 소개한 음양 교환 수련법에서 파트너와 성에너지를 교환할 수 있는 법을 배우게 될 것이므로, 여기서는 단지 자신의 신체 내에서 성에너지를 순환시키는 법을 알려주고자 한다.

당신이 쉽게 익힐 수 있도록 훈련 과정을 단계적으로 나누어 설명했다. 하지만 당신이 파트너와 그 훈련을 실행할 때는 물 흐르듯이 유연하게 결합할 수 있어야 한다.

처음에는 파트너와 함께 느끼는 강렬한 쾌감과 욕구의 모든 것이라고 생각되는 사정을 중단하기가 매우 어렵게 느껴질 것이다. 하지만 이 훈련을 몸에 익혀감에 따라 당신은 매번 점점 더 쉽게 성공할 수 있다는 사실을 알게 될 것이다.

흥분이 느껴지기 시작할 때부터 오르가슴이 임박해오는 사이가 에너지를 위로 끌어올려야 하는 시기이다. 너무 오래 버틸려고 하다 보면 정액의 방출을 막을 수 없게 될지도 모른다. 오르가슴과 사정을 분리시켜 냄에 따라 당신은 수축 단계 생식기 오르가슴을 느끼고, 그 오르가슴을 몸 전체로 확장시키면서 에너지를 위로 끌어올릴 수 있게 된다.

만약 에너지를 머리 위까지 끌어올리기가 곤란하다면 먼저 에너지를 미골까지 끌어올리고 그 에너지가 천골, 그리고 단전 반대편의 척추 위의 점(명문혈)으로 들어가는 것을 느껴라. 일단 에너지가 거기에 모이면 그것을 머리로 향하는 나머지 통로로 끌어올려라.

상대방과 대화하기

처음에 성도인술이 약간 어색하거나 성교에 방해가 되는 듯이 느껴질지도 모른다. 하지만 이내 성도인술은 자연스럽게 되고 더욱더 즐겁고 의미있는 성생활의 일부로 자리잡게 될 것이다. 하지만 그렇게 되기까지는 파트너의 협조와 인내가 절대적으로 필요하다. 그러므로 파트너에게 당신의 계획을 설명하는 것이 무엇보다도 중요하다.

한 멀티 오르가슴 남성은 이렇게 회상했다. "제 아내는 활짝 열린 태도로 매우 긍정적으로 반응했습니다. 그녀의 반응은 확실히 우리의 섹스가 단시일 내에 더욱 아름다워졌다는 사실

성교 중의 빅 드로

포옹하기

둘 모두가 극도로 흥분되었을 때 멈추고 서로 껴안는다. 서로의 눈을 깊숙히 응시한다. 파트너 내면의 아름다움을 진정 꿰뚫어보고 눈으로 그녀에게 당신의 깊은 사랑을 표현한다. 각자의 에너지를 시선과 입술, 손바닥, 그리고 피부를 통하여 보낸다.

삽입하기/나선식으로 삽입하기

여성 파트너가 극도로 흥분되었을 때 페니스 귀두를 사용하여 파트너의 소음순, 특히 클리토리스를 마찰한다. 당신은 파트너의 입술과 부풀어오른 클리토리스, 그리고 풍부한 질액을 통해 파트너가 준비된 때를 알아낼 수 있을 것이다. 천천히 파트너에게 들어가라. 아홉 번의 얕은 삽입과 한 번의 깊은 삽입 방식으로 시작하는 것이 좋을 것이다. (이것은 일반적인 지침이지 확고한 규칙은 아니라는 사실을 명심하라.)

수축하기

파트너 안에서 정지해 머무르고 있는 동안 페니스 귀두와 기부, 그리고 PC 근육을 가볍게 수축한다. 이 둥근 근육을 죄려면 골반 근육뿐만 아니라 정신력을 사용해야 한다. 필요하다면 손가락을 사용하여 페니스 기부를 죄라.

휴식하기

오르가슴에 근접했다고 느껴질 때 뒤로 물러나 페니스의 약 2~5cm(대개는 귀두)만 파트너의 질 내에 머무르도록 한다. 파트너에게 사정이 임박하고 있다는 사실을 말해 그녀의 협조를 구하도록 한다. (꼭 필요한 때만 완전히 물러나도록 한다.)

에너지 끌어올리기

항문을 조이고 정신력을 사용하여 성에너지를 페니스 끝에서 부터 회음과 미골, 그리고 머리까지 척추를 통해 끌어올려라 (제3장의 쿨 드로와 빅 드로 참조). 이는 사정 욕구를 줄이고 생식기에서 몸 전체로 오르가슴을 확장시키며, 생식기의 오르가슴 에너지를 몸 전체로 퍼뜨리는 데 도움이 된다.

이완하기

이완을 통해 페니스 혈관이 팽창되고 당신은 더 많은 성에너지를 파트너와 교환할 수 있다. 당신의 발기는 다소 수그러들지 모르지만, 그것에 의해 호르몬으로 가득찬 피가 되돌아와 몸의 나머지 부분을 강화하고 다시 발기했을 때 새로운 피가 페니스로 흘러 들어가게 된다. 서로 껴안은 상태에서 계속 키스하고 에너지를 교환한다. 또 다시 준비되었을 때 당신은 삽입 및 나선식 삽입을 계속 시도하고 둘 모두가 완전히 만족할 때까지 빅 드로를 반복할 수 있다.

에 기인한 것입니다. 또한 많은 독신 훈련을 통하여 사정 조절을 한답시고 성교를 방해하는 경우가 거의 없었다는 사실도 매우 중요합니다. 물론, 계획을 파트너에게 설명하며 파트너가 전 과정을 이해할 수 있도록 하는 것도 필수적인 일입니다."

당신은 파트너에게 제6장을 읽도록 권할 수 있지만, 시간과 열정이 허락되지 않으면 당신이 행하고 있는 것을 그녀에게 숨찬 어조로라도 몇 마디 말해주어야 한다. 한 멀티 오르가슴 남성은 그 자신의 훈련 과정을 파트너에게 다음과 같이 설명한다고 한다. "저는 함께 하고 있는 여성에게 저의 성 테크닉은 도교 철학에 근거한 것이라고 말해 줍니다. 그리고 그녀의 도움을 청하지요. <내가 사정을 멈출 수 있도록 당신이 도움을 주어야 할 때가 올거야. 당신도 알다시피, 나는 뒤로 물러나 속도를 약간 늦추어야만 돼.> 이렇게 저는 파트너에게 제 자신의 계획과 그 이유를 알려줍니다. 진정 여성들은 그 의견을 존중하고 그것이 그들 자신에게 큰 즐거움을 주기 때문에 그런 말을 듣고 싶어합니다."

다음의 멀티 오르가슴 남성의 말처럼 파트너에게 자세히 설명해 주어 그녀가 당신의 훈련 과정을 도울 수 있도록 하는 것이 중요하다. "진정 사정의 경련이 시작되려 할 때 저는 더욱 속도를 늦추고 심호흡만을 행하며 훈련을 시작합니다. 그리고 그때 저는 제 자신이 무엇을 하고 있는지, 왜 그 수련을 하는지, 그리고 왜 그것이 둘 모두에게 중요한 것인지를 파트너에게 설명하기 시작합니다. 저의 계획을 설명하기 전에는 제가 사정이 되려고 한다고 말할 때면 많은 여성들이 <괜찮아요, 어서 사정하세요. 저는 당신이 사정할 때가 좋은 걸요.> 하고 말하곤 합니다. 그때 저는 이렇게 말합니다. <당신이 나를 위해 그것을 원하니 정말 고마워. 하지만 난 지금 당장 잠에 곯아떨어지고 싶지 않으니 사정을 원하지 않아. 난 좀더 즐기고 싶어. 그리고 나의 에너지를 보존하고 싶단 말이야.> 그러면 여성 파트너는 제가 왜 때때로 뒤로 물러나 깊은 호흡을 하곤 하는지를 이해합니다."

즐거움과 건강을 위한 체위들

도교인들은 새롭고 흥미있는 성교 체위들을 매우 창의적으로 고안해냈다. 하지만, 도교의 체위들은 단순히 다양성을 위한 것이 아니다. 각 체위들에는 각기 다른 에너지와 치유 기능이 있다. 도교의 의사들은 섹스를 통해 표현되는 사랑이 가장 강력한 약이라고 믿었으며, 어떤 특정한 질병 치료를 위해 몇 주 간의 특정한 성교 체위를 처방하곤 했다. 파트너와 함께 이런 다양한 체위를 체험해 보고 자가 치유를 위해 그것들을 활용해보기를 원한다면 「성도인술: 여성 성에너지 배양법」(하남 출판사)을 참고하기 바란다.

여기서는 모든 체위들에 대한 총괄적인 조언과 더불어 기본적이고 가장 중요한 체위들만 소개할 것이다. 이 체위들은 각기 다른 성감을 자극할 뿐만 아니라, 각기 다른 신체와 성기 크기를 조화시키는 데 큰 도움이 된다. 당신과 파트너가 성적 즐거움에 대한 이해력을 연마해나감에 따라 매 상황에 가장 적합한 체위를 선택할 수 있을 것이다.

훈련중 이상 처방

기본적인 지침들

특정한 체위에 대해 논하기 전에, 분위기와 때에 적합한 체위를 선택하는 데 도움이 되는 두 가지 기본적인 지침을 제시하고자 한다.

1. 이완하고 파트너와 조화를 이루려면 입술과 입술, 손과 손, 성기와 성기 등, 같은 신체 부위를 접촉한다. 서로를 자극하고 흥분시키려면 입술과 귀, 입과 성기, 성기와 항문 등, 서로 다른 신체 부위를 결합한다.

2. 움직이는 사람(보통 위쪽 사람)이 파트너에게 더 많은 에너지를 주게 된다. 아래 쪽 사람도 위쪽 사람의 움직임을 돕기 위해 움직일 수 있다. 이런 움직임을 통해 기(氣)가 더욱 빠르게 확장되고 순환되며 교환된다. 서구에서는 위쪽 사람이 주도적이라고 생각한다. 이와는 다르게 도교에서는 위쪽 사람이 최대의 치유 에너지를 상대방에게 보냄으로써 상대방에게 베푼다고 생각한다. 고단수의 도교인들의 주요 관심사는 힘이 아니라 열정과 건강이다.[1] 당신과 파트너 모두가 조화롭게 쾌감을 만끽하며, 치유하고 치유되려면 성교시 이 지침들을 준수해야만 한다.

남성 상위

선교사들이 중국에 당도하기 전부터 이미 도인들은 남성이 보통 손이나 팔꿈치로 자신을 지지하며 여성의 위에 위치하는 체위를 잘 알고 있었다. 이 체위의 주된 이점 중 하나는 당신과 여성 파트너가 서로의 눈을 마주 응시하며 열정적으로 키스할 수 있다는 것이다. 얼굴대 얼굴이 마주보는 체위는 당신의 감정과 감각기관에 깊은 만족감을 선사한다. 이때 다섯 가지 감각 기관(눈, 혀, 귀, 코, 피부) 모두가 직접적인 접촉이 가능하다. 이 기관들, 특히 혀와 눈은 생명에너지의 주요 전달 통로이다(이장 후반부 <음양의 성에너지 교환> 참조).

이 체위에서 여성 파트너는 손으로 남성의 척추를 쓰다듬어 줌으로써 남성이 에너지를 머리로 끌어올릴 수 있도록 도울

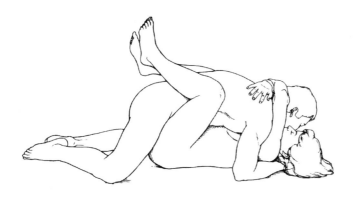

그림 24. 남성 상위

수 있다. 또한 이 체위에서 다리, 배, 가슴 등 신체의 많은 부위들이 파트너의 신체와 접촉되고, 그리고 여성 파트너의 치골과 가슴에 닿는 남성의 무게로 인해 여성은 빠르게 흥분될 수 있다. 또한 이 체위에서는 삽입과 나선식 삽입 테크닉의 활용이 용이해, 남성이 여성 파트너를 만족시키고 자신의 흥분 조절을 쉽게 유지할 수 있다.

이 체위의 주된 결점은 남성의 손은 주로 그 자신을 지탱하는 데 묶여있다는 점과 남성이 천골을 기울이지 않거나 페니스 각도를 위로 올리지 않으면 여성 파트너의 G점이 거의 자극되지 않는다는 점이다. 그런데 이 문제점은 여성의 엉덩이 밑에 쿠션을 받쳐 놓아 여성의 골반을 들어올림으로써 해결할 수 있다. 또한 여성이 다리를 남성의 팔이나 어깨에 걸쳐 놓으면 쿠션을 받치는 것과 같은 효과를 얻을 수 있으며 남성이 더욱 깊숙히 삽입할 수도 있다. 여성이 발을 높이 들면 들수록 페니스의 삽입은 그만큼 더욱 깊어진다. 특히 여성 파트너의 질이 비교적 크고 남성의 페니스가 비교적 외소하다면 이 방법은 큰 도움이 된다.

도교에 따르면 남성은 불(火)이요, 여성은 물(水)이다. 여성은 달구어지는 데 더욱 오래 걸리기 때문에, 남성이 위쪽에서 시작하는 것이 좋다. 여성의 욕구가 끓기 시작하고 남성의 불을 끌(즉, 남성의 사정을 유발시킬) 위험에 다다를 때 남성이 더욱 쉽게 집중할 수 있는 여성 상위 체위로 바꾸면 좋을 것이다. 하지만 이 체위에서 여성은 남성이 돌아올 수 없는 지점에 근접할 때 즉시 움직임을 멈추어야 한다.

여성 상위

이 체위에서 남성은 등을 대고 눕고 여성은 남성 위에 걸터 앉는다. 대부분의 남성들은 여성 상위가 사정 조절법을 익히고 멀티 오르가슴 남성이 될 수 있는 가장 쉬운 체위라고 생각한다. 그 이유는 이 체위에서 남성은 골반 근육을 이완시킬 수 있고 자신의 흥분 정도에 자세하게 귀기울일 수 있기 때문이다. 중력 또한 사정 조절을 돕고, 이 자세에서 남성은 에너지를 척추 위로 끌어올리는 데 온전히 집중할 수 있다.

또한 여성 파트너는 이 자세에서 남성의 페니스를, G점을 포함한 질의 가장 민감한 부위로 인도할 수 있다. 이런 이유 때문에 많은 여성들은 이 체위에서 가장 쉽게 오르가슴에 도달하는 것이다. 또한 여성 파트너는 남성의 귀두를 질의 바깥쪽으로 4~5cm 되는 가장 민감한 부위에 유지시킬 수도 있다. 남성이 위쪽에 위치해 있을 때 질의 4~5cm 내에서만 머무르

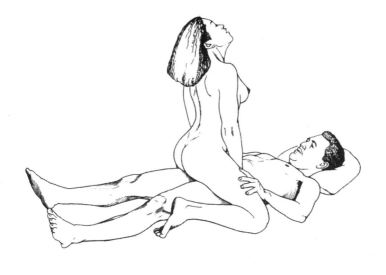

그림 25. 여성 상위

기는 어렵다. 남성은 더욱 꽉 조이는 부위로 깊숙히 뛰어 들어
가려는 경향이 있기 때문이다. 물론 꽉 조이는 부위에서 남성
의 사정은 더욱 재촉된다. 여성 상위에서 여성 파트너는 자신
의 천골을 나선형으로 돌리며 남성의 페니스로 자신의 질벽
어느 깊이에서 어떤 방향으로나 자극할 수 있다.

　이 체위에서 남성은 손가락을 사용하여 여성의 클리토리스
를 자극하고 여성이 절정에 도달하도록 도울 수 있다. 이 체위
의 또 다른 이점은 성교 중 여성 파트너의 유방을 빨거나 마사
지할 수 있다는 것이다. 고대 도교인들에 따르면 남성은 여성
파트너의 성에너지를 입술과 질, 유방에서 섭취할 수 있다고
한다.

　또한 특히 남성이 여성보다 현저하게 크거나 빨리 사정하는

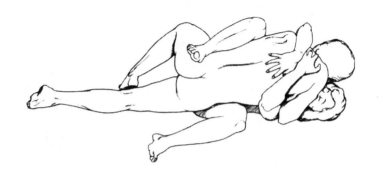

그림 26. 측와위

경향이 있거나, 혹은 여성이 임신 후반기일 때 여성의 부른 배
가 눌리지 않기 때문에 이 체위는 특히 좋다. 나이 많은 남성
들과 심장병이 있는 남성들 또한 이 체위의 도움을 크게 얻을
수 있다. 이 체위로는 많은 에너지가 소모되지 않기 때문이다.

측와위

이 체위는 비교적 적은 노력을 필요로 하기 때문에 성교 후
반기에 적합하다. 그런데 이 체위는 다소의 기술과 조화가 필
요하므로 서로를 잘 아는 연인들에게 가장 적합하다. 남성 상
위로부터 시작하여 남성이 측와위(側臥位)를 만들기 위해 오
른쪽이나 왼쪽으로 구르는 것이 가장 손쉬운 방법이다. 이 체
위는 많은 노력을 필요로 하지 않을 뿐만 아니라 얼굴과 얼굴,
그리고 몸 전체를 접촉할 수 있는 이점이 있다. 이 두 접촉을
통해 에너지 교환이 크게 이루어질 수 있다. 그렇지만, 여성과
남성의 신체 움직임이 잘 조화되지 않으면 이 체위는 불편하
거나 어색해질 수 있다.

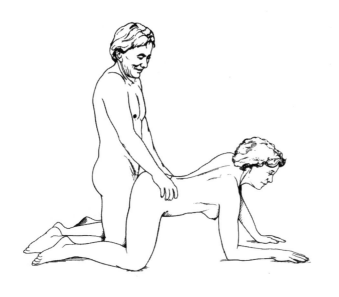

그림 27. 남성 후배위

남성 후배위

후배위는 성교의 주된 동기가 수태인 동물 체위이다. 당신도 충분히 상상할 수 있듯이, 이 체위에서 여성 파트너의 질은 특히 단단해져 남성의 사정 조절을 더욱 어렵게 만든다. 그러므로 남성의 흥분이 더디거나 사정 조절에 익숙해졌을 때 이체위가 가장 적합하다. 여성 파트너가 특히 단단한 느낌을 갖는 이유는 이 체위에서 남성이 깊숙히 삽입할 수 있기 때문이다. 그러므로 특별히 깊은 삽입을 좋아하는 여성들은 이 체위를 즐기는 경향이 있다. 삽입의 깊이는 여성 파트너의 각도에 의해 조절할 수 있다. 여성이 앞으로 더 많이 굽히면 굽힐수록, 그만큼 더 깊은 삽입이 가능하다. 특히 이 체위는 왜소한 페니스를 가진 남성이나 큰 질을 가진 여성에게 적합하다. 또한 이 체위에서 여성 파트너의 G점을 직접 자극할 수도 있다. 반면 클리토리스는 비교적 간접적인 자극만이 가능하다. 하지만 남성이 손가락을 사용하여 그 단점을 보완할 수 있다.

영혼의 결합(음양의 성에너지 교환)

대부분의 사람들이 교회나 시나고그(synagogues, 유대교 예배당), 모스크(mosques, 회교 사원), 혹은 사찰에서 초월을 체험하는 것보다 실제로 그들 자신의 침실에서 더욱 강렬하게 초월을 체험한다. 성교를 통해 우리는 신체의 한계를 초월하고 다른 인간과 하나로 결합되며, 때로는 우주와 합일되는 느낌을 갖기까지 한다.

도교의 관점으로 볼 때, 하늘과 땅은 상호 균형과 조화를 유지하며 끊임없이 성적인 합일을 이루고 있다. 바로 사랑을 나눌 때 우리는 이런 우주에너지와 연결될 수 있다. 도치료사인 스테판 시그리스트는 이렇게 설명했다. "도교 섹스로 사람은 철학이나 종교에서 흔히 이야기하는 우주와 자연과의 잃어버린 조화(영적인 합일)를 되찾을 수 있다." 하지만, 일부 종교들과는 달리 도교는 성(sexuality)과 영성(spirituality)을 불가분의 것으로 본다. 영성은 형태로 구체화되고, 영혼은 우리 자신의 육체를 포함하여 물질 세계 전체를 관통하고 있는 것으로 생각한다.

도교의 관점으로 볼 때, 우리 인간은 세 가지 형태의 에너지로 이루어져 있다. 이 책에서는 이 세 가지 중 가장 물질적인 에너지인 정기(精氣), 즉 성에너지를 주로 다루고 있다. 하지만 이 성에너지를 개발해나감에 따라 그것은 기(氣), 즉 생체전기 에너지(제2장 참조)로 정련되어 우리의 몸 전체를 통해 순환하게 된다. 다시 이 기(氣)는 신(神), 즉 정신에너지로 정련된다.

이 세 가지 에너지는 상호 연결되어 있으며 몸과도 연결되어 있다. 이 장에서 당신은 파트너와 함께 성에너지를 순환시키고 정련시키는 방법을 배우게 될 것이다. 이 테크닉을 통해 당신은 오르가슴을 순전히 육체적 차원에서 정신적 차원으로 확장시킬 수 있게 될 것이다. 이것이 바로 영혼 결합의 참다운 본질이다.

음과 양

도교를 좀 아는 사람은 대부분 음양과 도의 상징[태극]에서 표현되는 음양의 상호보완적이고 순환적인 관계에 대해 들어보았을 것이다. 대부분의 사람들은 음은 우주의 <여성에너지>이고 양은 그 반대 성질인 우주의 <남성에너지>라는 사실을 알고 있다. 이 두 에너지의 근본은 전자와 양성자로서, 그것들에 의해 만물이 존재하고 당신과 당신 파트너가 조화를 이루며 성에너지를 승화시킬 수 있는 것이다. 주역(周易)에는 이렇게 쓰여있다. "일양(一陽)과 일음(一陰)의 상호작용을

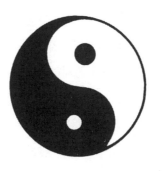

그림 28. 도의 상징

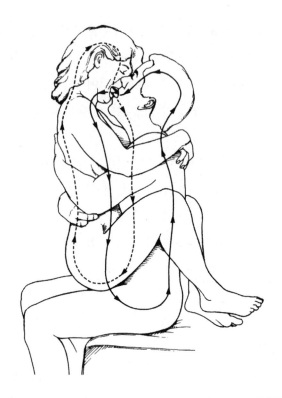

그림 29. 음양에너지 교환

도(道)라고 하고, 그 결과 끊임없는 생성 과정을 <변화(易)>라
고 한다."[2)]

소녀에 따르면 "양은 음의 협력이 있어야만 기능할 수 있
고, 음은 양의 존재하에서만 성장할 수 있다."고 한다. 우리 내
부에는 남성에너지와 여성에너지가 공존하고 있으며, 음양은
실제로 상호 변환될 수 있는 역동적인 힘이다. 현재 많은 사람
들이 남성과 여성은 단지 사회적으로 규정된 성 개념일 뿐이
라고 주장한다. 하지만, 도교의 관점으로 볼 때 각 개인마다
많은 가변성이 존재하더라도 남성은 일반적으로 더 많은 양

(남성)에너지를 지니고 있고, 여성은 일반적으로 더 많은 음 (여성)에너지를 지니고 있다. 도교에서는 남성 또한 부분적으로는 여성이고, 여성 또한 부분적으로는 남성이며, 딱 부러지게 대립된 이분법은 명백히 잘못된 생각이라고 항상 인식해왔다. 이 생각은 여성 상징 내에 남성을 표현하는 작은 원이 있고, 남성 상징 내에 여성을 표현하는 작은 원이 있는 도의 상징에서 잘 표현하고 있다. 음양은 각각 상대 성질의 일부를 포함하고 있다.

비록 대립되는 이분법을 피해야 하지만, 침실에서는 서로 다른 욕구에 대해서 잘 인식해야 한다. 예를 들면, 양은 빨리 흥분되고 동시에 빨리 식는다. 반면 음은 느리게 흥분되고 느리게 식는다. 남성은 양성이 더 강하고 여성은 음성이 더 강하기 때문에, 성교 중 에너지 교환을 통해 서로를 더욱 균형 잡히게 이끌어줄 수 있다. 양쪽 모두가 어떻게 에너지 교환이 일어나는지를 의식적으로 관찰하는 것이 이상적이다. 다음 장에서 여성이 자신의 에너지를 순환시켜야 할 필요성에 대해 설명할 것이다. 비록 여성 파트너가 도교 섹스에 대해 아무 것도 몰라도 당신은 사랑하는 그녀와의 에너지 교환을 느낄 수 있다. 하지만, 여성 파트너의 적극적인 참여 없이는 <훈련 13>을 실행하기가 어렵다. 당신이 여성 파트너와 함께 나누면 나눌수록 에너지 교환은 더욱 쉽고도 강력해진다.

만약 당신이 여성 파트너의 에너지를 끌어올리는 데 곤란을 겪고 있다면 당신은 자신의 페니스와 회음, 항문을 수축해야 한다. 이 근육들을 몇 차례 가볍게 수축하면 당신이 에너지를 끌어올리는 데 도움이 된다. (또한 당신은 쿨 드로법에서처럼

· 훈련 13

영혼의 결합(음양의 성에너지 교환)

확장하기

이 장의 앞부분에 기술한 파트너 만족시키기와 삽입/나선식 삽입 테크닉으로 당신과 당신 파트너는 성에너지를 순환시킬 수 있는 지점까지 팽창할 수 있을 것이다. 여성이 더 많이 윤활되면 될수록 그만큼 그녀는 음에너지를 많이 보유하게 된다. 앞에서 언급했듯이 당신은 오럴 섹스나 유두를 통해 여성의 음에너지를 직접 취할 수 있다. 당신(그리고 이상적으로는 당신 파트너)이 에너지를 끌어올려 당신 자신의 몸 전체(즉, 소우주 궤도)를 통해 그것을 순환시킬 수 있다면 큰 도움이 될 것이다.

포옹하기

얼굴과 얼굴을 맞대고 몸의 대부분이 접촉된 상태로 파트너를 포옹하라. 여성이 현저하게 가볍거나 약하다면 위쪽에 위치해야만 한다. 그렇지 않은 경우는 어느 사람이 위쪽에 위치해도 상관 없다. 서로의 눈을 깊숙히 응시하는 것을 잊지 말라. 눈 접촉은 매우 중요하다. 서로의 사랑과 에너지를 응시를 통해 발산하라.

호흡하기

호흡 조절은 기(氣)를 교환하는 데 필수적이다. 삽입하기나 나선식으로 삽입하기를 멈추고 파트너를 친밀하게 포옹하라. 코는 파트너의 귀옆에, 귀는 파트너의 코옆에 놓는다. 이를 통해 상대방의 호흡 소리를 들을 수 있다. 그 다음 호흡을 서로 조화시켜라. 둘 모두가 흡기와 호기를 동시에 행할 수도 있고, 하나가 숨을 들이쉴 때 다른 하나는 숨을 내쉴 수도 있다. 마음을 상대방에게 집중하고 상대방의 리듬에 맞추어 오

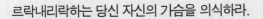

르락내리락하는 당신 자신의 가슴을 의식하라.

순환시키기

조화를 이루기 위해서는 당신과 당신 파트너가 모두 소우주 궤도를 통해 에너지를 순환시킬 수 있어야 한다. 소주천(小周天)은 척추 위로 달리고 있는 양적인 성질의 독맥과 몸의 앞쪽 중앙 아래로 달리고 있는 음적인 성질을 지닌 임맥의 균형을 잡아 주는 첫 번째 단계이다. 항문 수축과 정신력으로 에너지를 끌어올리고, 그 다음 혀를 통해 몸 앞쪽으로 에너지를 내린다.

에너지 교환하기

1. 잠시 동안 호흡을 함께 한 후에, 각자 자신의 에너지를 성기에서 머리 정수리로 끌어올린다.

2. 그때 숨을 들이마시는 동안 남성은 여성의 질에서 차가운 음에너지를 자신의 페니스로 끌어들이는 것을 마음 속으로 그린다. (여성은 남성의 페니스에서 뜨거운 양에너지를 자신의 질로 끌어들이는 것을 마음 속으로 그린다.)

3. 이 에너지를 회음과 미골로 끌어내고, 급기야는 척추를 통해 머리 정수리로 끌어 올린다.

4. 그 다음 숨을 내쉬며 에너지를 머리 정수리에서 이마 사이 중앙선을 통해 얼굴과 혀로 내린다.―만약 당신의 혀가 파트너의 혀와 접촉되어 있다면 당신은 입을 통해 에너지를 교환할 수 있다. 혀에서 그 에너지를 임맥의 나머지 부분 아래 단전까지 끌어내려야 한다. (또한 당신은 가슴을 통해 당신 자신의 심장에서 파트너의 유방으로 에너지를 교환하고 거기에서 파트너의 임맥 아래로 에너지를 내릴 수도 있다. 여성의 경우도 마찬가지이다.)

> 5. 9회에서 18회까지, 혹은 당신이 원하는 만큼 호흡과 에너
> 지 교환을 계속하라.

짧은 호흡으로 여성 파트너의 에너지를 규칙적으로 홀짝홀짝
마실 수 있다; 제3장 참조). 일단 당신의 성에너지를 능숙하게
조절할 수 있게 되어 사정에 대한 걱정이 없게 되면 당신은 자
신의 페니스를 통해 뜨거운 양에너지를 여성 파트너에게 보낼
수 있다. 반대로 여성은 자신의 질을 통해 차가운 음에너지를
페니스로 보내는 것을 상상해야 한다.

당신은 여성에게 자신의 양에너지를 주지 않고는 그녀의 음
에너지를 받을 수가 없다. 또 그녀가 당신의 넘치는 양에너지
를 흡수하도록 하면 당신은 자신의 생식기에 너무 과도한 에
너지가 쌓이는 것을 방지하고 사정을 피하는 데도 도움이 된
다. 그런데 당신이 사정을 하면 에너지의 대부분을 잃어버리
므로 에너지 교환이 어렵게 된다. 중요한 것은 에너지 교환이
라는 사실을 명심하라.

당신은 첫 번째 성에너지 교환으로 척추의 모든 경락을 열
수 없을 지도 모른다. 그것은 많은 시간, 심지어 몇 달이 걸릴
수도 있지만, 급기야 당신은 입과 생식기 사이에서 따뜻한 기
운의 흐름을 느끼게 될 것이다. 다음은 한 멀티 오르가슴 남성
이 그 느낌을 기술한 내용이다. "때때로 우리 둘 모두가 오르
가슴을 느낄 때 우리는 정열적으로 키스하며, 우리 두 사람을
통해 곧바로 나가는 에너지를 느낍니다. 우리 혀에서 시발되

어 제 몸 아래로 파트너의 에너지가 내려오고 저의 페니스를 통해 다시 그녀의 질로, 그리고 그녀의 등을 통해 다시 우리의 혀로 되돌아 옵니다."

처음에는 그 에너지가 너무 격정적이어서 당신은 당신 자신의 에너지와 당신 파트너의 에너지를 구별하기가 어려울 것이다. 그러나 결국 당신은 파트너의 차가운 음에너지와 자신의 뜨거운 양에너지를 구별할 수 있게 될 것이다. 만약 여성 파트너가 자신의 에너지를 순환시키는 방법을 모르면 당신이 그 에너지를 당신의 페니스에서 그녀의 질로 보내고, 그리고 그녀의 척추를 통해 정수리까지 올리고, 그녀의 임맥을 통해 그녀의 혀와 당신 자신의 혀를 지나 그녀의 질까지 내려 줌으로써 그녀를 도울 수 있다.

 훈련중 이상 처방

순간적인 에너지 움직임

처음에 에너지가 예상하지 않은 상태에서 순간적으로 움직이더라도 놀라지 말라. 당신은 당신과 파트너의 몸 앞 중앙(임맥)으로 에너지가 올라가는 것을 느낄 수도 있다. 어떤 부부는 에너지가 그들의 정수리로 솟아오르고 갑자기 확 쏟아져 내려오는 느낌을 경험하기도 하고, 또 어떤 부부는 에너지막이 그들 주위를 둘러싸고 있는 느낌을 받기도 한다. 이런 느낌들을 경험하게 되더라도 절대 걱정하지 말라. 단지 이완한 채 당신의 신체 내부나 주변에서 일어나는 미세한 에너지의 움직임을 즐겨라.

에너지 일깨우기

상당한 훈련을 거치면 당신은 단전(丹田, 에너지 저장고)이라고 부르는 한층 고차원의 에너지 센터를 열 수 있게 된다. 도교에 따르면 이들 에너지 센터들은 배꼽, 심장, 머리에 각각 존재한다고 한다(p. 50의 그림 3 참조). 마이클 윈은 이렇게 설명한다. "실제로 몸 전체는 상호 연결된 하나의 거대한 단전, 즉 에너지 장이므로, 각 센터(단전)를 단계적으로 개화시키는 것이 가장 쉬운 방법이다. 첫 번째로 가장 낮은 센터를 열어 더 높은 센터를 열기 위한 단단한 발판으로 삼아야 한다."

요가를 수련한 사람들은 이 단전들을 흔히 신체의 에너지 센터를 의미하는 힌두교의 차크라(chakra)와 혼돈한다. 7개 혹은 12개의 차크라는 보통 몸 전체를 감싸고 있는 하나의 큰 에너지 통로, 즉 소우주 궤도의 일부인 단전보다 더욱 국소적이고 분리되어 있다. 힌두교의 탄트라 철학은 많은 면에서, 특히 정액의 힘을 보존하고 변형시키는 것을 강조한다는 면에서는 도교와 유사하지만, 탄트라에서 사용하는 구체적인 방법들은 도교와 다르다(탄트라 성행위에 대해서는 부록1 참조).

하나되기

두 연인의 소우주 궤도를 상호 개화하는 것이 성적이고 영적인 에너지의 참다운 결합이다. 고도의 성교와 명상을 통해 성에너지를 승화시키면 결국에는 연장된 오르가슴과 의식의 변용을 얻을 수 있다. 도교에 따르면 연인들 사이의 이런 오르가슴 융합은 음과 양이 완전한 조화를 이루었을 때 일어난다고 한다. 당신 자신을 이완하고 파트너에게 완전히 맡기는 법을 더욱 많이 배우면 배울수록 당신은 이런 비범한 결합을 더욱 쉽게 체험하게 될 것이다. 한 멀티 오르가슴 남성은 이렇게 말했다. "여자 친구와의 섹스는 순간적인 쾌락을 탐닉하는 육체의 기계적인 몸짓이 아니라 참다운 에너지 교환이요 두 육체 간의 참다운 융합입니다. 그것은 마치 두 육체가 하나로 녹아들어가는 느낌이지요."

이 조화로운 느낌은 매우 강력하다. 파트너의 사랑스런 에너지를 개화하고 받아들이고, 그리고 번갈아 파트너가 당신의 에너지를 받아들이도록 한다면 당신은 다른 어떤 것과도 비교할 수 없는 친밀감과 황홀경을 느끼게 될 것이다. 남녀의 음양은 같은 우주에너지의 일부분이다. 단지 음양에너지는 그 역할이 다르게 주어졌을 뿐이다. 그래서 당신과 당신 파트너가 진정 하나로 융합될 수 있는 것이다. 둘 사이의 성에너지의 흐름이 적절한 조화와 강도에 도달할 때 당신의 몸은 맥동치며 순환하는 에너지의 황홀한 진동에 녹아들게 될 것이다. 이것이야말로 심신(心身)의 참다운 오르가슴이다. 둘 사이에 대화와 나눔의 통로가 활짝 열려 있다면 이 에너지 교환은 당신의 사랑을 키워나가는 데 도움이 될 것이고, 상호 간의 애정은 당신들 주변의 사랑을 더욱 풍요롭게 만들 것이다.

우리는 종종 건강한 성적 결합을 <사랑 만들기(making love)>라고 부른다. 성에너지는 우리 자신의 감정과 태도를 확장시키고 강화시킨다. 이런 이유 때문에 성적 즐거움은 지고의 축복으로 널리 인식되고 있으며, 사랑의 감정은 그토록 강렬하고 성취욕에 불타는 것이다. 부정적인 측면에서 연인들의 다툼이 가장 치열한 것도 바로 그 때문이다. 그러므로 무엇보다도 중요한 것은 당신이 성에너지를 순환시키는 것을 시도하기 전에 당신과 당신 파트너가 감정적 충돌을 해소하는 것이다. 다른 식으로 표현하자면 성에너지는 불과 같다. 불은 음식을 요리할 수도 있지만, 또한 집을 태워버릴 수도 있다. 모든 결과는 성에너지를 어떻게 사용하느냐에 달려 있다. 만약 성행위 도중에 부정적인 감정이 돌발되면 즉시 멈추고 얼굴에 미소를 띠운 채 파트너의 긍정적인 성품에 대해 생각함으로써 부정적인 감정을 긍정적인 감정으로 변화시키도록 노력하라.

참된 미소는 치유력을 지닌 사랑의 에너지를 전달한다. 상심했거나 몸이 아픈 당신에게 누군가가 함빡 미소를 보내왔을 때를 상기해보라. 그때 갑자기 당신은 훨씬 좋아지는 기분을 느낀다. 「세터데이 리뷰(Saturday Review)」의 편집장이었던 노먼 커즌즈(Norman Consins)는 그의 저서 「질병의 해부(Anatomy of an Illness)」에서 오래된 막스 형제(미국의 유명한 코미디 팀)의 영화를 시청함으로써 그 자신의 희귀한 결합 조직의 질환(관절염과 류마티스성 질환)을 스스로 치유한 내용을 적었다. 웃음과 미소는 부정적인 에너지를 긍정적인 에너지로 변형시키고 몸과 마음을 치유하는 힘을 가지고 있다. 만약 당신이 전반적으로 부정적인 경향이 강하다면 만탁 치아의 다른 저서 「스트레스를 활력으로 바꾸는 도인술」에 제시된 <내면의 미소>와 <6가지 치유 소리>를 수련하기 바란다.

멈추는 시기

제3장에서 언급했듯이, 대부분의 커플들은 남성이 사정했을 때 성교를 멈춘다. 어떤 경우는 뜨거운 포옹이나 회복기간 (사정 후 다시 발기를 회복하는 데 걸리는 시간) 후에 한 차례의 성교가 더 있을 수도 있다. 하지만 대부분의 부부들은 남성이 사정하고 나면 성교를 끝내버리고 만다. 당신도 짐작하겠지만, 사정하지 않는 멀티 오르가슴 섹스에는 이런 일반적인 마침표가 존재하지 않는다. 멀티 오르가슴 커플은 원하는 만큼 오래 사랑을 나눌 수가 있다.

그러나 앞에서도 언급했듯이 도교 섹스가 인내력 시험이 되어서는 안된다. 시간이 허락한다면 당신은 한두 시간, 혹은 그 이상 정열적이고 조화로운 포옹을 유지할 수도 있다. (당신의 발기력을 약 20분마다 떨어뜨려 피가 재순환할 수 있도록 하는 것을 잊지 말라.) 고대 도교 경전들에는 여성을 완전히 만족시키려면 1천 회의 사랑스런 삽입이 필요하다고 주장하고 있다. 이는 무지막지한 노력과 엄청난 육체적인 힘이 필요할 것처럼 느껴질 수도 있다. 하지만 졸란 창(Jolan Chang)이 그의 저서 「사랑과 섹스의 도(Tao of Love and Sex)」에서 지적했듯이, 30분의 달리기를 할 때 적어도 2천 보가 가능하다면 연장된 성교에서 1천 회, 혹은 그 이상의 삽입이 불가능하겠는가? 물론, 우리들 대부분은 바쁜 생활 때문에 매일 밤마다 이런 종류의 강력한 섹스가 허락되지 않을 수도 있다. 그리고 어떤 부부도 항상 그런 강도 높은 섹스만을 원하지는 않을 것이다. 하지만, 고감도의 오르가슴과 활력 넘치는 성교에 도달하기 위해서는 충분한 시간을 할애하는 것이 중요하다. 때에 따라서는 전화코드를 뽑아 놓고 당신과 당신 파트너가 잠재된 즐거움을 마음껏 발견할 수 있도록 배려하는 것도 필요하다. 그것은 확실히 극장에 가는 것보다 훨씬 낫다.

당신의 여성 파트너가 당신보다 전반적으로 더 많은 욕구를 지니고 있다면 성도인술은 큰 도움이 될 것이다. 성도인술을 통해 당신은 성에너지를 현저하게 증진시킬 수 있고 파트너의 욕구를 쉽게 만족시켜 줄 수 있다. 1천 회의 사랑스런 삽입은 대부분의 여성들에게 천국의 즐거움이 될 수 있지만, 성욕이 약한 여성들에게는 연옥의 고난이 될 수 있다. 당신보다 전반적으로 약한 성욕을 가지고 있는 여성 파트너라면 다음 장을 반드시 읽어서 열정과 쾌감을 키우도록 해야 할 것이다. 물론, 성적 자신감을 완전히 표현하지 못하도록 방해하는 깊은 심리적 원인이 있다면 전문가에게 도움을 구해야 한다. 멀티 오르가슴을 체험할 수 있는 쌍방의 능력은 그 자체가 강력한 최음제이지만, 지속적이고 참된 만족은 성적이고 정신적인 조화에 바탕을 둔 관계에서 얻을 수 있다.

성교를 끝내는 기술은 시작하는 기술만큼 중요하다. 제1장에서 설명했듯이, 대부분의 남성들은 사정 후에 경험하는 에너지의 상실로 파트너에게 지속적인 관심과 애정을 보내기가 어렵게 된다. 반면 여성의 성감은 비교적 완만하기 때문에 대부분의 여성들은 부드러운 속삭임과 애무를 통해 점차적으로 끝내기를 원한다. 성도인술을 숙달함에 따라 당신은 더 이상 사정의 벼랑으로 떨어지지 않고 성교를 서서히 감미롭게 끝맺을 수 있게 될 것이다.

다음은 한 멀티 오르가슴 남성의 경험을 기술한 것이다. "전에 저는 섹스 후에 제 여자 친구가 행하던 애무와 사랑의 밀어와 같은 것을 이해하지도 못했고 원하지도 않았었지요. 일단 사정해버리고 나면 저는 파트너를 애무하거나 그녀에게 밀어를 속삭이거나, 심지어 키스조차 할 욕구가 사라져 버립니다. 그러나 이제는 성교 도중이나 이후에도 파트너의 몸을 애무하고 그녀를 부드럽게 대할 수 있는 강한 욕구를 가지게 되었죠. 파트너의 피부에서 종종 전기 충전기처럼 짜릿짜릿한 흥분감이 느껴집니다. 그것은 비단결처럼 부드럽습니다."

만약 당신의 파트너가 멀티 오르가슴을 느끼는 사람이라면 당신은 원하는 만큼 오랫동안 오르가슴의 파도를 함께 탈 수 있을 것이다. 만약 당신의 파트너가 멀티 오르가슴이나 심지어 오르가슴조차 느끼지 못하는 사람이라면 1천 회의 삽입으로 그녀는 멀티 오르가슴을 거의 체험하게 될 것이다. 더욱 중요한 사실은 도교 섹스를 통해 당신은 말로 형용하기 어려운 심오한 친밀감을 경험한다는 것이다.

시작하는 시기: 더욱 안전한 섹스를 위한 몇 가지 조언

코메디언인 에디 머피(Eddie Murphy)는 성적 전염병에 대한 희극 프로에서 오늘날의 걱정스런 성문화 세태를 다음과 같이 꼬집었다. "에이즈(AIDS)는 건전한 옛 시대의 단순한 성병과는 다릅니다. 비교적 건전했던 옛날에는 고작 임질이 다였고 주사 한 방이면 그것은 깨끗이 없어졌습니다. 그 다음 헤르페스(herpes, 포진)가 나타났습니다. 그것은 영원히 짐처럼 짊어지고 다닐 수 밖에 없는 물건입니다. 이제는 에이즈가 나타나서 망할 자식들을 죽이고 있습니다. 다음에 또 무엇이 나타날까요? 아마 당신의 물건을 집어넣기만 해도 곧장 터져버리지나 않을까 생각됩니다.”

당신도 이런 염려에 전전긍긍하게 되면 성교를 통해 가능한 크나큰 만족감과 친밀감, 그리고 정신적인 성장에 몰두하기가 어려워진다. 그러므로 더욱 안전한 섹스의 방법론을 논할 필요가 있다. 다행스럽게도 도교에 따르면 성도인술을 훈련하여 사정하지 않을 때 당신의 면역 체계가 월등하게 강화된다고 한다. 또한 체액을 통해 성 전염병을 옮길 위험도 현저하게 줄어든다.

에이즈(AIDS)는 인간의 면역 결핍 바이러스(HIV)에 의한 전염에서 비롯된다. 비록 에이즈는 당신이 걱정해야 할 유일한 성 전염병은 아니지만 가장 위험한 성병임에는 틀림없다. HIV를 지니고 사는 사람들이 모두 에이즈가 발병하는지는 확실하지 않지만, 현재 에이즈는 일반적으로 치명적인 병으로 인식되고 있다. 에이즈로 죽은 사람들은 보통 HIV가 발병한 경우인데 그들의 면역체계는 너무나 약화되어 종종 에이즈에 동반하는 전염병들을 물리치지 못하기 때문이다.

HIV는 체액, 특히 혈액과 정액을 통해 전염된다. HIV가 타액을 통해 전염될 수 있다는 증거는 없다. 안전하거나 매우 위험이 적은 성행위들은 포옹, 마사지, (타액의 교환이 없는) 키스, 그리고 상호 간의 자위행위 등이다. 비교적 안전한 성행위들은 프렌치 키스, 사정이 없는 펠라티오(fellatio, 구강에 의한 남성 성기의 자극), 커닝링거스(cunnilingus, 입술이나 혀에 의한 여성 성기 자극), 그리고 콘돔을 사용한 질과 항문 성교 등이다.

위험한 두 주요 그룹은 남성 동성애자나 남성 양성애자, 그리고 정맥내 약물 사용자들이지만, 남녀 이성애자들도 위험하기는 마찬가지이다.[3] 이런 사실 때문에 의료 체계의 활용이 용이하고 성교육의 중요성에 대한 자각이 높아짐에도 불구하고 많은 침실 신경과민자를 낳는 공포분위기가 양산되고 있다.

예비 파트너에게 에이즈 테스트를 받았는지 물어보거나, 혹은 상대의 성력(性歷)에 대해 물어보거나 하는 것은 오늘날 상대의 직업이나 친척에 대한 질문만큼이나 데이트의 일부가 되어버렸다. 많은 커플들이 함께 에이즈 테스트를 받고 있는 실정이다. 아직 낭만적인 데이트로 여겨지지는 않지만, 테스트를 받는 것은 커플들이 상대의 건강과 안전을 위해 그들 자신의 사랑과 관심을 표현하는 방식 중의 하나이다.

안전한 섹스는 한쪽이 HIV에 노출된 가능성이 있는 커플들에게 권장할 만한 방법이다. 성적 관계에 관심이 있는 커플들은 먼저 HIV 테스트를 받고, 그 다음 6개월 동안 안전한 섹스 테크닉을 사용한 후 다시 확실한 HIV 테스트를 받아야 한다. (감염 후 양성 반응이 나타나기까지는 6개월 정도가 걸린다.) 이때 쌍방이 음성 반응이면 일부일처주의를 고수하는 한, 감염의 위험성은 거의 없다.

두 번째 HIV 테스트를 받을 때까지 기다리는 6개월 동안, 그들은 콘돔을 이용한 성교와 상호 간의 자위행위와 같은 안전한 섹스 테크닉을 구사할 수 있다. 게다가 각자는 독신 수양법을 훈련하여 그들 자신의 개성적인 성적 잠재력과 정신력을 개발할 수 있다. 손을 사용하여 서로를 만족시켜 주면 기다리는 6개월의 기간 동안 안전한 섹스를 가질 수 있을 뿐만 아니라 멀티 오르가슴을 느끼는 데 도움이 되는 그들 고유의 흥분 상태와 쾌감의 미묘한 차이를 터득할 수도 있다. 또한 구식의 성행위 틀을 벗어남으로써 당신은 새로운 성적 즐거움을 탐구할 수도 있다. 도교에 따르면 파트너와의 참된 조화는 성교가 필요 없는 에너지 수준에서 일어난다고 한다. 애무, 그리고 서로의 눈을 응시하는 상호 명상만으로 심오한 친밀감을 형성할 수 있으며 만족스런 체험을 얻을 수 있다.

더욱 더 안전한 섹스

사정을 하지 않음으로써 남성은 많은 체액(그리고 많은 박테리아와 바이러스)을 여성에게 전달하지 않고 여성에게서 끌어들이지도 않는다. 사정할 때 정액이 분출되면서 낮은 압력의 진공을 만들게 된다. 그때 그 진공은 파트너의 체액을 끌어들이게 한다. 이런 진공을 만들지 않음으로써 박테리아나 바이러스를 파트너와 교환할 가능성이 훨씬 줄어드는 것이다.

그러나 사정하지 않는 섹스 동안에도 체액이 여전히 전달될 수 있다. (이 때문에 사정하지 않는 섹스만으로는 믿을 만한 산아제한법이 되지 못한다.) 그럼에도 불구하고 사정하지 않는 섹스는 사정하는 섹스보다 훨씬 안전하다. 특히 콘돔이 파열될 때는 더욱 그렇다. (또한 비사정 섹스를 통해 당신이 상용하는 어떤 피임법보다도 더욱 큰 효과를 얻을 수 있다.)

콘돔 사용의 기술과 과학

콘돔의 장점은 대부분의 남성들이 체험하는 감각의 둔화로 인해 남성의 사정 조절이 용이하게 된다는 것이다. 콘돔의 단점은 그것은 진정 남성의 감각을 둔화시킨다는 사실이다. 실제 어떤 남성들은 콘돔을 낀 상태에서 발기를 유지하기 어려운 경우도 있다. 만약 당신이 그런 경우라면 콘돔을 끼고 있는 동안 당신이나 당신 파트너는 당신의 성기 피스톤 운동을 지속해야만 한다. 또한 콘돔을 끼기 전에 페니스에 약간의 윤활액을 바르면 콘돔이 벗겨져나가지 않게 되고 당신의 감각도 증진된다. 다음은 콘돔을 사용할 때 명심해야 할 몇 가지 사항들이다.

1. 질, 혹은 항문 성교 이전에 항상 콘돔을 사용하라. 나녹시놀-9(nonoxynol-9)가 포함된 살정제 콘돔을 사용하라. (나녹시놀-9에 대한 반응으로서 페니스나 외음부에 밝은 붉은 염증이 생기면 이런 살균제가 포함되지 않은 상품으로 바꾸고 각별한 주의를 기울여라.)

2. 여성 파트너가 오럴 섹스를 시행하기 전에 항상 콘돔을 사용하라. 이 경우 여성 파트너는 당신이 윤활되어 있지 않고 약맛 나는 나녹시놀-9가 포함되어 있지 않은 <건조한 콘돔>을 사용하기를 원할 것이다.

3. 끝이 평평한 콘돔은 위에 1cm의 공간을 남겨두고 껴야 한다. 저장형 콘돔에는 정액을 수용할 수 있는 공간이 만들어져 있다. 콘돔으로 페니스 전체를 덮어야 하고 부드럽게 콘돔을 끼워 모든 공기 거품을 빼내야 한다. 포경수술을 받지 않았다면 콘돔을 끼기 전에 당신의 포피(包皮)를 뒤로 당겨야 한다. 콘돔이 미끄러져 벗겨지기 시작하면 손가락으로 그것을 고정시킨다.

4. 콘돔의 외면에 많은 윤활액을 발라라. (윤활액을 충분히

바르지 않으면 콘돔이 파열되는 주요 원인이 된다.) K-Y 젤리나 애스트로글라이드(Astroglide)와 같은 물을 기초로 한 윤활액만을 사용하라. 바셀린(Vaseline)과 같은 석유를 기초로 한 윤활액은 고무 콘돔이나 장갑을 분해시킬 수가 있다.

5. 성교 후, 여전히 발기된 상태에서 물러나고 콘돔이 미끄러져 벗겨지지 않도록 콘돔의 기부를 잡아라. 콘돔을 벗겨내고, 특히 사정을 했다면 상호 애무를 지속하기 전에 페니스를 씻거나 새로운 콘돔을 껴라.

6. 콘돔은 잘못 끼워졌거나, 섹스가 너무 과격하거나, 잘 고정되지 않았다면 물러나는 도중에 보통 벗겨지거나 파열된다. 만약 콘돔이 파열되거나 벗겨져도 당신이 사정을 하지 않았거나 그 파열이 콘돔의 기부에서 일어났다면 그다지 걱정할 필요가 없다. 단지 파열된 콘돔을 제거하고 새 것으로 갈아 끼우면 된다. 만약 콘돔이 파열되고 당신이 사정한 상태라면, 파트너가 소변을 보게 하거나 정자나 바이러스, 박테리아를 소멸시키기 위해 그녀의 질내에 살정액이나 젤리를 삽입하도록 권할 것이다. 여성은 적어도 1시간 동안 질내에 살정액을 넣어두어야 한다. 그래도 임신이 걱정된다면 여성 파트너가 사후(事後) 경구 피임약을 복용하면 된다. 그 약은 약국에서 쉽게 구할 수 있다.

창조하는 힘과 파괴하는 힘

에이즈나 다른 성전염병이 쉽게 퍼질 수 있다는 사실은 성적 친밀성을 꿰뚫어본 중요한 도교의 통찰을 병리학적으로 잘 상기시켜 준다. 성교는 파트너 쌍방의 건강과 행복에 근본적으로 영향을 끼칠 수 있는 육체와 에너지 차원의 교환이다. 개성과 독립을 강조하는 풍토에 물들은 현대인들은 이런 상호의 존성과 상호 교환성을 잊고 살아왔다. 성혁명을 통해서도 이런 교환의 중요성을 충분히 고려하지 못했다. 헤르페스와 에이즈와 같은 성전염병을 잊을 수 없듯이, 우리는 성적 사건들에 의해 깊이 영향을 받는다.

비록 서양 의학이 박테리아와 바이러스가 성교를 통해 전염될 수 있다는 사실은 알고 있지만, 성교 중 일어나는 생화학적이고 에너지 차원의 교환에 대해서도 보다 잘 인식할 필요가 있다. 도교인들에 따르면 당신과 당신의 파트너가 사랑을 나눌 때마다 성분비물을 통해 호르몬과 효소, 비타민 등이 교환된다고 한다. 이것은 비교적 직접적인 교환이다. 도교인들에 의하면 육체와 상기된 성기의 뒤얽힘에 의해 육체적으로, 감정적으로, 영적으로 더욱 많은 요소들이 교환된다고 한다. 현대 과학이 그 다양한 교환 성분들을 추출하고 밝혀낼 수 있으려면 시간이 다소 걸릴 것이다. 하지만 성도인술을 훈련하면 당신은 당신 자신의 육체 내에서 이 교환의 증거를 체험할 수 있을 것이다.

에이즈와 같은 성병에 감염되지 않도록 주의를 기울이는 것도 중요하지만 그렇다고 지나치게 두려워하는 것 역시 바람직한 자세는 아니다. 성은 강력하다. 성교는 항상 놀라운 창조력이나 비극적인 파괴력을 배태하고 있다. 성교는 우리를 치료할 수도 있고 파괴할 수도 있다. 두려움보다는 존중심과 경외심을 갖는 것이 성에 대한 건전한 태도이다. 도교인들은 항상 성을 진정한 연금술, 즉 삶과 건강의 근본으로 생각해왔다.

제 6 장

확실한 만족을 얻기 위한 여성의 역할

마니완 치아와 의학박사
레이첼 칼톤 아라바 공동 집필

여성을 위하여

이 장은 성도인술을 훈련하고 있는 남성의 여성 파트너인 당신을 위한 것이다.

여기에서 당신은 도교 섹스의 특성과 그것을 통하여 당신과 당신의 남성 파트너가 더 즐겁고 더 건강하고 더 친밀한 성생활을 영위해 나갈 수 있는 방법에 대하여 간략하게 배우게 될 것이다. 이 장은 다른 부분을 읽지 않고도 충분히 이해가 되도록 독립되어 있지만, 가능한 한 다른 장도 같이 읽으면 더욱 도움이 될 것이다.

특히 제4,5,9장을 같이 읽는 것이 좋다. 다른 장과 반복되는 내용이 있더라도, 남성들은 이 장을 다시 한 번 읽으면서 이미 배운 내용을 되새겨 보고 여성 파트너에 대해 알아야 할 가장 중요한 것을 발견하는 하나의 방법으로서 이 장을 활용하라.

남성에게도 멀티 오르가슴이 가능한가

아직도 우리들 대부분은 남성도 멀티 오르가슴을 느낄 수 있다는 사실을 매우 놀랍게 생각한다. 아마도 남성과 여성이 같다는 것은 믿기 어려울 것이다. 서문에서 말했듯이, 겨우 40년 전부터서야 여성이 멀티 오르가슴을 느낄 수 있다는 사실을 인식하게 되었고, 그것을 정상적인 것으로 간주하게 되었다. 더욱 놀라운 것은 멀티 오르가슴을 체험할 수 있게 된 여성들의 숫자이다.—일단 멀티 오르가슴을 체험할 수 있다는 사실을 자각하면 점점 그것은 가능해진다. 알프레드 킨제이 박사가 인간의 성생활에 대한 그 유명한 연구를 실시한 50년대부터 멀티 오르가슴을 체험한 여성들의 비율이 14%에서 50%로 세 배 이상 증가했다.[1]

1980년대에 이르러, 성의학자 윌리암 하르트만과 메릴린 피션은 자신들이 연구 대상으로 삼고 있는 남성들 중의 약 12%가 멀티 오르가슴을 체험한다는 것을 발견했다. 당신의 남편도 자신이 이러한 잠재력을 가지고 있다는 것을 깨닫게 해주고 그가 간단한 기술 몇 가지를 배울 수 있도록 당신이 도와준다면, 그 역시 멀티 오르가슴을 체험하게 될 것이다. 다음은 멀티 오르가슴을 체험하는 남편을 둔 어떤 여성의 말이다. "남편이 사정도 하지 않고 오르가슴에 도달했을 때 처음에는 믿을 수가 없었어요. 그는 사정할 때와 다름 없는 오르가슴을 명백하게 느끼고 있었고 나는 그의 페니스가 고동치는 것을 느낄 수 있었어요. 그러나 놀랍게도 사정은 하지 않았고 몇 분 후 우리는 계속 사랑을 나눌 수 있었답니다. 남편이 사정을 하지 않고도 그토록 강렬한 오르가슴을 체험할 수 있다는 것이 아직도 나에게는 놀랍기만 합니다. 이제 나는 남편이 사정을 하면 오히려 어리둥절해집니다." 멀티 오르가슴을 체험하는 또 다른 부부의 여성은 자신의 남편이 사정하지 않고 오르가슴에 이르렀을 때의 체험을 이렇게 묘사한다. "남편은 잠시 움직임을 멈춘 채 신음소리를 내며 몸을 부르르 떨었습니다. 저는 질 깊숙한 곳에서 페니스가 강하게 고동치는 것을 느낄 수 있었습니다. 전에는 그것으로 끝이었지만 이제는 그렇지 않습니다."

그러나 아직도 멀티 오르가슴은 시작에 불과하다. 사람들은 여전히 <사정>을 가장 중요한 성의 특성으로 여기는 경향이 있다. 그리고 많은 여성들이 자신들이 오르가슴에 도달하는지 그렇지 않은지, 그리고 언제, 어떻게 오르가슴에 도달하는지에 대해 신경을 쓰면서 많은 시간을 낭비한다. 도교 섹스의 관점에서는 한 번, 혹은 여러 번 오르가슴을 체험하는 것만이 성의 목적이 아니다. 이러한 쾌감의 절정은 단지 성교가 가지고 있는 황홀한 과정의 일부분일 뿐이다. 일단 당신과 당신의 파트너가 자신들의 몸 속으로 성에너지를 순환시키는 방법을 배우게 되면 당신은 자신이 원하는 만큼 오르가슴의 물결을 체험할 수 있다. 성교를 할 때 당신은 이전에는 거의 느낀 적이 없는 깊은 친밀감—육체적, 정서적, 더 나아가 영적인 유대감까지 경험하게 될 것이다.

왜 멀티 오르가슴이 필요한가?

다른 것과 마찬가지로 성에 있어서도 일종의 자아발전을 이루기 위해서는 많은 노력이 필요하다. 이 책에서 당신과 당신의 파트너는 심도 있는 성생활과 서로에 대한 더욱 친밀한 관계를 만드는 방법에 대해서 배우게 될 것이다.

만약 당신의 파트너가 당신에게 이 장을(혹은 이 책을) 읽어보도록 권한다면 아마도 당신은 이 신기한 성훈련에 대해서 다소 미심쩍어 하면서 왜 당신에게(그리고 그에게) 이러한 것이 필요한지 의아하게 생각할 것이다. 그러나 이러한 도교 섹스는 전혀 낯선 것이 아니다. 적어도 도교 섹스는 3천 년의 전통을 자랑하며 성이 가장 즐겁고 가장 건강한 것이 될 수 있도록 해주는 지혜를 축적하고 기록해 왔다. 아마 가장 숙련된 연인조차도 이 경험의 보고에서 무엇인가 배울 점을 찾게 될 것이다. 흥미롭게도 도교의 전통에서는 황제의 조언자를 포함해서 대부분의 성 조언자들이 여성들이었다. 최근까지도 성에 대한 거의 모든 상담을 남자들이 떠맡고 있는 서양과는 얼마나 다른가!

특히 당신의 성생활이 윤택하고 충분히 만족스럽다면 당신은 왜 자신이 <자연스런 본능대로 행하기>에 대한 책을 읽을 필요가 있는지 의아하게 생각할 것이다. 비록 모든 사람들이 본능적인 성적 욕구를 가지고 있지만, 이 욕구를 가지고 무엇을 해야 할지 어떻게 그것을 유지하고 어떻게 일생 동안 그것을 개발해야 할지에 대해서는 잘 모르고 있다. 서양에서는 시간이 지나면 부부가 서로에 대한 열정을 잃어버리는 것을 당연하게 생각한다. 그러나 도교에 의하면 이것은 자연법칙이 아니다. 사실 성적 매력은 절대로 시들 수가 없는 것이다. <평생 동안 성생활을 즐기기 위한 사랑의 기술>이라는 마지막 장에서 이것을 좀더 상세히 다룰 것이다.

만일 당신이 남편을 위해 이 책을 사주거나 남자의 성적인 특성에 대하여 좀더 배운다면 당신은 남편이 좀더 쉽게 멀티 오르가슴을 느낄 수 있도록 도와줄 수 있을 것이다. 그런데 당신은 자신이 파트너를 즐겁게 해주기 위해 너무 많은 시간을 소모한다는 느낌이 들 것이다. 그런데 바로 그렇게 하는 여성들이 많다는 것은 분명하다. 그러나 이 책은 남편을 기쁘게 해주는 방법에 관한 것이 아니다. 오히려 도교 섹스의 주요 이점 가운데 하나는 당신의 남편이 자신의 성적인 기술을 개발할 수 있는 방법과 당신을 더 즐겁게 해줄 수 있는 방법을 남편에게 가르쳐 준다는 것이다. 그러므로 이 책의 원제목은 「멀티 오르가슴 맨(Multi-Orgasmic Man)」으로 되어 있지만, 그것을 「멀티 오르가슴 커플(Multi-Orgasmic Couple)」이라고 불러도 무방하다.

다음은 멀티 오르가슴 남편을 둔 한 부인의 말이다. "남편이 성도인술을 훈련하기 시작하고 나서부터 저는 더욱더 자주 멀티 오르가슴을 느낄 수 있게 되었습니다. 이것은 매우 특별한 선물이에요."

지속적인 만족

우리 사회에서는 여성들이 남성을 성적으로 만족시켜줄 필요가 있다고 생각한다. 도교 섹스에서는 대단히 많은 기술들이 남성이 여성을 만족시켜주는 데 도움이 되도록 개발되었다. 그러나 도교에 따르면 결국 두 사람의 만족은 서로 분리될 수 있는 성질의 것이 아니다. 우리 사회의 일반적인 부부관계는 성에 대해서 냉랭한 부인과 언제나 정력적인 남편으로 특징지워진다. 그러나 사실은 남성보다도 성생활에 더욱 흥미를 느끼는 여성들이 많다. 특히 남성이 사정에 중점을 둔 성교에 의해 완전히 녹초가 된다면 더욱 그렇다.

제1장에서 거론했듯이, 남편이 끙끙대다가 사정을 하고 부인 위에서 쓰러져버릴 때 아직 만족하지 못한 부인의 이미지는 너무나 일반적인 것이어서 우스갯 소리의 대상이 되어 왔다. 많은 여성들이 순간적으로 달아오르기만 할 뿐 육체적으로나 정서적으로 진실한 결합이 이루어지지 않는 섹스에 대해 곧 흥미를 잃어버리고 마는 것은 전혀 놀라운 일이 아니다. 이것 역시 하나의 전형적인 현상이다. 그러나 최근에 조사한 자료들에 의하면 남성들이 침대에서 더 오랫동안 머물면서 부인을 만족시켜 주기 위하여 더 열심히 노력하고 있는 것으로 밝혀지고 있다.[2]

만일 당신의 남편이 이 책을 읽으면서 자신들의 성생활에 충분한 관심을 가진다면 아마 남편이 재빨리 사정을 해버리고 당신 위에서 쓰러져 자버리는 일은 일어나지 않을 것이다. 하지만 도교의 스승들은 일단 사정을 하면 더 이상 남성이 아내를 만족시키는 데 관심을 가지거나 친밀감을 계속 유지한다는 것이 어렵다는 것을 오래 전부터 알고 있었다. 한 멀티 오르가슴 남성이 자신의 경험을 이렇게 설명했다. "사정을 하고 나면 저는 더 이상 애무나 사랑의 밀어를 나누고 싶지도 않고 그런 아내의 욕구를 이해하지도 못했습니다. 그런데 사정을 하지 않게 되자 사랑을 나눈 후에 함께 누워서 서로 부드럽게 애무하면서 일종의 명상 속에 잠겨 있게 되었고 이것을 더없이 좋아 하게 되었습니다."

빅뱅을 넘어서

또한 다행스럽게도 도교의 스승들은 거의 3천 년 전에 오르가슴과 사정이 같은 것이 아니며, 남성은 사정 없이도 오르가슴(사실, 멀티 오르가슴)을 체험할 수 있다는 것을 발견하였다. 이것은 사정과 오르가슴이 전혀 다른 두 가지 현상이기 때문에 가능한 것이다. 더구나, 최근 서양 의학에 의하여 그 사실은 확증되고 있다(제1, 2장 참조).

멀티 오르가슴을 느끼는 남편을 둔 한 부인은 사정을 하지 않고 오르가슴을 체험한 남편이 어떻게 변했는지에 대해 다음과 같이 설명했다. "남편은 사정을 하고 난 다음에는 곧 바로 녹초가 되곤 했어요. 때로는 술을 마시고 싶어했고 그리고 나면 쉽게 흥분을 하거나 곧 귀찮아 했지요. 그러나 이제 남편은 너무나 정력적이고 애정이 넘쳐 흐른답니다."

아직까지도 서양에서는 남성들의 성을, 성교 중에 일어나는 오르가슴의 과정보다는 반드시 실망을 안겨주고마는 사정(방사)이라는 목표에 잘못 초점을 맞추고 있다. 이 책은 당신의 남성 파트너에게 오르가슴과 사정을 분리시키는 방법을 가르쳐 줄 것이다. 그리고 남성으로 하여금 순간적으로 힘이 쭉 빠지는 사정이라는 목표 너머로 초점을 옮겨 더 오래 지속하는 법을 터득하게 해주고, 당신과 더불어 더욱 심오한 차원의 성적인 만족을 체험할 수 있도록 해줄 것이다. 도교 섹스를 통하여 당신의 남편은 자신의 몸에 더욱 민감해지고 따라서 당신의 육체에도 더욱 민감해진다. 여성을 만족시키지 못하는 사정이라는 성의 빅뱅 이론을 초월함으로써 항상 더 높은 수준의 황홀감과 친밀감 속에서 여성과 남성은 성의 조화를 이룰 수 있다.

성을 통한 치료

그러나 성적인 쾌감은 단지 성이 가져다주는 즐거움의 일부일 뿐이다. 도교 섹스를 통하여 당신과 남편은 더 건강해질 수 있을 뿐만 아니라 믿기지 않겠지만 더 오래 살 수도 있다. 성 도인술은 중국에서 의학의 한 분야로서 시작되었고, 고대의 도교 스승들은 바로 의사들이었다. 의사로서 그들은 성적인 만족만큼이나 육체적인 건강에도 관심을 가지고 있었다. 성은 질병의 예방과 치유에 강력한 효과를 지니고 있는 의술로서 간주되었다. 만일 당신이 병에 걸렸다면 도교의 의사는 쑥뜸과 침술 외에 2주 동안 특별한 체위로 성교하라는 처방전을 자연스럽게 내릴 것이다. (아레타 프랭클린의 말을 인용하면)

그것이 바로 상쾌한 아침을 보장해주는 의사이다.

이 외에도 더욱 명백한 이점이 있다. 사정하지 않는 성교는 당신이 사용하고 있는 그 어떤 피임법보다도 확실한 피임법이다. 마찬가지로 성전염병과 체액의 전이에 대한 불안이 난무하는 현대에서, 사정하지 않는 섹스는 이러한 위험에서 벗어나는 더욱 안전한 섹스가 된다. 콘돔을 사용하는 것과 같은 다른 어떤 예방조치를 취하는 것보다 사정을 하지 않는 것이 가장 안전한 방법이다.

사정하지 않는 섹스의 또 하나의 장점은 덜 지저분하다는 것이다. 더 이상 시트를 적시거나 얼룩을 만들어 곤란한 경우를 당할 필요가 없다. 또한 많은 여성들이 질 내에서 남편의 정액이 흘러나와 속옷을 더럽히지 않아도 되는 것을 고마워한다. 멀티 오르가슴 남편을 둔 어떤 부인은 그것을 이렇게 표현하였다. "질 속에서 정액과 저의 분비물이 뒤섞여 거품이 이는 것처럼 느껴졌어요. 더 이상 밤새도록 질 속에서 정액이 흘러나오지 않게 되어서 얼마나 좋은지 모르겠어요"

도교 섹스를 통해서 얻는 심오한 성적 친밀감은 순전히 치료를 목적으로 하거나 일종의 교류에만 머무는 것이 아니라 당신의 사랑이 깊어지도록 해준다. 마음을 열고 솔직하게 대화를 나누는 것은 이 훈련의 필수적인 요소이다. 불만이 있음에도 불구하고 꾹 참고 그냥 웃어보인다면 아무 효과가 없다. 당신의 남편이 사정을 억제하는 것을 배울 때 당신에게 움직임을 멈추라거나 그 밖의 다른 도움을 요청하는 순간이 많아질 것이다. 그러나 이런 순간적인 희생을 통하여 성적인 즐거움이 몇 초에서 몇 분으로 그리고 몇 시간으로 늘어나게 되고 결국 충분한 만족을 누리게 될 것이다. 물론 상대의 만족을 위해서 자신의 만족을 희생해서는 안된다. 그러므로 만약 필요하다면 남성은 이 책에 있는 기술들을 혼자서도 연습할 수 있다. <독신 수련법>은 이 훈련의 중요한 일부이며, 그것은 대부분 수치스럽게 여기는 자위행위와는 다른 것이다. 멀티 오르가슴을 느끼는 남편을 만들기 위하여, 그리고 멀티 오르가슴을 느끼는 부부가 되기 위하여 가장 중요한 요소는 당신의 협조와 더불어 당신 자신의 욕구에 솔직해 지는 것이다.

남성이 멀티 오르가슴을 체험하도록 도와주는 방법

당신이 남편을 도와주기 전에 먼저 해야 될 것은 멀티 오르가슴을 느끼고 싶어하는 남편의 욕구나 성도인술을 훈련하는 남편의 행동에 대해서 당신이 품고 있을 지도 모르는 어떤 저항감을 극복하는 일이다.

Q 우리의 섹스가 기계적이 되지는 않을까요?

 처음에 많은 여성들은 남편과의 성교가 기계적으로 되지 않을까 하고 염려스러워 합니다. 바바라 키슬링 (Barbara Keesling) 박사가 최근에 펴낸 자신의 책, 「밤새도록 사랑을 나누는 방법 (그리고 여성을 흥분시키는 방법)」에서 지적했듯이, 많은 여성들이 자신의 남편이 멀티 오르가슴을 느끼는 기술들로 인하여 <정력적인 남편에서 기계적인 기관차>로 변하게 되지나 않을까 두려워 합니다. 바바라 키슬링은 그 경험이 남성을 <자신의 육체로부터 멀어지게 하는 것이 아니라 육체 속으로> 데려간다는 것을 입증했습니다. 성치료가이자 백명 이상의 남성이 멀티 오르가슴을 체험하도록 훈련시킨 성전문가로서 그녀는 직업적인 경험뿐만 아니라 개인적인 경험을 통해서 말하고 있습니다.

악기를 다루는 법을 배우는 것처럼 성도인술을 배우는 데는 시간과 노력이 필요하고 아마 처음에는 조금 어색할 것입니다. 가장 좋은 방법은 긴장을 풀고 그것을 즐기는 것입니다. 한 멀티 오르가슴 남성은 도교 섹스가 어떻게 종종 발생하는 성의 긴장을 해소하는지에 대해 이렇게 표현했습니다. "성에 대해서 허심탄회하게 이야기를 나누는 것이 좋습니다. 웃으면서 그 이야기를 하는 것은 매우 유쾌한 일입니다. 그것이 바로 침대에서의 모든 긴장을 풀어줍니다. 제가 제 몸에 대해서 솔직하게 이야기를 하기 때문에, 상대편도 자신에 대해 솔직하게 털어놓고 이야기를 합니다. 언젠가 제가 하고 있는 성도인술에 대한 얘기를 나누며 한 여성과 같이 있었는데, 갑자기 그녀가 자신의 자위도구인 진동기를 꺼내서 보여주며 이렇게 말했습니다. <결코 아무에게도 이것을 보여준 적이 없었어요. 어떻게 생각할 지 몹시 불안했거든요. 그렇지만 당신이라면 함께 이것을 사용할 수 있으리라는 느낌이 들어요> 그리고 그 경험은 정말로 근사했어요."

대부분의 남성은 자위와 포르노를 통하여 성에 대한 눈을 뜹니다. 무슨 이유 때문이건—죄책감, 무경험, 사로잡히는 것에 대한 두려움 등─남자들 대부분이 일찍부터 자위행위를 배웁니다. 또한 포르노는 일반적으로 남자들로 하여금 성에 대한 환상을 갖게 만듭니다. 그러므로 대부분의 남성들이 자신의 의지와 상관 없이 흥분을 느끼거나 흥분 정도를 의식하지 못하는 것은 그다지 놀랄 만한 일이 아닙니다. 도교 섹스는 상대방을 만족시켜주고 자신도 만족할 수 있는, 자신의 진정한 육체적 잠재력을 배우도록 남성들에게 가르쳐 줍니다. 남성은 먼저 흥분 정도와 사정하고 싶은 충동을 조절하는 법을 배우는 것에 집중할 필요가 있습니다. 일단 자신을 조절할 수 있게 되면 남성은 두 사람이 연출하는 성교의 심오한 과정과 상대방에게 훨씬 더 잘 집중할 수 있게 될 것입니다.

Q 진정으로 만족하려면 사정하지 않아야 합니까?

어떤 여성들은 남편을 만족시키는 것이란 곧 그가 사정을 하도록 도와주는 것이라고 생각합니다. 이렇게 생각하는 것도 무리는 아닙니다. 왜냐하면 대부분의 남성들이 성교 끝에 사정을 하기 때문이고, 또 청춘기에 많은 여성들이 첫 파트너와 흥분된 애무를 할 때 사정을 하지 않는다면 성기에 아픔을 느낀다는 말을 남성에게서 들었기 때문입니다. 아마도 청춘시절에 종종 과격한 성행위를 할 때에는 그럴 수도 있겠지만, 당신의 남편이 성도인술을 훈련한다면 더 이상 그는 사정을 해야 할 필요를 느끼지 않을 것입니다. 한 멀티 오르가슴 남성은 이렇게 설명합니다. "가끔 사랑을 나누는 동안,

특히 길고 근사한 성교를 나눌 때 제 여자 친구는 제가 사정하기를 원했습니다. 그렇지만 저는 대개 사정을 하지 않았습니다. 그후, 그녀는 제가 사정할 필요가 없다는 것을 이해했고, 사정을 하지 않았을 때 그녀와 저 자신이 훨씬 더 깊이 만족할 수 있다는 것을 깨달았습니다."

그러나 남성의 사정으로써 끝을 맺는 성교를 다년간 해온 당신은 남성이 더 이상 매번 사정을 하지 않는 것에 대해 어떤 반감을 느낄 수도 있습니다. 처음 일부 여성은 자신이 별로 매력적이지 않거나 연인이 될 능력이 없다고 느끼기도 합니다. 이러한 느낌이 이해는 되지만, 절대로 당신이 덜 매력적이거나 능력이 없기 때문에 그런 것은 아닙니다. 머지 않아 당신은 연인으로서의 진정한 성공이 파트너의 사정에 달려 있는 것이 아니라 그의—그리고 당신의—만족에 달려 있다는 것을 알게 될 것입니다.

남성을 뜨겁게 달구기

남편을 도와줄 수 있는 특별한 기술들을 배우기 전에, 남성의 성적 특질에 대하여 당신이 꼭 알아야 할 몇 가지 기본 원리가 있다. 여기에서는 그것을 간단히 개괄해 볼 것이다. 제2장에서 그것을 좀더 자세히 검토해 놓았다. (또한 p.42에 소개한 상세한 그림을 통하여 남성의 성기관을 이해할 수 있을 것이다.)

우리는 남자의 성을 페니스로 국한하려는 경향이 있다.—그리고 이처럼 가장 두드러져 있는 기관에 무엇이 숨겨져 있거나 어떻게 복잡해질 수 있겠는가 하고 쉽게 생각해버린다. 그러나 정말 페니스는 시작일 뿐이다.

비록 많은 남성들이 이 책에 설명되어 있는 몸 전체 오르가슴을 통하여 자신들의 몸 전체에 걸쳐서 쾌감을 체험하는 법을 배울 수 있다 하더라도, 처음 시작할 때는 대부분 성적인 감수성은 여전히 성기에 국한된다. 알렉스 컴퍼트(Alex Comfort) 박사가 자신의 저서「섹스의 새로운 즐거움(The New Joy of Sex)」에서 밝혔듯이 "생식기의 자극을 통해서 남성은 성적인 흥분 상태가 된다." 그것은 대부분의 남성들에서 피할 수 없는 사실이다. 생식기는 남성에게 가장 중요한 성감각기관이지만, 생식기가 단순히 페니스에 국한된 것은 아니다.

페니스, 특히 가장 많은 신경조직이 모여 있는 귀두 부분을 제외하고 남성의 가장 민감한 부분은 고환이다. (고환은 페니스보다 더욱 부드럽게 다루어야 한다.) 남성의 고환이 흥분되어 있을 때는 발기를 하지 않거나 발기가 사라질 수도 있다는 것을 꼭 명심해야 한다. 이것은 남성이 강렬한 쾌감을 느끼지 않는다는 의미가 아니다. 그러나 발기가 부진하거나 발기가 상실되면 종종 남편이나 당신은 그것에 대해 크게 걱정을 한다. 이때 당신이 이것은 남성이 겪게 되는 정상적인 흥분 과정이라는 사실을 알고 있다고 남편에게 알려주면 남편이 두려움에서 벗어나는 데 큰 도움이 될 것이다.

또한 남성이 바닥에 누웠을 때는 중력의 작용으로 인해 혈액이 아래로 흘러 발기가 사그라든다는 것도 알아둘 가치가 있다. 만일 남성이 발기를 하거나 발기를 유지하는 데 있어 어려움이 있다면 등을 바닥에 대고 눕지 않는 것이 최선책이 될 것이다. 또한 당신의 엄지와 집게 손가락으로 남편의 페니스

뿌리를 고리모양으로 감싸고 있으므로 해서 발기를 도와줄 수
도 있다. 두 손가락에 지그시 힘을 가해 기분이 좋을 정도의
탄력을 유지함으로써 페니스에서 혈액이 다 빠져나가는 것을
방지하면서 다른 손이나 입으로 자극하여 발기 상태를 지속하
게 할 수 있다.

고환과 항문 사이에 있는 회음도 대단히 민감한 부분이다.
항문 역시 매우 민감하지만 많은 남성들에게—여성도 마찬가
지로—그곳은 금지구역이다. 그러므로 천천히 접근하거나 미
리 요청해야 한다. 넓적다리 안쪽도 매우 민감하게 반응하는
곳이다. 또한 많은 남성들이 유두를 자극하는 것을 좋아하고
여성처럼 유두가 단단해지는 것을 체험하기도 한다. 지속적이
고 규칙적인 자극을 통해 이러한 신경이 깨어나는 사람이 있
는 반면, 아무리 많은 접촉을 해도 결코 흥분하지 않는 사람들
도 있다.

남성의 발기는 그의 자존심과 곧바로 연결되어 있다는 것도
역시 명심할 가치가 있다. 연약하기로 유명한 남성의 자아는
침대에서 더욱 상처받기 쉽다. 많은 남성들이 침실의 기술에
대해서 거의 알지 못한다. 그들은 자신들의 무지에 대해서 걱
정하고 자신들이 모든 것을 알고 있는 것으로 간주된다는 느
낌을 받을 때 불안해한다. 결국 되도록이면 비판하지 않으려
고 노력하는 것이 최선의 방법이다. 만약 남편이 당신이 좋아
하지 않는 무엇인가를 하고 있다면 그가 잘못하고 있는 것을
비난하기보다는, 그가 해주기를 바라는 바를 그에게 말하라.
(나중에, 감정이 어느 정도 가라앉았을 때 미래의 경우를 대비
해서 당신이 싫어하는 것을 말해줄 수 있다. 침실을 벗어나서

성에 대한 솔직한 대화를 할 수 있는 열린 채널을 개발하는 것은 건강한 성생활을 위해서 매우 중요하다.)

마지막으로 진짜로 만족한 여성의 신음소리는 가장 강력한 최음제라는 사실을 알아야 한다. 당신이 자신의 즐거움을 남편과 나누면 나눌수록 그는 당신이 좋아하는 것을 더 잘 알게 되고 더욱더 흥분하게 될 것이다. 남성의 쾌감이 당신의 쾌감을 더 고조시키듯이 당신의 성적인 만족은 그의 만족을 더욱 확대시킨다.

남성의 흥분을 가라앉히기

이제까지 남편을 온통 흥분시키고 고무시키는 방법을 알아보았으니까, 이번에는 그의 흥분을 가라앉히는 방법을 배울 차례이다. 이것은 대부분의 남성에게 시도해볼 만한 가치가 있다. 여기에서 당신이 도와줄 수 있는 것은 무엇이나 남성에게 큰 힘이 될 것이다. 당신은 남성의 몸의 신호를 잘 파악함으로써 그가 돌아올 수 없는 지점(사정을 억제할 수 없는 상태)에 다가가고 있음을 그에게 알려줄 수 있다. 남성이 사정하기 위해서는 먼저 음낭이 그 자신의 몸쪽으로 가까이 잡아 당겨진다. (남성이 나이를 먹을수록 이러한 경우는 덜 발생한다.) 또한 남성의 허벅지와 복부의 근육이 긴장되고 몸이 딱딱하게 굳어진다. 그리고 목소리나 호흡이 변할 것이다.

멈추기

남편이 돌아올 수 없는 지점을 넘어가지 못하도록 당신이 도와줄 수 있는 것 중에 가장 중요한 것은, 그가 음성이나 몸으로 아주 가까와지고 있다는 신호를 보낼 때 움직임을 멈추는 것이다. 남성의 오르가슴은 사정하기 바로 직전에 일어난다. 남성이 멀티 오르가슴을 느끼기 위해서는 사정의 벼랑으로 굴러 떨어지지 않고 오르가슴을 체험하는 것을 배워야 한다.

당신의 남편이 행글라이더에 매달려 있다고 상상하라. 그는 절벽을 향하여 달려가고 있다. 그때 그는 이륙하는 법과 사정의 가파른 경사면으로 굴러 떨어지기 직전까지 비사정 오르가슴 속으로 비행하는 법을 배워야 한다. 남편이 막 사정하기 직전일 때 당신이 움직인다면 당신은 그를 절벽에서 밀어 사정 후의 무감각의 계곡 속으로 빠뜨리게 된다. 그러나 남편이 자신의 흥분에 대한 억제력을 회복할 동안 잠시 당신이 멈출 수 있다면, 당신은 다시 함께 비행할 수 있을 것이다. 만일 그가 절벽으로 떨어진다면 당신은 이륙할 준비 중이지만 그는 이미 저아래 계곡에 쓰러져 누워 있을 것이다.

질문하기

남편이 자신의 흥분 상태를 자각하고 사정의 지점에 가까이 다가간 것을 깨닫도록 도와주는 것 역시 첫 번째로 그를 돕는 것이다. 이것은 당신이 멀찍이 떨어져 있어야 한다거나 관찰자로 행동해야 한다는 뜻이 아니다. 그가 절정에 너무 가까이 다가가고 있다는 것을 당신이 알아챌 수 있으면 단지 그 사실을 그에게 알려주라는 것이다. 한 멀티 오르가슴 남성은 부인이 어떻게 도와주었는지를 다음과 같이 표현했다. "아내는 제가 흥분한 것을 알면 제가 사정에 가까와졌는지 물어봅니다.

그런데 그것이 정말로 제가 제 자신의 흥분 상태를 상기하는 데 큰 도움이 됩니다. 당신은 어쩌면 얼마나 절정에 가까와졌는지에 대해서 이야기하는 것이 성교를 방해할 것이라고 생각할 수도 있지만, 한 번도 그런 적은 없었습니다. 오히려 그것은 사랑을 더욱 충만하게 해줍니다. 왜냐하면 더 많은 나눔이 있고 더 진실한 대화가 있기 때문입니다. 비단 침실에서뿐만 아니라 어떠한 인간 관계에서도 대화가 바로 그 관계를 윤택하게 해주는 열쇠입니다."

격려해주기

사정을 하지 않는 것에 초점을 맞추는 것보다 성교의 과정에 중점을 두는 것이 더 좋다. 한 멀티 오르가슴 남성은 이렇게 설명했다. "저의 아내는 <아직 사정 하지 마세요>라고 말하곤 했습니다. 그런데 항상 그런 다그침이 저로 하여금 더 빨리 사정하게 만들었습니다. 왜냐하면 사정하지 않으려는 압박감이 오히려 역효과를 초래했기 때문입니다. 우리는 다음과 같은 사실을 발견했습니다. 아내가 <기분이 좋아요> 혹은 <아주 근사해요!>라고 말할 때 남성으로서의 자존심이 고무되어 저는 억제력을 회복하고 사정을 하지 않게 됩니다."

언제나 팀을 승리로 이끄는 코치는 항상 자신의 팀에게 그들이 하지 말아야 할 것이 아니라 그들이 해야 하는 것을 말해준다. 왜냐하면 몸은 마음이 생각하고 있는 대로 따라가기 때문이다.

호흡하기

흥분 상태를 조절하는 데 도움을 주는 것에는 또한 호흡이 있다. 사정에 가까와질 때 남성은 깊고 천천히 호흡하거나 얕고 빠르게 호흡할 것이다. 전자는 성에너지를 억제하는 데 도움이 되고, 후자는 에너지를 분산시키는 데 도움이 된다. 어느 호흡이 남성에게 더 효과적이든지 간에, 당신이 그에게 호흡할 것을 상기시키거나 그와 함께 호흡을 하는 것은 매우 도움이 된다. 당신과 그의 호흡을 일치시키는 것 역시 제5장에서 논의한 것처럼 부부의 훈련 중의 일부이다. 그것은 두 사람을 더욱 깊이 연결시켜 줄 것이다.

순환하기

남성이 사정을 지연시키는 데 사용하는 가장 중요한 테크닉은 자신의 성에너지를 생식기로부터 끌어올려서 척추를 타고 몸의 구석구석으로 퍼지도록 하는 것이다. 성에너지가 계속 생식기에만 모이게 되면 결국 그것은 너무나 강력해서 억제할 수가 없게 된다. 그렇게 되면 성에너지는 가장 직접적인 방법, 즉 페니스를 통하여 방출되고 말 것이다. 그러나 만일 이 에너지를 다른 곳으로 돌려 놓으면 사정의 충동을 억제하기가 훨씬 쉬워질 것이다.

에너지를 몸으로 순환시키는 법을 배우는 것이 두 사람 모두가 온몸으로 오르가슴을 체험할 수 있는 비결이다. 당신은 남성의 꼬리뼈에서 머리까지 척추를 따라 손으로 어루만져 줌으로써 그가 자신의 성에너지를 순환시키는 것을 도와줄 수 있다. 수석 도치료사인 마이클 윈은 이렇게 설명한다. "여성이 남성의 몸 전체를 어루만지고 애무하여 남성이 페니스에 덜 집착하도록 하면 할수록, 남성은 더욱 쉽게 에너지를 페니스로부터 다른 부분으로 옮겨갈 수 있다." 스스로 에너지를 순환시킬 수 있을 때 당신은 더욱 강렬한 오르가슴을 체험할 수 있고 활기가 넘치게 될 것이다. 또한 그것은 더 깊은 친밀감 속에서 더 멋진 엑스타시를 함께 체험하는 데도 도움이 된다.

여기서 설명한 테크닉들은 정열적인 사랑을 나눌 때 남성이 침착함을 잃지 않도록 도와주는 데 필수적인 것들이다. 당신이나 남편은 이외에도 사정하지 않도록 도와주는 여러 가지 기계적인 테크닉들도 역시 사용할 수 있다.

압착하기

원래 압착 테크닉은 <너무 빨리> 사정하는 남성을 위하여 개발되었다. (사정이 너무 빨리 일어난다면, 당신과 남편은 제8장에 있는 <끝나도 끝난 것 같지 않다: 조루증의 자가치료법>을 읽어야 한다.) 방법은 아주 간단하다. 남성 파트너가 거의 사정하려고 할 때 당신의 엄지 손가락을 그의 페니스 아래쪽에 대고 꼭 누르는 것이다. 또 다른 방법은 두 사람 중 한 사람이 자전거의 핸들을 잡듯이 페니스를 꽉 붙잡고 엄지 손가락으로 페니스의 끝을 막으며 압착하는 것이다(p.97에 있는 그림 8b 참조). 또한 당신이나 남성이 엄지와 첫 두 손가락으로 페니스의 밑을 잡고 압착해도 된다. 이러한 방법을 통하여 남성은 사정의 욕구를 멈출 수 있고, 자신의 성에너지를 페니스에서 끌어내 생식기로부터 멀리 옮겨갈 수 있다.

압착 테크닉의 한 가지 두드러진 문제점은 성교를 중단해야 한다는 것이다. 남성은 삽입한 페니스를 꺼내야 한다. 과거에 성도인술을 훈련한 여성들은 자신들의 질(PC) 근육을 사용하여 페니스의 귀두 부분을 압착하였는데 그것 역시 남성으로 하여금 사정하지 않도록 하는 데 도움이 되었다. 이 장의 후반부에 있는 <성근육 강화하기> 편을 읽은 후에 이러한 기술들을 시도해 보면 좋을 것이다.

누르기

도교의 현인들은 백만불점이라고 불리우는 회음의 한 지점을 발견했다. 그 지점은 사정을 멈추게 하는 데 굉장한 효과가 있다. 이곳은 백만금점이라고도 하는데, 그 이유는 도교의 스승들에게 그 지점을 물어보는 데는 많은 돈이 들었기 때문이다. (도교의 현인들은 너무나 현실적이어서 대가를 받는다.) 남성의 백만불점은 항문 바로 앞에 위치하고 있다(p.42의 그림 2 참조). 그 정확한 지점은 약간 오목한 느낌이 들 것이다. 남성이 손가락으로 이 지점을 누르고 PC 근육을 수축한다면 순간적으로 사정을 차단함으로써 사정을 지연시킬 수 있다. 성교 도중 남성이 자신의 회음을 누르기 시작할 때, 그가 무엇을 하고 있는지 당신이 아는 것은 중요하다. 만일 당신과 남편이 서로의 육체에 대해서 잘 알고 있고 침대에서 함께 많은 체험을 했다면, 당신이 성교 도중 이 지점을 압박함으로써 그가 사정하는 것을 연장하는 데 도움을 줄 수 있다. 당신의 손가락을 첫 번째 마디까지 밀어넣고 잠시 동안 단단히 (그러나 너무 강하지 않게) 누르고 있어야 한다.

일단 돌아올 수 없는 지점을 지나면 남성은 정액이 몸 밖으로 배출되는 것을 멈추기 위해 PC 근육을 압착하고 있으면서 이 지점을 눌러야 한다. 이렇게 해서 정액 속에 포함되어 있는 호르몬과 영양분을 고스란히 잃어버리지 않게 되는 것이다. (우리는 이미 제1장에서 정액의 손실을 막아야 하는 까닭을 검토해 보았다.) 손가락 잠금법(Finger Lock)이라고 부르며 제3장에서 설명한 적이 있는 보다 복잡한 이 조작은 아마도 남성을 만족하게 해주는 가장 좋은 방법일 것이다. 그러나 당신은 남성의 상태를 잘 알아야 한다. 남성이 정액을 보존하기 위해 손가락 잠금법을 사용하고 나면 그의 발기는 사라지게 될 것이다. 그러나 이 경우, 많은 남성들이 훨씬 빨리 다시 발기를 하게 된다고 보고 한다. 그런데 손가락 잠금법을 피임법의 하나로 사용해서는 안된다는 것을 명심하라. 왜냐하면 약간의 정액이 새어나올 수도 있기 때문이다.

또한 당신이 손가락으로 남성의 백만불점을 리드미컬하게 압박해도 좋다. 남성이 오르가슴을 느낄 때 체험하는 전립선의 수축을 흉내낸 그 행동은 남성에게 대단한 쾌감을 선사해 줄 것이다. 그러나 남성이 사정에 가까와질 때는 이것을 시행해서는 안된다. 그렇게 되면 남성은 쉽게 사정으로 치닫고 말 것이다.

당기기

정액이 고환에서 방출될 때 고환이 몸쪽으로 바짝 당겨 올라간다. 그러므로 고환을 남성의 몸으로부터 멀리 잡아당김으로써 사정을 지연시킬 수 있다. 당신이 부드럽게 남성의 고환을 아래로 잡아당겨 주면 된다. 앞에서 남성의 발기를 도와 주기 위해 당신이 한 것처럼 당신의 엄지 손가락과 4개의 손가락으로 고리를 만들어라. 그러나 이번에는 페니스의 밑을 둘러싸는 것이 아니라 고환의 맨윗부분을 둘러싸는 것이다. (p.99에 있는 그림 9 참조). 그리고 나서 아래로 단단히 잡아당긴다. (남성의 고환은 극도로 민감하기 때문에 주의깊게 다루어야 한다는 것을 명심하라.)

남편이 성도인술을 훈련하는 것을 도와주면 줄수록 그는 더욱 쉽게 숙달할 수가 있고 두 사람의 성생활은 더욱더 윤택해질 것이다. 본질적으로, 여성의 성적 능력은 남성보다 더 강하다. 도교에서는 남성의 성을 불에 비유하고 여성의 성을 물에 비유한다. 불은 쉽게 타올랐다가 쉽게 꺼진다. 물은 천천히 끓지만 오랫동안 식지 않는다. 물은 항상 불보다 강하고 쉽게 불을 끌 수 있다. 도교는 남성들에게 어떻게 하면 여성들이 비등점에 다다를 때까지 오랫동안 지속할 수 있는지에 대해 가르쳐 주려고 노력한다. 이러한 능력은 두 사람의 성적 만족을 위한 기본이 된다. 남편이 자신의 불을 억제하도록 도와주는 것뿐만 아니라 당신도 또한 자신의 비등점에 이르는 법을 배우게 될 것이다. 현재 당신이 오르가슴을 못느끼든지, 일반적인 오르가슴이나 혹은 멀티 오르가슴을 느끼든지 간에 남편과 자신을 위해 당신이 할 수 있는 가장 중요한 것은 당신 자신의 성적 능력을 개발하는 것이고 당신 자신의 잠재력을 깨닫는 것이다.

멀티 오르가슴 여성이 되는 방법

거의 연구되지 않은 남성의 오르가슴과는 달리, 여성의 오르가슴에 대해서는 지난 세기 동안 수많은 책들이 쏟아져 나왔다.—물론 대부분을 남성이 썼다. (우리는 제4장의 <여성의 오르가슴> 편에서 이러한 연구와 그 연구의 가장 중요한 결론을 검토해 보았다.) 서양에서는 여성의 오르가슴을 둘러싸고 그 정확한 본질—질 오르가슴이냐 클리토리스 오르가슴이냐 혹은 그 두 가지를 합친 복합 오르가슴인가 하는—에 대해 많은 논쟁이 있어 왔다. 불행하게도, 이러한 연구의 많은 부분이 <이상적인 여성의 오르가슴>을 만들어내기 위한 하나의 시도일 뿐이었다. 우리는 하르트만, 피션, 그리고 캠벨과 같은 성의학자들처럼 여성은 저마다 독특한 오르가슴의 양식을 가지고 있고 그것은 아주 개인적인 것이어서 그것을 한 여성만의 <오르가슴 지문(orgasmic finger print)>이라고 부를 수 있다고 믿고 있다. 또한 우리는 동일한 여성조차도 각 오르가슴이 그 나름대로의 독특한 특징과 느낌을 가지고 있고 만족의 정도가 다르다고 인식한다. (남성들이 대폭발과 같은 사정 오르가슴 너머로 옮겨감에 따라 그들도 역시 다양한 오르가슴을 체험할 수 있다는 사실을 발견한다.)

여성의 생식기에서 일어나는 오르가슴에 관한 가장 최근의 연구는 이것이 실제로 두 가지 종류의 신경과 관계가 있다고 말한다. 그것은 클리토리스로 연결되는 외음부 신경과 질과 자궁으로 연결되는 골반신경이다(그림 30 참조). 두 가지 신경조직이 존재한다는 사실은 왜 많은 여성들이 클리토리스와 질 오르가슴을 다르게 느끼는지를 설명해줄 것이다. 또한 그 두 신경조직이 척추에서 겹쳐진다는 사실이 일부 여성들이 체험

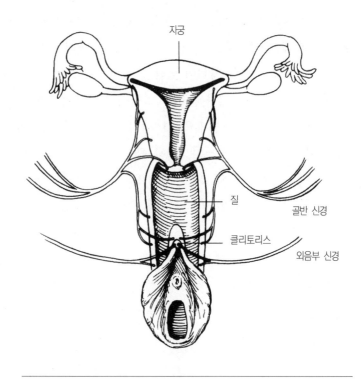

그림 30. 외음부 신경과 골반 신경

하는 질과 클리토리스의 <복합 오르가슴>을 설명해줄 것이다. 도교에 따르면 생식기 오르가슴, 즉 클리토리스, 질 혹은 그 두 개가 혼합된 오르가슴은 단지 시작일 뿐이다. 도교의 현인 들은 처음부터 당신이 클리토리스, 질, 뇌, 심지어 당신의 내 부기관들을 포함한 당신 자신의 육체 어디에서나 오르가슴의 진동과 쾌감을 느낄 수 있다는 것을 알고 있었다.

여성의 클리토리스

전체 여성 중에서 70%의 여성이 클리토리스의 자극을 통하여 오르가슴을 느낀다. 아마도 클리토리스로 연결되는 외음부 신경이 질로 연결되는 골반 신경보다 더 빽빽한 신경 조직을 가지고 있기 때문일 것이다. 대부분의 성교 체위에서 남성은 자신의 페니스에서 가장 민감한 부분인 귀두 부분에 직접적인 자극을 받게 된다. 반면 여성은 그녀의 성구조에서 가장 민감한 부분인 클리토리스를 단지 간접적으로만 자극을 받게 된다.

이 책에서 얘기한 것처럼 성교 중에 남성으로 하여금 당신의 클리토리스를 자극하도록 고무시킴으로써 당신은 더 강렬한 오르가슴을 체험하게 될 것이다. 처음에는 남성이 그의 손가락의 리듬과 그의 엉덩이의 리듬을 조화시키는 법을 배워야 하기 때문에 다소 서툴러 보일지도 모르지만, 곧 부드럽게 되고 두 사람의 성교를 좀더 만족스러운 것이 되도록 해줄 것이다.

또한 당신이 직접 자신이 원하는 곳에 남성의 손을 끌어다 놓고 당신의 클리토리스 위에 놓여 있는 그의 손가락에 대고 당신의 손가락을 누를 수도 있다. 그렇게 함으로써 남성에게 당신이 만족을 느끼는 장소와 강도를 가르쳐 줄 수 있다. 만일 당신이 질 오르가슴만을 느끼는 유형이라면 성교 중에 내내 클리토리스를 자극할 필요가 없거나 전혀 원하지 않을 수도 있다. 어디까지나 당신은 자신이 원하는 성감대로 남성의 손을 인도하면 된다.

어떤 여성들은 자신들이 원하는 것을 요구하는 것에 대해서 부끄러워 한다. 그러나 많은 연구들은 자신이 원하는 것을 상대편 남성에게 요구할 수 있거나 가르쳐 줄 수 있는 여성들이 훨씬 더 자주 오르가슴을 쟁취한다는 것을 보여준다. 성에 대해서 수동적이고 과묵한 여성의 태도는 빅토리아 시대의 낡은 유물이다. 쾌감의 흥분을 있는 그대로 표현하면서 능동적인 태도를 취하는 여성만큼 남성을 자극하는 것은 없다. 도교에 따르면 남성과 여성의 모든 성행위 과정에서 능동성과 수동성은 상호 보완적인 부분이다.

때로는, 당신이 성교 중에 허벅지에 힘을 주거나 직접적으로 당신의 클리토리스를 자극하는 것이 가장 쉽게 오르가슴을 맛보는 방법일 것이다. 흥미로운 것은 우리는 성교 중에 여성보다 남성이 훨씬 더 빨리 오르가슴에 도달할 수 있다고 생각하지만, 자위행위시 실제로 여성도 남성만큼 빨리 오르가슴에 이른다는 것이다. 위스콘신 대학의 성연구가들이 실시한 멀티 오르가슴 여성에 대한 연구에 따르면 멀티 오르가슴을 느끼는 여성들은 성교시 "허벅지에 강하게 힘을 주거나 자위행위를 통하여 클리토리스의 자극을 더욱 높이는 것"으로 드러났다.[3] 또한 멀티 오르가슴 여성들은 가슴을 애무하고 유두를 빨아주는 것을 좋아하며, 오럴 섹스를 주고 받으며, 에로틱한 상상이나 문학작품, 영화를 통하여 더욱 흥분을 고조시키며, 자신들의 욕구를 솔직하게 주고 받을 수 있는 다감한 파트너를 가지고 있었다. 그 연구는 멀티 오르가슴 여성들이 우연의 산물이 아니라는 결론을 내렸다. 그 여성들은 자신들의 쾌감을 최고로 증대시켜주는 테크닉을 선택하고 자신들의 파트너에게 그것을 알려준다.

많은 여성들이 남성과 함께 할 때, 심지어 쾌감을 느끼는 것에 대하여 부끄러워 한다. 자위행위를 둘러싼 치욕스러운 수많은 낙인들을 생각해 본다면 이러한 불안감은 충분히 이해할 수 있다. 만일 당신도 그렇게 생각한다면 제3장의 <자위행위와 자기 개발법>을 읽어보길 바란다. 자위행위는 여성의 성을 개발하는 데 있어서 건강하고 중요한 하나의 방법으로서, 성교를 대신해 주는 것이 아니라 성교를 보충해 준다.

미국 의학 협회에서 출판한 「인간의 성(Human Sexuality)」이라는 책에는 (그리고 이 책의 3장에도 언급되어 있다) 여성들이 나이를 먹을수록 더 많은 자위행위를 하는 경향이 있다고 밝혀 놓았다. 자신의 만족을 위하여 더 능동적인 태도를 취하면 할수록 당신은 자신의 성적인 잠재력을 더 많이 실현할 수 있을 것이다. 50대 후반인 한 직업 여성이 다음과 같은 현명한 말을 하였다. "삶에서 모든 사람은 자기 자신의 오르가슴에 대한 책임을 져야 한다."

일반적으로 클리토리스 오르가슴뿐만 아니라 질 오르가슴이나 복합 오르가슴을 느끼는 데 영향을 미치는 두 가지 요소가 있다. 즉 여성의 G점이나 다른 질 내부 점들의 민감성과 PC 근육의 강도가 그것이다.

여성의 G점을 비롯한 질 내부의 여러 성감대들

아마 당신은 질 내부의 어떤 지점을 자극하면 매우 흥분하게 된다는 사실을 들은 적이 있을 것이다. 이 지점은 대개 G점이라 불리우는데, 그것을 명명한 사람은 내과의사인 에르네스트 그라펜베르크(Ernest Gräfenbreg)로서 그는 1950년에 최초로 이 지점을 설명하였다.

좀더 최근에 이르러서는 그것을 <내부의 방아쇠(inner trigger point)>나 <요도의 스펀지(urethral sponge)>라고도 부른다. G점이라는 생각은 새로운 것이 아니지만 그것은 여전히 논쟁거리가 되고 있다. G점을 느끼는 여성들이 있는가 하면 느끼지 못하는 여성들도 있다. 최근의 이론에 의하면 G점은 여성의 요도를 둘러싸고 있는 선이나 혈관 그리고 말단신경들의 집합체라고 한다.

그렇다면 G점은 정확히 어느 곳에 위치하고 있는가? G점을 발견했다고 보고한 대부분의 여성들은 그것이 질 입구에서 4~5cm 떨어진 곳에 위치하고 있다고 말한다. 당신은 자신의 치골 바로 뒤쪽, 질벽 앞부분의 윗쪽에서 G점을 느낄 수 있을 것이다(p.147의 그림 18 참조). 당신의 클리토리스가 12시 방향을 가르키는 시계를 상상해 본다면 대개 G점은 11시와 1시 사이의 어딘가에 있을 것이다.

당신이 흥분하지 않은 상태에서는 G점을 발견하기란 어렵다. 자극을 받았을 때 G점은 10센트 짜리 동전이나 그보다 조금 더 크게 부풀어올라 질벽에서 두드러져 나온다. 알란(Alan)과 돈나 브라우어(Donna Brauer)는 그것을 발견할 수 있는 최적기는 당신이 오르가슴을 느낀 직후라고 얘기한다. "오르가슴을 느낀 직후, G점은 다소 커지고 민감해진다. 종종 그것은 작은 산등성이처럼 아주 조그맣게 부어오른 것처럼 느껴진다."

그들은 일초에 한 번 정도로 그 G점을 다소 약하거나 강하게 자극해 보도록 (혹은 남편으로 하여금 그것을 자극해주도록) 권했다. G점을 자극하기에 적당한 또 다른 시간은 당신이 막 오르가슴에 접근하고 있을 때이다. 일단 당신이 극도로 흥분하게 되면 당신은 G점의 쾌감을 더욱 즐길 수 있을 것이기 때문이다.

G점이 자극을 받았을 때 어떤 여성들은 처음엔 쓰라림을 느끼거나 소변을 보고 싶은 충동을 느낄 수도 있다. 이것은 정상적인 것이다. 만일 당신도 이런 느낌을 받는다면 브라우어 씨 부부가 제안한 대로 조금 더 부드럽게 접촉하거나 남편에게 좀더 가볍게 자극하도록 부탁하는 것이 좋다. 쓰라림이나 배뇨감이 쾌감으로 바뀌는 데는 1분 정도의 시간이 걸릴 것이다. 소변을 보고 싶은 느낌 때문에 걱정이 된다면 성교를 하기 전에 미리 소변을 보라. 그리고 변기 위에 앉아 있을 때 G점을 찾아보려고 노력하라. 그것이 당신으로 하여금 자신의 방광이 텅 비어 있다는 자신감을 갖게 해줄 것이다.

가장 일반적인, 얼굴과 얼굴을 마주보는 정상 체위에서는 대개 남성의 페니스가 G점을 완전히 놓치는 경우가 많다. 당신이 엎드리고 뒤에서 남성이 삽입을 하게 되면, 남성이 G점을 자극하기가 보다 쉬워진다. 혹은 여성이 위에 위치하는 여성 상위도 최대한의 쾌감을 여성에게 안겨준다. 또한 얕게 삽입하는 것도 G점을 자극하기에 좋은 방법이다. 그러나 처음에는 일반적으로 당신이나 남편의 손가락이 G점을 발견할 수 있는 가장 직접적이고 효과적인 방법이 될 것이다.

어떤 여성들은 자신들의 가장 민감한 지점이 질벽을 따라 뒷쪽의 중간쯤 되는 4시와 8시 방향에 위치하고 있다고 말한다. 이러한 장소에는 신경 다발들이 몰려 있기 때문에 압력에 충분히 예민할 수 있다. 또 어떤 여성들은 질 뒷쪽에 가장 예민한 감각을 가지고 있다. 남성이 여러 방향에서 얕고 깊게 삽입하는 법(나선식 삽입 테크닉)을 배움에 따라 남성은 이러한 지점들과 당신만의 독특한 성감대를 자극할 수 있게 될 것이다.

여성 상위의 체위에서는 대부분의 여성들이 남성의 페니스를 자신들의 가장 민감한 지점으로 인도하기 위해 골반을 돌리는 것이 가능하다. 제5장에서도 논의한 바 있지만, 이러한 여성 상위 체형은 여성뿐만 아니라 남성들에게도 매우 유익하다. 많은 남성들이 아래쪽에 있을 때 더욱 쉽게 멀티 오르가슴을 체험하는 법을 배울 수 있기 때문이다. 하지만 이 체위 역시 단점이 없는 것은 아니다. 이 체위에서 삽입을 하게 되면 그 각도 때문에 남성의 페니스가 다른 체위에서보다 2.5cm 정도 더 짧아 지는 것처럼 느껴진다. 그리고 남성의 발기를 더 오랜 시간 유지하기가 어려워진다. 왜냐하면 중력의 작용에 의해 페니스의 혈액이 아래로 내려오는 경향이 있기 때문이다.

여성이 아래쪽에 있을 때 그들은 종종 골반, 특히 천골을 마음대로 돌릴 수가 없게 된다. 그리하여 남성의 페니스를 자신들의 가장 민감한 지점으로 안내할 수가 없다. 일단 당신과 당신의 파트너가 골반으로 로큰롤을 추는 법을 배우게 되면 당신은 정말로 멋진 춤을 경험하게 될 것이다. (성교의 여러 가지 체위에 대해서는 제5장의 <즐거움과 건강을 위한 체위들>에 상세히 설명되어 있다.)

여성의 성근육

당신의 성근육, 즉 PC는 앞쪽의 치골에서 뒤쪽의 미골까지 뻗어 있는 튼튼한 고무줄로서 요도, 질, 항문을 둘러싸고 있다 (그림 31 참조). 그것은 당신의 자궁과 난소뿐만 아니라 당신

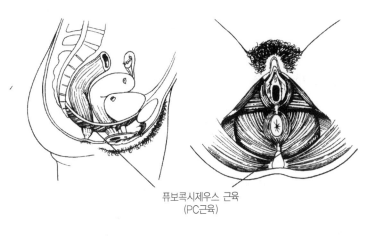

퓨보콕시제우스 근육
(PC근육)

그림 31. 여성의 PC 근육

의 모든 내장을 지탱해주는 멜빵과 같은 구실을 한다. 만약 PC 근육이 강하지 않다면 당신의 내장은 버팀목이 없기 때문에 내려앉기 시작할 것이다.

　화장실을 찾을 수 없어 소변을 참을 때 사용하는 근육이 바로 PC 근육이다. 회음 근육 역시 출산시 찢어지는 것을 피하기 위해서는 강하면서 유연해야 한다. 그러나 극도로 늘어나야 하는 출산을 통하여 당신의 PC 근육은 약해질 수 있다. 도치료의 전문가이자 침술가인 안젤라 센 박사는 다음과 같이 말한다. "특히 아이를 낳고 나면 여성은 매우 쉽게 지치고 예전처럼 섹스를 즐기지 못하는 경향이 있다. 모든 여성이 그런 것은 아니지만, 많은 여성들이 그런 경험을 한다."

　이런 여성들에게 성도인술은 매우 유익하다. 성도인술은 그들이 에너지와 성능력을 다시 회복할 수 있도록 도와줄 수 있다.

서양에서 PC 근육의 중요성은 1940년대에 들어 산부인과 의사인 아놀드 케젤(Arnold Kegel)에 의해서 발견되었다. 그는 그 유명한 케젤 훈련을 개발했다. 케젤 훈련을 통하여 많은 여성들이 방광을 조절하고 쉽게 출산을 하게 되었다. 그 후 여성들이 이 훈련을 자신들의 성적인 욕구를 증강시키고 오르가슴을 강화하며 멀티 오르가슴을 체험하는 데 사용하기 시작했다.

센 박사는 이렇게 지적했다. "모든 여성들이 이 훈련을 통하여 좀더 오르가슴을 체험할 수 있고 그 오르가슴을 확대시킬 수 있다."

여성의 PC 근육 발견하기

자신의 PC 근육을 발견할 수 있는 가장 쉬운 방법은 소변 중에 골반의 근육을 꽉 죄면서 잠시 소변을 멈춘 다음 다시 소변을 보는 것이다. 그때 복부와 두 다리는 편안하게 이완한 채 자신의 PC 근육이 분리되도록 노력하라. 만약 PC 근육이 강하다면 당신은 소변 중에 소변을 멈춘 다음 다시 소변을 볼 수 있을 것이다. 그러나 이것이 어렵고, 멈추고 있어도 약간의 소변이 흘러나온다면 당신의 PC 근육은 약한 것이다. 그렇다고 해도 걱정하지는 말라. 훈련을 통해 그것을 재빨리 강화할 수 있다. 그리고 쉽게 소변을 멈추었다가 다시 볼 수 있을 정도로 PC 근육이 강할 때에도 PC 훈련을 연습함으로써 당신의 성적인 즐거움을 더욱 키울 수 있고 전반적인 건강을 증진시킬 수 있다.

PC 근육을 강화시킴으로써 당신의 성생활이 윤택해질 뿐만 아니라 앞으로 발생할지도 모를 방광의 문제를 미리 예방할 수 있다. (혹은, 현재 방광에 문제가 있다면 그것을 개선해 줄 것이다.) 소변을 도중에서 멈추면, 처음에는 찌르는 듯한 통증이 느껴질 수도 있다. 방광에 염증이 없다면 이것은 아주 정상적인 반응으로서 몇 주 내에 괜찮아질 것이다. 그러나 방광이 감염되었고 염증이 생긴 경우에는, 의사를 찾아 치료를 받아야 하고 완치될 때까지 기다린 다음 훈련을 계속해야 한다. 근육이 뻐근하게 아플지라도 훈련을 계속하라.

여성의 성근육 강화하기

PC 근육을 강화시키기 위해 서양에서는 다양한 훈련법을 가르치고 있지만, 그것들 대부분은 케젤의 방법을 응용한 것들이다. 수축 시간과 반복 횟수만 다를 뿐, 이것들은 모두 PC 근육을 수축하고 이완하는 것을 가르쳐준다. 여기에서 제시하는 PC 당겨 올리기 훈련은 전통적인 도교의 테크닉에 기초를 두고 있다. 또한 당신의 눈, 입, 회음 그리고 항문 근육과 같은 신체에서 원형을 이루는 근육들은 연결되어 있다는 도교의 통찰도 이 훈련의 기초가 된다. 눈과 입 주위의 근육을 긴장시킴으로써 당신은 PC를 위로 끌어 당기는 힘을 증가시킬 수 있다.

눈과 입을 수축하는 것이 질 주위의 PC 근육을 압착하는 데 도움이 되지만, 훈련의 가장 중요한 부분은 가능한 한 자주 PC 근육을 단순히 수축하고 이완하는 것이다. 당신은 실제로 운전을 하면서도, TV를 보면서도, 팩스를 보내면서도, 지루한 회의 중 등, 언제 어디서든지 이것을 훈련할 수 있다. 빨간 불의 신호 대기 중에도 많은 수축을 행할 수 있고, 파란 불로 바

· 여성의 훈련 1

소변 멈추기

1. 숨을 천천히 강하게 내쉬면서 소변을 본다.
2. 숨을 들이 마시면서 PC 근육을 수축하고 소변을 멈춘다.
   (자신의 복부와 다리가 이완되었는지 확인하라.)
3. 숨을 내쉬면서 다시 소변을 본다.
4. 2번과 3번을 4~5번 반복하거나 소변이 끝날 때까지 몇 번
   이고 반복하라.

· 여성의 훈련 2

PC 당겨 올리기

1. 숨을 들이마시면서 질에 집중한다.
2. 숨을 내쉴 때 PC 근육과 눈과 입 주위의 근육을 수축한다.
3. 숨을 들이마시고 PC 근육과 눈, 입의 근육을 이완하면서
   긴장을 푼다.
4. 숨을 내쉬면서 근육을 수축하고 숨을 들이마시면서 근육을
   이완하는 것을 9번씩 반복한다.

뀔 때까지 한 차례의 수축을 유지해볼 수도 있다. 결국, 당신
은 별로 힘들이지 않고도, 눈과 입술을 찡그리지 않고도 수축
을 할 수 있게 될 것이다.

자신이 원하는 만큼 여러 번 훈련을 반복하라. 최소한 하루
에 2번이나 3번은 연습을 하도록 노력해야 한다. 운동을 하고
나면 몸이 뻐근해지는 것처럼 이것을 훈련한 후에도 근육에

통증이 올 수 있다. 너무 무리하지 말고 점차적으로 반복 횟수를 늘려가라. 양보다 일관성이 더욱 중요하다. 그 연습을 매일의 일과로 만드는 한 가지 방법은 아침에 일어나는 것이나 샤워를 하는 것, 혹은 밤에 잠자리에 드는 것과 같은 일상 생활에 결부시켜 훈련을 실행하는 것이다.

PC 근육을 강화할 수 있는 훨씬 더 효과적인 또 다른 방법은 남편의 손가락, 진동기, 대용남근, 혹은 남성의 페니스 등, 어떤 물체에 대항해서 근육을 압착하는 것이다. 그것을 통하여 당신은 근육을 더 잘 압착할 수 있을 것이다. 자신의 주먹을 꽉 쥐어보라. 물론 단단히 쥘 수 있을 것이다. 그런데 만약 다른 손의 손가락을 한두 개 안에 넣고 주먹을 쥔다면 훨씬 더 단단히 주먹을 쥐게 될 것이다. 똑같은 원리가 PC 근육에도 적용된다.

만약 파트너와 함께 훈련한다면 파트너의 손가락이나 페니스를 질에 넣고 꽉 조일 때, 파트너가 당신의 PC 근육이 얼마나 강한지 말해 줄 것이다. PC 근육을 수축할 때 당신은 남성의 페니스 주위를 꽉 조이게 되고, 그때 두 사람의 느낌은 증가된다. 남성이 자신의 PC 근육을 압착할 때 그의 페니스는 복부쪽으로 발기가 되고 당신의 G점을 자극할 수 있게 된다. 고도의 쾌감을 느끼게 해주는 또 다른 훈련 방법은 페니스를 질에 삽입을 할 때는 당신의 PC 근육을 이완하고 뺄 때는 PC 근육을 꽉 조이는 것이다. 이것은 성교시 흡입감을 증가시키고 두 사람을 흥분의 도가니로 빠뜨린다.

· 여성의 훈련 3

질 전체 강화법

1. 앉거나 서서 계란 모양의 돌알을 삽입한다. (질이 충분히 젖어있지 않다면 물이나 침, 혹은 수용성 윤활제(예를 들어 K-Y제리)를 발라서 돌알을 촉촉하게 한다.
2. PC 근육을 수축해서 돌알을 질 속으로 끌어들인 다음 조금씩 아래로 끌어내리면서 질 입구쪽으로 밀어낸다.
3. 이렇게 안에서 밖으로 움직이는 것을 9회, 18회, 혹은 36회씩 반복한다.
4. 끝나면 돌알을 좀 더 세게 아래로 밀어 질밖으로 빼낸다.

여성의 질 전체 강화하기

중국에서는 여성들이 PC 근육과 다른 질근육들을 강화하기 위해 계란 모양의 특별한 돌알을 사용하였다. 옥으로 만든 계란 모양의 돌알이 가장 좋다. PC 끌어 올리기 훈련도 PC 근육을 상당히 강화시킨다. 그러나 돌알을 사용함으로써 그 과정을 엄청나게 가속화시킬 수 있다. 서양에서는 현재 의사들이 여성의 골반 근육을 강화하기 위해, 특히 출산 후 주로 방광이 느슨해진 여성들을 위하여 <무거운 탐폰(weighted tampons)>이라 불리는 스텐레스로 만든 추를 가지고 운동할 것을 권하고 있다.[4] 그러나 알운동을 하는 이유가 단지 출산과 골반 건강을 위한 것만은 아니다. 도교의 현명한 여성들은 수천 년 동안 자신과 남성의 성적인 즐거움을 증가시키기 위하여 질 근육을 탄력있게 조절하는 능력을 키우는 데 이 훈련을 사용해 왔다.

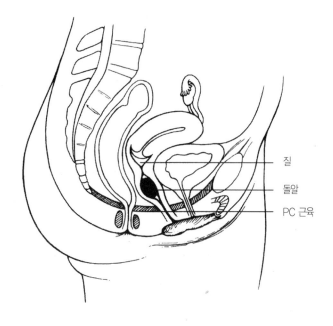

질
돌알
PC 근육

그림 32. 돌알 훈련

돌알 훈련법은 아주 간단하다. 매끄럽게 한 돌알을 질 속에 (탐폰을 삽입하듯이) 삽입한 다음 질 근육을 이용하여 그 돌알을 아래 위로 움직이는 것이다. 알이 내부로 더 깊이 들어가면 전혀 그것을 느낄 수 없을 지도 모른다. 그러나 회음과 질을 압착함으로써 계속 알을 아래 위로 움직일 수 있다. 먼저 돌알을 위로 움직인 다음 장운동을 하듯이 조금씩 아래로 내려보낸다(그림 32 참조). 그리고나서 다시 한 번 회음과 질을 압착하여 돌알을 위로 끌어올린 다음, 다시 아래로 끌어내린다. 2분 정도 이 훈련을 한 다음 좀더 강하게 돌알을 아래로 밀어내어 알을 빼낸다.

도치료사인 마르샤 켈위트는 돌알을 준비하는 법과 관리하는 법에 대해서 다음과 같이 설명한다. "집에다 돌알을 보관할 때, 먼저 그것을 소독해야 한다. 소독은 10분 정도 삶거나 1/10로 희석한 가정용 표백제에다 10분 동안 담그면 된다. 그리고 잘 헹군다. 소독은 돌알을 처음 사용할 때만 하면 된다. 그 후에는 매번 사용하고 난 후 매번 비누와 물로 깨끗이 씻어 내거나 식초를 탄 물에 담궈 놓기만 하면 된다."

옥돌에 구멍을 뚫어도 된다. 그리고 칫실이나 다른 실로 알에 고리를 만들어 고리가 질 밖으로 나와있게 하면 훈련 후에 탐폰처럼 쉽게 알을 꺼낼 수가 있다. 구멍을 뚫고 실로 꼬리를 달아놓은 알을 사용하면 또 하나의 장점이 있다. 질 속에서 알을 위 아래로 움직일 때 실도 함께 움직이는 것을 느낄 수 있어, 당신은 실제로 알이 움직이고 있다는 확실한 느낌을 받게 되고 얼마나 멀리 움직이는지도 알 수 있다.

돌알 훈련법과 여성을 위한 또 다른 성도인술에 대해서는 <성도인술: 여성 성에너지 배양법>에서 보다 상세히 다루어 놓았다.

 훈련중 이상 처방

만약의 경우

돌알이 달라 붙을 때

만약 실을 매달지 않고 알을 사용하면 때때로 알이 질에 달라붙은 듯한 느낌이 들 수도 있다. 이런 경우, 무엇보다도 중요한 것은 당황하지 않는 것이다. 명심하라. 알은 그리 멀리

갈 수 없다. 침착하게 질 내부가 마른 느낌이 드는지 살펴보라. 그렇다면 손가락으로 (물을 기초로 해서 만든) 약간의 윤활유를 질과 질 입구 주위에 바른다. 쪼그리고 앉거나 변기 위에 앉아서 알이 빠져 나오도록 아래로 힘을 주어 보라. 그래도 알이 빠져 나오지 않는다면 위로 점프를 하고 크게 웃어라. 그리고나서 다시 쪼그리고 앉아서 힘을 준다. 여전히 알이 빠져나오지 않는다면 더 이상 신경 쓰지 말고 다른 일을 하라. 그렇게 하는 동안 질근육의 긴장이 풀어지면서 십중팔구는 알이 스스로 움직여 쉽게 빠져 나올 것이다. 그래도 나오지 않는다면 마지막으로 당신의 손가락을(혹은 더욱 쉽게 파트너의 손가락을) 집어 넣어 직접 알을 꺼낸다. 이 방법으로는 틀림없이 알을 꺼내겠지만, 그래도 혹시 문제가 풀리지 않았다면 도치료사를 불러라. 만약 알에 구멍을 뚫어 실로 연결해 놓는다면 결코 이런 문제는 일어나지 않을 것이다.

알을 꺼냈을 때 알에서 나쁜 냄새가 나는 경우

분비물에서 이상한 냄새가 나는 것은 질이 감염되었다는 징후이다. 이것은 알을 사용하는 것과는 상관이 없지만, 감염이 나을 때까지 알 훈련(혹은 빅 드로)을 해서는 안된다. 집에서 질 감염을 간단하게 치료할 수 있는 방법들이 많이 있다. 산부인과 의사나 건강 전문가에게 문의하라.

자궁경부 오르가슴과 자궁 오르가슴

앞에서 언급했듯이 여성은 서로 다른 두 가지 종류의 생식기 신경을 가지고 있다. 클리토리스와 그것을 둘러싼 피부로 연결되는 외음부 신경과, 질과 자궁으로 연결되는 골반 신경이다. 어떤 자각과 약간의 훈련으로 여성들은 질 깊은 곳과 자

· 여성의 훈련 4

오르가슴 심화시키기

1. 당신의 자궁이 어떻게 생겼는지 상상해보라(그림 33 참조). 자신의 몸의 한 부분을 마음 속에 그려볼 수 있을 때 당신은 자신의 몸과 마음을 더 강하게 연결시킬 수 있을 것이다.

2. 다음, 당신의 자궁이 어디에 위치하고 있는지 발견하라. 똑바로 서서 두 엄지 손가락을 배꼽에 놓고 집게 손가락으로 삼각형을 만든다(그림 34 참조). 집게 손가락이 있는 부분이 대략 자궁이 있는 곳이다. 자궁의 크기는 작은 자두만 하다. (이때 새끼 손가락은 자연스럽게 난소의 위치에 해당하게 된다.)

3. 숨을 들이마셔라. 그리고 내쉴 때 눈과 입을 가볍게 수축하고 자궁 경부가 있는 질 뒤쪽 내부의 수축을 느껴보라. 이 것을 정확하게 실행하면 질 내부의 깊숙한 곳에서 가벼운 오르가슴이 느껴진다.

궁의 수축을 경험할 수 있다. 한 멀티 오르가슴 여성이 자신의 체험을 다음과 같이 이야기했다. "처음 저는 혼자 연습을 했습니다. 저의 질근육을 조였다 풀었다 하고 나서 이 수축을 자궁쪽으로 옮겼습니다. 곧 그 수축이 성교시에도 저절로 일어나기 시작했습니다. 정말로 그것은 굉장했어요."

극도의 쾌감을 가져다주는 이러한 강력한 오르가슴은 도교의 훈련이나 알 훈련을 통하여 질과 자궁의 근육을 조절할 수 있는 중국의 여성들에게도 잘 알려져 있다. 1980년대에 들어 브라우어 부부가 이러한 골반 깊숙한 곳의 <밀어내는 수축>

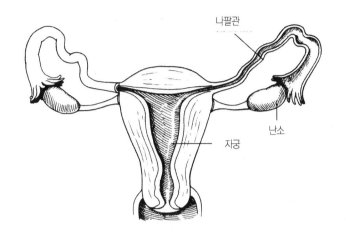

그림 33. 자궁

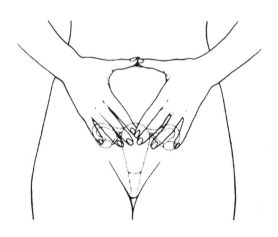

그림 34. 자궁의 위치

을 연구하였다. 그들은 이것을 <확장된 성반응>이라고 불렀다. 더구나 그들은 전기장치의 뇌파기록(EEG)을 통하여 이러한 자궁 오르가슴을 체험하는 동안 여성의 뇌파는 깊은 명상 상태 속에 있는 사람들에게서 관찰되는 뇌파와 비슷하다는 것을 알아 냈다. 도교의 현인들은 항상 여성들에게 자궁경부와 자궁 근육에 대한 자각과 함께 그 연결 부위를 발달시킴으로써 이런 심오한 오르가슴을 체험하는 데 스스로 보탬이 될 수 있다는 것을 가르쳐 왔다.

성에너지 순환시키기

만일 에너지를 순환시키는 법을 배운다면 당신은 자신의 몸 전체에 걸쳐서 오르가슴을 확대할 수 있다. 안젤라 셴 박사는 설명한다. "만일 오르가슴 직전과 오르가슴 동안에 에너지를 위로 끌어 올린다면 오르가슴은 더욱 강렬해지고 더 오래 지속될 것이다. 또한 끝난 후에도 덜 피곤할 것이다."

성에너지를 순환시키게 되면 몸 전체에 치유에너지가 발생하게 되고, 당신과 당신의 파트너는 진정으로 황홀한 성교를 경험할 것이다. 성에너지를 순환시키는 이 능력은 멋진 성생활과 건강을 위한 기초가 된다. (만약 당신이 사정을 한다면 이 에너지를 보존하고 순환시키는 훈련을 하는 것은 훨씬 더 중요하게 된다. 왜냐하면 그렇지 않으면 당신의 기력이 쇠퇴해버리기 때문이다. [5])

264페이지에 있는 여성을 위한 빅 드로는 당신이 성에너지를 순환시킬 수 있도록 도와줄 것이다. 훈련을 많이 하지 않고도 에너지를 위로 끌어 올릴 수 있는 여성들이 많다. 한 멀티 오르가슴 남성이 회상하듯이 말이다. "명상 수련이나 그러한 경험을 한 적이 없었지만, 저의 여자 친구는 본능적으로 그녀의 몸에서 에너지를 끌어올릴 수 있었습니다. 아마 분명히 많은 여성들이 그렇게 할 수 있을 겁니다."

어려움을 극복하는 방법

제1장에 있는 <뇌파와 반사작용> 편에서 논의했듯이, 현대 과학에서는 오르가슴이 육체적인 상태 못지 않게 마음의 상태라는 사실을 입증해오고 있다. 그리고 당신 마음의 상태는 당신이 배운 것과 많은 관계가 있다. 1936년으로 거슬러 올라가, 인류학자 마가렛 미드(Margaret Meed) 여사는 오르가슴이 문화적인 기대에 얼마나 많은 의존을 하는지를 명백히 보여주었다. 그녀는 태평양의 뉴기니아 섬에 살고 있는 두 이웃 종족을 비교하였다. 문두구모르 종족(Mundugumor)은 오르가슴을 체험한다고 믿는 반면, 그들과 이웃해 있는 아라파쉬 종족(Arapash)은 그것을 믿지 않았다. 당연히 문두구모르 여성들은 대부분 오르가슴을 느끼고 있었고, 아라파쉬 여성들은 대부분 오르가슴을 느끼지 않았다.[6] 성적인 만족에 대한 문화적인 허용의 중요성을 가정해 볼 때 역사를 통털어 지구 곳곳에서 많은 여성들이 사회적인 기대에 의해 오르가슴의 잠재력을 제한당해 왔다.

일반적으로 여성들은 두 가지 종류의 오르가슴 문제 가운데 하나를 가지고 있다. 만약 한 번도 오르가슴을 느낀 적이 없다면 당신은 <오르가슴 이전형(preorgasmic)>이다. 그리고 어떤 경우에는 오르가슴을 느끼고 어떤 경우에는 느끼지 못한다

· 여성의 훈련 5

여성을 위한 빅 드로

1. 자신의 질과 클리토리스를 상상하라. 그것이 어떻게 생겼는지 모른다면 거울을 사용해서 모양을 살펴보라.
2. 흥분할 때까지 클리토리스와 질 주위를 가볍게 터치하라.
3. 숨을 들이마시고 내쉴 때 질을 가볍게 수축하고 클리토리스 주위를 압착하라.
4. 숨을 들이쉬고 질이 활짝 핀 꽃처럼 부푸는 것을 상상하면서 긴장을 풀어라.
5. 숨을 내쉬면서 수축하고 숨을 들이마시면서 이완하는 것을 9회 반복하라.
6. 자신의 자궁과 난소를 마음 속으로 그려보고, 또한 그것이 꽃이 피는 것처럼 열렸다 닫혔다 하는 것을 상상해보라.
7. 성에너지가 팽창되는 것이 느껴지면 긴장을 풀고 에너지를 꼬리뼈와 천골로 가져간다. 그리고나서 척추를 따라 뇌까지 끌어올린다(그림 35 참조). 만약 에너지를 위로 끌어올리는 것이 어려워지면 질과 항문을 수축해보라. 다시 오르가슴의 느낌을 꼬리뼈와 천골쪽으로 끌어온 다음 척추를 타고 머리쪽으로 끌어 올린다. (여전히 에너지가 위로 올라오는 느낌이 없다면 제3장에서 설명한 대로 천골과 두개골 펌프를 활성화시켜라.)
8. 오르가슴 에너지가 몸의 다른 부분으로 흐르도록 내버려두라. 혹은 그 에너지를 당신의 몸에서 치료나 강화가 필요한 부분으로 인도하라.

면, 그리고 자위행위시에는 오르가슴을 느끼고 파트너와 함께할 때는 느끼지 못하거나, 어떤 파트너와는 느끼지만 다른 파

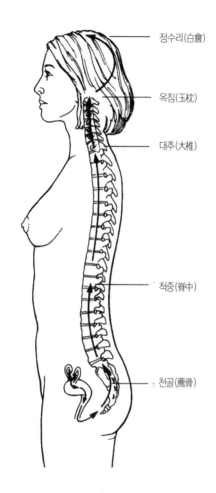

정수리(百會)

옥침(玉枕)

대추(大椎)

척중(脊中)

천골(薦骨)

그림 35. 성에너지 끌어올리기

트너와는 느끼지 못한다면 당신은 <상황 오르가슴형(situa-
tionally orgasmic)>이다. 오르가슴 이전형의 여성들은 거의
모두 아주 쉽게 오르가슴을 체험하는 법을 배울 수 있다. 가장
중요한 요소는 성교시 자신을 만족시키는 법과 자신의 만족은
자신이 책임지는 법을 배우려는 의지이다. 물론 먼저 자기 자

신을 자극할 줄 알아야 한다. (이것이 어렵게 느껴진다면 이 장의 앞부분과 제3장의 <자위행위와 자기 개발법> 편을 참조하라.)

먼저 당신은 자신의 육체와 성에 친숙해질 필요가 있다. 자신의 육체에 대한 부정적인 감정이나 성교시 자신이 어떻게 보일까 하는 생각은 당신을 혼란시키고, 쾌감을 느끼고 오르가슴에 이를 수 있는 당신의 능력을 방해한다. 아무 비판도 하지 말고 거울을 통하여 자신의 모습을 들여다 보는 것으로 시작하라. 자신의 육체가 지닌 아름다움과 자신에게 쾌감을 가져다주는 그 능력에 감사하라. 그리고나서 자신의 육체를 탐험하기 시작하라. 자신의 성기에 초점을 맞추기 전에 반드시 몸 전체를 애무하라. 오일을 사용해도 좋다. 오일은 자극을 더 강하게 할 수 있다. 섹스 요법가들은 두뇌는 가장 중요한 성기관이라는 것을 즐겨 강조한다. 그러므로 반드시 자신이 에로틱한 마음 상태에 빠지도록 해야 한다. 특별히 만족스러웠던 성교의 경험을 기억하거나, 에로물을 읽거나 환상과 욕망이라는 그대 자신의 상상의 보고에서 환상을 만들어낼 수도 있다.

킨제이 박사와 하이트 박사, 두 사람에 따르면 자위를 하는 5명의 여성 중 4명이 클리토리스 자극을 통하여 오르가슴을 체험한다. 당신은 마음대로 자신의 클리토리스를 자극할 수 있다. 강하거나 부드럽게, 클리토리스의 자루를 자극하거나 귀두를 자극할 수 있고, 아래 위로, 옆으로, 혹은 원을 그리듯이 터치할 수 있다. 한 번 시도해보면서 자신이 쾌감을 느끼는 것을 살펴보라. 또한 진동기가 당신을 오르가슴에 이르도록 도와줄 수도 있다. 당신 마음에 드는 것으로 하나 마련하라. 거의 모든 여성들은 자위를 통하여 오르가슴에 이르는 법을 배울 수 있다. 모든 오르가슴은 같은 것이 아니라는 사실을 명심하라. 그러나 오르가슴을 느끼는 많은 여성들은 그렇지 않다고 생각한다. 왜냐하면 그들은 자신들의 오르가슴을 누군가의 패턴에 맞추어야 하거나, 지구의 움직임과 별똥이 떨어지는 것과 연관이 있다고 생각하기 때문이다. 론니 바바크는 이렇게 말한다. "대부분 여성들의 오르가슴 경험은 부드럽다. 일반적으로 그것은 폭발과 같다는 말을 하기 때문에 그들이 그렇게 기대를 하고는 있지만."[7] 그녀는 클리토리스 오르가슴은 좀더 뚜렷하고 확실한 쾌감이 있는 반면, 질 오르가슴은 매우 광범위 하고 미묘한 느낌이라고 덧붙였다.

성에 대해서 좀더 적극적일 준비가 되어 있다면 남편으로 하여금 당신이 좋아하는 방법으로 당신을 자극하도록 하라. 그에게 당신이 원하는 것을 확실하게 말해주고 직접 보여주라. 당신이 준비가 되었을 때 성교를 하라. 당신 자신의 만족은 당신이 책임질 수 있다는 것을 명심하라. 당신이 가장 쾌감을 느끼는 체위를 취하고 계속 자신을 자극하거나 파트너의 손을 당신의 클리토리스로 가져가라. 성교시 당신의 골반을 사용하여 파트너의 페니스를 당신의 가장 민감한 곳으로 인도하라.

이전에 오르가슴을 느껴보았지만 더 이상 오르가슴을 체험해보지 못했다면 무엇이 잘못되었는지 알아볼 필요가 있다. 건강이 예전 같지 않은가? 감염으로 고생하고 있는가? 혹은 정력을 감퇴시키는 약을 복용하고 있지는 않은가? 많은 여성들이 임신이나 수유기간 중에는 성적인 흥분이 줄어드는 것을 경험한다. 물론 그렇지 않은 여성들도 있다. 만약 육체적인 문제 때문에 그렇다면 의사를 찾아가라. 어떤 약물이나 당뇨병과 같은 어떤 병들은 오르가슴을 방해할 수 있다. 파트너가 바뀌었는가? 혹은 어떤 식으로 당신의 관계가 변했는가? 분노나 원망을 겉으로 드러내지 않은 채 참고 있는가? 아이들이나 일에 정신이 팔려 있지 않은가? 자신의 성적 만족을 확대시키려고 노력하기 전에 이 모든 상황들을 해결하는 것이 중요하다.

만일 혼자 자위를 할 때는 오르가슴을 느끼지만 상대방이 있을 때는 오르가슴을 느끼지 못한다면 그 이유를 조사할 필요가 있다. 상대방의 만족에 너무 초점을 맞추고 있는 것은 아닌가? 자의식에 너무 사로잡혀 있지는 않은가? 당신이 별로 흥분하지 않은 것은 아닌가? 전희를 더 길게 하고 성교를 하기 전에 자신이 완전히 흥분되었는지 확인하라. 혹은 당분간 성교에 대해서는 잊어버리고 서로 손과 입으로 만족을 느끼는 데 집중하라. 성교를 하기 전에 이처럼 오르가슴을 체험하면 직접 성교를 할 때 쉽게 오르가슴을 느낄 수 있게 된다.

손이나 입을 통해서는 오르가슴을 체험할 수 있지만 성교를 통해서는 체험할 수 없다면 성교시 통증이 오는가? 만약 그렇다면 그때 당신의 질이 충분히 젖어 있는가? 삽입 횟수와 강도를 당신이 선택할 수 있는가? 그렇지 못하다면 체위를 바꿔보라. 통증이 없는데도 여전히 오르가슴을 느끼지 못한다면 페니스를 삽입하기 전에 남성의 손이나 입을 빌어 오르가슴에 이르도록 해보라. 또한 자신이 직접 찾아보거나 파트너로 하여금 당신의 G점이나 다른 민감한 지점을 찾아보게 하라. 당신이 위로 가거나, 등 뒤에서 삽입하거나, 그의 무릎에 앉은 채 결합하는 등, 여러 가지 체위를 다양하게 시도해보라. 이러한 체위는 G점을 더 자극하는 경향이 있다. 그리고 오르가슴에 도달하기 위해서는 당신의 충실한 손가락을 사용해야 하는 것을 명심하라.

아직도 여전히 오르가슴을 체험할 수 없다고 해도 절망하지 말아라. 오르가슴 이전형의 여성들을 위해 많은 방편들이 있다. 게다가 당신이 오르가슴을 체험했든 못했든 상관없이 도교 섹스를 통하여 당신의 몸 전체에 걸쳐서 고도의 쾌감을 느낄 수 있다. 온몸으로 성에너지와 쾌감을 순환시키는 법을 배우게 되면 당신과 당신의 파트너는 에너지의 융합을 경험하게 되고 "끝났어? 아직 아니야?"라는 질문이 거의 소용없게 될 것이다. 오르가슴에 도달하는 것이나 멀티 오르가슴이 되는 것보다 더 중요한 것은, 두 사람이 함께 육체와 가슴과 영혼의 진정한 결합으로부터 발생하는 친밀감과 만족의 절정을 체험하는 법을 배우는 것이다.

제 7 장

양성과 양성

남성 동성애자를 위하여

다른 모든 문명과 마찬가지로 중국도 오래 전부터 동성애(homosexuality)가 존재해 왔다. 역사적으로 동성애(同性愛)를 <룽양>이라고 부르는데 그것은 BC 4세기 왕자의 남성 연인의 이름을 딴 것이다. 혹은 <투안 씨우>라고도 하는데, <소매를 베어낸 자>란 뜻이다. 이는 잠들어 있는 자신의 동성애 애인을 깨우지 않기 위해 그가 베고 있는 자기의 옷소매를 자르도록 한 황제를 가리키는 말이다.[1] 남성들 간의 성적인 관계가 때로는 묵인되고 때로는 황실에 의해서 장려되기도 했지만—그것은 분명 황제의 침상에서 잠들어 있었던 사람 때문일 것이다—도교는 결코 동성애를 비난한 적이 없었다. 도교는 인간의 성 경험에서 어떤 부분도 비난하지 않는다. 왜냐하면 그것도 모두 수도(修道)의 한 부분으로 간주하기 때문이다. 오히려 도교는 성적인 기호가 어떠하든지 간에 건강하게 사는 법을 가르치려고 노력한다. 동성연애자가 알아야 하는 것은 단지 만족스럽고 건강한 성관계를 즐길 수 있도록 도와주는 수련법들이다.

충분히 만족할 때까지 멈출 수 없어요

작가이자 정치 운동가인 한 동성애자가 <에이즈에 걸리기 전의 목욕탕 안에서의 삶>에 대한 자신의 책에 대하여 라디오 인터뷰를 하고 있었다. 그는 종종 남성 동성애자들은 목욕탕에서 밤마다 무수한 성적인 만남을 가진다고 말했다. 다양한 성 경험에 대한 욕구가 동성애자들의 일반적인 특성인지에 대해서 질문을 받았을 때, 그 작가는 그것은 모든 남성의 성적 특성이라고 되받았다. 그러나 보통의 남성들은 대체로 여성의 성적 특성에 의해서 제약을 받는다. 그는 계속해서 말했다. 우리가 정말로 여성의 성에 지배받지 않은, 남성의 성적 특성을 알기를 원한다면 동성애자만을 고찰해 볼 필요가 있다.

도교인들은 이러한 남성의 성적 특질을 양이라고 하는 남성 에너지의 특징이라는 관점에서 이해한다(제5장의 음양에 관한 설명 참조). 양은 활동적이고 격렬하고 개방적이다. 이성 간의 성교시, 여성의 음은 남성의 양을 수용하고 균형을 이룬다. (제5장에서 언급했듯이 음과 양은 남성과 여성 모두에게 존재하며 변하기 쉬운 성질을 가지고 있다. 음이 더 많은 남성이 있는가 하면 양이 더 많은 여성도 있다. 도교인들에 의하면 우주는 항상 본질적으로 그 둘의 조화를 추구한다.)

일반적으로 두 명의 동성애자가 사랑을 나눌 때 자신들의 성적 욕구를 줄이기보다는 확대하면서 각자 한 번씩 상대편을 책임진다. 동성애자를 위한 도치료사 B. J. 산테르는 동성애자의 멀티 오르가슴의 가치를 이렇게 설명한다. "동성애자들은 정말로 멀티 오르가슴이 필요하다. 보통의 남성들은 대부분 하루 저녁에 한 번이나 두 번 멀티 오르가슴을 느낄 것이다. 동성애자의 경우, 대부분 하룻밤에 그 이상의 오르가슴을 필요로 한다. 파트너가 있건 없건 이 훈련으로 당신은 이러한 욕구를 완전히 만족할 수 있게 될 것이다."

양에너지의 팽창성은 억제하기가 힘들고 종종 페니스를 통하여 가장 직접적인 방법으로 탈출하려고 한다. 동성애 성교 육학자이자 치료가인 조셉 크래머(Joseph Kramer)에 따르면 많은 동성애자들의 성교의 목적이 "성기를 발기시켜 사정하는 것"이라는 것은 놀라운 일이 아니다. 이렇게 사정에 중점을 두는 것도 충분히 이해가 간다. 왜냐하면 사정이 당신의 성적 욕구를 만족시켜 주기 때문이다. 일단 사정을 하면 남성은 좀더 음적이 된다.—즉, 안정되고 내향적이 되고 이완이 된다.

당신의 몸과 면역체계를 극도로 고갈시키는 사정의 끝 없는 순환에서 벗어나기 위해 당신은 자신만의 음에너지를 배양하고 팽창하는 양에너지를 당신의 몸 전체로 퍼져나가게 할 필요가 있다. 또한 이러한 에너지의 통로를 개방하고 그 에너지를 보존하는 것은 앞에서 설명했듯이 멀티 오르가슴이 되는 길이며, 대부분의 남성이 익숙해져 있는 페니스를 통한 <사정>보다 더 큰 만족을 안겨다 주는 몸 전체의 오르가슴을 체험하는 방법이다. B. J. 산테르는 이렇게 말한다. "만약 자신의 정액을 보존한다면 한창때로 돌아가서 사랑을 나눌 수 있으며 밤새도록 오르가슴을 체험할 수 있을 것이다. 이 훈련을 익히면 똑같은 오르가슴을 체험하고도 탈진되지 않을 것이다. 게다가 상대가 꼭 있어야 할 필요조차 없다."

남성 동성애자의 성에너지 배양법

모든 남성들과 마찬가지로 동성애자들도 오르가슴을 확대하고 성에너지에 잠재되어 있는 힘과 치유력의 도움을 받기 위해서는 자신들의 성에너지를 몸으로 순환시키는 법을 배울 필요가 있다. 사정을 하지 않는 성교시, 남성들은 자신들의 욕구를 만족시키고 폭발 직전의 격렬한 성에너지[精氣]를 좀더 순화되고 안정된 기(氣)로 변형시키려면 이 에너지를 위로 끌어올리는 것이 무엇보다도 중요하다. 제2장과 제3장에서 우리는 성에너지를 순환시키는 방법과 오르가슴과 사정을 분리시키는 방법에 대해서 검토했다. 여기서는 단지 남성 동성애자들과 남성 동성애 커플들에게 이러한 훈련이 얼마나 중요한 지에 대해서만 얘기하겠다.

한 멀티 오르가슴 동성애자가 자신의 경험을 이렇게 이야기 했다. "뉴욕에서 한 애인을 사귀었는데, 그때 저는 도교에 매료되어 있었습니다. 저는 말했습니다. <당신도 도교에 입문해야만 해.> 저는 그에게 선택의 여지를 주지 않았습니다. 우리가 바보 같은 짓을 하고 있다는 느낌이 들 때, 우리는 서로 자위를 해주기 시작했습니다. 제각기 준비가 된 느낌이 들었을 때 우리는 우리 자신의 속도에 맞게 빅 드로를 실시했습니다. 우리가 함께 빅 드로를 실시했을 때, 비록 동시에 에너지를 순환시키지는 않았지만 같은 순간에 만족을 느꼈습니다. 우리는 2분 동안 잠에 빠졌습니다. 두 사람이 서로의 팔을 베고 잠을 잘 때도 그렇게 에너지를 주고 받는 것은 계속 이어집니다. 왜냐하면 두 사람은 성에너지로 가득 차 있기 때문입니다."

제3장에서 말했듯이, 이 훈련들은 당신 혼자서도 실시할 수 있고, 혹은 당신의 파트너가 도교에 입문하지 않았다고 해도 가능하다. 또 다른 멀티 오르가슴 동성애자는 이렇게 설명했다. "자위행위를 하거나 성교를 하면서 4~5번 정도 빅 드로를 시행한 후, 나는 완전히 만족했습니다. 그때 만약 멋진 동성애자가 내 앞에 나타나서 <나의 입으로 당신을 황홀하게 해 드리겠습니다.>라고 해도 저는 이렇게 대답할 것입니다. <전 지금 혼자 있고 싶습니다.> 비록 사정을 하지 않았지만 저는 완전히 충족되었습니다."

만약 양에너지를 조절하는 데 어려움을 겪고 있다면 당신은 음에너지를 이용하여 균형을 이루고 가라앉힐 필요가 있다.

다행스럽게도 음에너지의 출처는 많다. 음과 양은 모두 자연계 어디에나 존재하기 때문이다. 대우주(지구와 하늘)에서부터 소우주(당신의 몸)에 이르기까지, 우리들 각자도 음과 양을 모두 가지고 있기 때문에, 당신은 자신의 내부에서 상냥함, 부드러움 그리고 스스로에 대한 존경심과 같은 음의 성질을 개발할 수 있다. (이러한 자질들을 개발하는 법과 정서적인 불균형을 다루는 법을 더 배우려면 만탁 치아의「스트레스를 활력으로 바꾸는 도인술」을 참고하라.)

주위 환경에서 당신은 야채와 생선과 같은 음의 성질을 지닌 음식을 먹거나 땅으로부터 직접 음에너지를 흡수함으로써 에너지의 균형을 맞출 수 있다. 도교에 따르면 (다른 많은 전통들과 마찬가지로) 땅은 여성(음)이다. 남성들은 자연이나 정원으로 나가 시간을 보냄으로써 간단히 땅으로부터 음에너지를 흡수할 수 있다. 혹은 제3장에서 설명한 쿨 드로를 수련할 때 땅으로부터 에너지를 끌어 올림으로써 좀더 농축된 에너지를 흡수할 수 있다.

두 가지 역할

대부분의 동성애자들은 전립선과 항문이 가지고 있는 쾌감을 알고 있다(제2장의 <전립선> 참조). 그러나 여전히 어떤 동성애자들은 <아래쪽에> 있는 사람을 경시한다. 이러한 태도는, 서구 사회에서 권력이란 곧 위에 존재하는 것을 뜻한다는 것을 생각한다면 놀라운 것이 아니다. 이성 커플에 관한 제5장의 언급처럼, 도교는 위에 위치한 사람을 지배자가 아니라 상대방을 치료하는 치유자로 이해한다. 위에 위치한 사람(더 능동적인 사람)은 밑에 위치한 사람(더 수동적인 사람)에게 더 많은 성에너지와 치유 에너지를 공급한다.

도교에 따르면 능동적인 것은 또한 모두 수동적으로 될 필요가 있다. 만약 당신이 아래에 있기를 싫어하고 윗자리만 고수하는 경우에는 자신의 항문을 자극하고 항문괄약근 운동을 함으로써 똑같은 효과를 얻을 수 있다. B. J. 산테르는 설명한다. "사람들은 삽입에 대해서 생각할 때 누구나 10인치 쯤 되는 커다란 페니스나 대용남근만을 생각한다. 그러나 작은 손가락으로도 가능하다. 삽입하는 것도 다른 모든 것과 마찬가지로 약간의 연습이 필요하다. 삽입을 쉽게 하기 위해서는 적당한 상대가 필요하고 근육들을 이완시켜야 한다. 성교 처음부터 잘 되지는 않을 것이다. 그리고 만약 삽입하고 싶지 않다면 계속 자신의 항문을 갖고 즐기기만 해도 된다. 항문 속으로 삽입하지 않고 항문 바깥만 자극하는 것도 매우 중요하다. 왜냐하면 그렇게 함으로써 성에너지를 순환시키는 데 필수적인 엉덩이 근육을 강화할 수 있기 때문이다."

또한 아래에 있는 것은 수동적인 것 못지 않게 능동적일 수도 있다는 것을 알아야 한다. 자신의 PC 근육(제3장 참조)과 항문괄약근을 운동시키면 시킬수록 상대편의 페니스를 더 많이 마사지하게 되고 두 사람의 쾌감은 더욱 커진다. 계속해서 B. J. 산테르는 설명한다. "상대방이 당신의 항문에 성기를 삽입할 때 당신은 그의 성기를 마사지하게 될 것이다. 그러므로 당신은 완전히 수동적인 것이 아니다. 당신은 삽입이 되도록

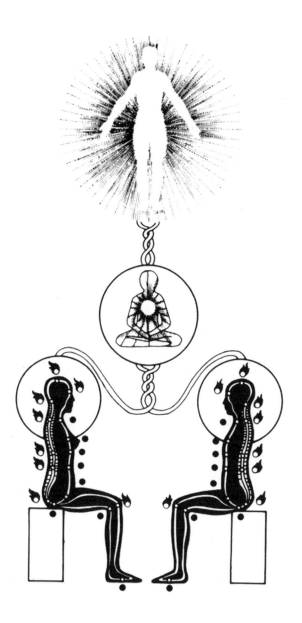

도교의 치료적인 사랑의 수련은 가장 큰 자유를 경험하는 길을 열어
준다.

단지 기다리기만 하는 것이 아니라, 더 아랫쪽이나 더 윗쪽을
수축하고 이완하면서 능동적으로 참여하고 있다."

1:1 상대와 1:다수 상대

  에이즈가 확산되는 현대에 이르러 이성애자들뿐만 아니라
동성애자들 간에도 일부일처제라는 새로운 윤리가 등장하고
있다. 그러나 당신이 보다 안전한 섹스 기술들을 사용한다면
본질적으로 다수와 상대를 하는 것이 잘못된 것은 아니다. 실
제로 도교의 텍스트들은 본질적으로 이성애 남성들에게 다수
의 상대를 가짐으로써 얻게 되는 이점에 대해 가르치고 있다.
그러나 다수의 상대를 갖는 것에 대한 반대의견도 있다. 이 책
에 제시된 수련법들은 몸과 마음과 영혼의 심오한 결합을 요
구하는데, 그것은 다수는 말할 것도 없고 단 한 명의 파트너와
도 달성하기가 어렵다. 도교에 의하면 이성애든 동성애든 한
명과의 심오한 성적 결합은 여러 명과의 피상적인 관계보다
훨씬 낫다.

  서구적인 성의 특징인, 상대에 대해 무관심한 섹스는 성도
인술이 요구하고 지향하는 육체적, 정서적, 영적인 결합과는
전혀 거리가 멀다. 성교시 체액을 교환하든지 교환하지 않든
지 간에 당신은 항상 에너지를 교환하고 있다. 그러므로 파트
너를 지혜롭게 선택하라.

보다 안전한 섹스

보다 안전한 섹스

대부분 동성애자들은 좀더 안전한 섹스의 필요성을 잘 인식하고 있으며, 더 안전한 섹스를 나눌 수 있는 특별한 기술들에 대한 정보를 잘 알고 있다. 그러므로 그것에 관해서는 여기에서 길게 거론하지 않겠다. (콘돔의 사용법과 기술을 비롯한 좀더 안전한 섹스의 비결에 대하여 더 자세히 알고 싶다면 제5장의 <시작하는 시기: 더욱 안전한 섹스에 대한 몇 가지 조언>을 찾아보라.) 다만 도교에서 주장하는 사정하지 않는 섹스는 체액 교환을 줄이는 명백한 이점이 있으므로 더 안전한 섹스라는 것을 강력히 권고하는 것으로 그치겠다.

사정을 하지 않으면 체액의 유출이 줄어들 뿐만 아니라 유입도 줄어든다. 제5장에서 언급했듯이, 사정을 할 때 당신은 박테리아나 바이러스와 같은 액체나 그 밖의 다른 것을 그 주위로 끌어들이는 저압력의 진공상태를 만들어낸다.—마치 튜브를 압착하면 케첩이 올라오듯이. 그러므로 사정을 하지 않으면 박테리아나 바이러스를 끌어들일 위험이 훨씬 적어진다. (직장에는 당연히 대단히 많은 박테리아가 살고 있기 때문에, 항문 섹스에서 이것은 특히 중요하다.)

성도인술을 훈련할 때도 종종 적은 양의 사정을 하게 된다는 것을 명심하라. 그러므로 더 안전한 섹스에 대한 다른 예방 조치들을 무시해서는 안된다.

성을 통한 치료

대부분의 사람들은 성에 잠재되어 있는 치유력을 이해하지 못한다. 도교인들은 항상 성이 우리를 해칠 수도 있고 치료할 수도 있다는 것을 인식하고 있다. 사정으로 끝나는 생식기에 국한된 성행위는 육체를 고갈시킨다. 조셉 크래머가 지적했듯이, 우리는 서혜부에서 활기찬 성에너지를 만들어내지만 이 에너지를 뇌나 가슴으로 끌어 올려 우리 자신을 치료하도록 하는 대신, 가슴 근육을 수축하고 숨을 참아서 이 에너지를 그냥 낭비해 버린다. 어디로도 흘러가지 못한 채 이 에너지는 우리의 사타구니에서만 맴돌다가 결국은 너무 강력해져서 사정과 동시에 페니스로 방출되고 만다.

성도인술에서는 사정이라는 돌아올 수 없는 지점에 아주 가까이 머물면서 오르가슴의 수축을 느끼지만, 사정은 하지 않는다. 이것은 당신의 흥분 상태를 제대로 파악하는 법을 배우고, 제3장에서 설명한 기술들을 사용하고, 그리고 가장 중요한 과정으로서 에너지를 성기로부터 끌어 올려 척추를 따라 몸의 다른 곳으로 흘러가도록 함으로써 가능하다.

일단 이 에너지를 강화시키면 상대방과 에너지를 교환할 수도 있다. 이러한 에너지의 교환은 콘돔을 사용하여도 똑같이 발생하며, 두 사람의 건강과 행복에 지대한 영향을 미친다. 그런데 이러한 친밀감과 서로의 존재 속으로 녹아드는 영적인 결합 없이도 섹스를 할 수 있다는 잘못된 인식을 우리가 갖게 된 것은 바로 서구의 분리주의와 개인주의 때문이다. 그러나 성교(intercourse)라는 단어의 정확한 뜻을 살펴보면 그 의미가 <결합>, <나눔>, <교감>이라는 도교적인 이해에 매우 가깝다는 것을 알 수 있다.

불행히도, 우리는 건강이라는 합리적인 관점은 제쳐두고 도덕이라는 잣대로만 성을 재고 있다. 이러한 접근 방식 때문에 우리는 성을 검열관들의 개인적인 기호에 의존하는 순결과 아픔, 성도착, 그리고 쾌락이라는 기준에 따라서 평가하게 되었다. 몇 세기에 걸쳐서 동성애는 자위행위를 비롯한 다른 많은 성행위와 함께 죄악이며 도착적이고 병적이고 변태적인 것으로 정의되어 왔다. 심지어 성 어거스틴과 토마스 아퀴나스는 정상적인 성행위조차 비난했다.

도교인들은 성을 육체의 생명을 지속시켜 주는 에너지인 기(氣)의 강력한 근원으로 이해하였기 때문에, 그들은 우리의 인체와 감정과 마음과 정신의 전체적인 건강에 있어 성의 중요성을 인식할 수 있었다. 1980년대부터 우리는 성이 질병을 초래한다는 사실에 주목해왔다. 그리고 지나치게 그것을 두려워한 나머지 우리는 우리 자신을 건강하게 해줄 수 있는 성의 능력을 망각하고 있다.

그러므로 HIV(면역 결핍 바이러스)나 에이즈에 감염된 상태라면 성에너지를 배양하는 것은 특히 중요하다. 생명을 위협하는 질병에 직면해 있는 많은 사람들은 성에 대한 욕구를 잃어버린다. 그러나 이때가 바로 성에너지가 가장 필요한 시기이다. 11년 동안 HIV에 감염된 채 살고 있는 B. J. 산테르는 설명한다. "몸 속으로 에너지를 흐르게 하는 데 있어 성에너지는 매우 중요하기 때문에 그것을 사용하지 않을 수가 없다. 페니스가 발기된 상태로 깨어나는 것은 생명력의 중요한 신호로서 질병을 앓고 있는 많은 사람들이 더 이상 경험하지 못하는 것이다. 발기된 상태로 깨어날 때 당신은 자신의 건강이 향상되고 있다는 것을 알게 될 것이다."

에이즈나 성을 통해 전염되는 다른 질병을 앓고 있는 남성 (그리고 여성)들은 흔히 두 가지 이유 때문에 성이 지닌 치유력을 이용하기를 꺼린다. 바로 죄의식("나는 성을 통해서 병에 걸렸다")과 공포("다른 질병을 얻고 싶지 않다")이다. 이러한 생각은 이해는 가지만 잘못된 믿음이다. 성을 통해서 병에 걸렸다고 해서 성이 지니고 있는 치유력을 부정할 수는 없다. 공기나 음식을 통해서 병에 걸린 사람들이 호흡이나 먹기를 그만두는가? 만약 또다른 병을 얻을까봐 걱정이 된다면 앞에서 언급한 바 있는 비사정(非射精) 섹스가 안전한 섹스를 더 안전하게 만들어 준다는 사실에서 위안을 얻을 수 있을 것이다. 그래도 여전히 걱정스럽다면 제2장과 제3장에서 설명한 독신 수련법을 통해서 근심을 떨쳐버릴 수 있을 것이다.

도교에 의하면 생명을 위협하는 질병이나 다른 심각한 성질환을 앓고 있을 때 정액을 보존하는 것이 무엇보다도 중요하다. B. J. 산테르도 이렇게 설명한다. "아직 에이즈에 대한 치료법이 나오지는 않았지만, 어떤 사람들은 걸리자마자 목숨을 잃고 어떤 사람들은 오랫동안 산다. 신체는 새로운 정자는 계속 만들어 내면서도 백혈구는 만들려고 하지 않는다."

심각한 질병을 치료하기 위해 성도인술을 이용할 때, 신체가 증가하는 에너지를 <소화할 수 있도록> 시간을 주는 것은 필수적이다. 심각한 건강 문제를 극복한 한 멀티 오르가슴 남성은 이렇게 설명했다. "성에너지는 상당한 치유력을 가지고

있습니다. 그러나 이 치유 과정에서 신체는 많은 수고를 해야
합니다. 처음에는 불편할 수도 있습니다. 옛날에 나타났던 증
상들이 다시 나타날지도 모릅니다."

자신의 신체에 이 강력한 치유력을 적용시키는 법을 터득해
나감에 따라 천천히 훈련을 발전시켜 나가라. 당신은 성도인
술뿐만 아니라 다른 도교의 치료 기술에서도 큰 이익을 얻을
수 있다. (이 밖에 다른 도치료 책자들과 자료를 찾아보고 싶
다면 부록을 참조하라.)

제 8 장

의사에게 달려가기 전에

삶의 과정에서 대부분의 사람들은 나름대로의 성문제를 겪게 된다. 어떤 때는 너무 빨리 사정이 되거나 어떤 때는 발기가 곤란해지는 경우를 종종 당하곤 한다. 그런데 이런 현상들은 그 시기의 삶을 반영하는 일시적인 좌절일 뿐이라는 사실을 인식하는 것이 무엇보다도 중요하다.

사람들은 <조루>와 <발기부전>과 같은 도움이 되지 않는 꼬리표에 종종 집착하는 경향이 있다. 그런 증상들을 지닌 남성은 자존심이 몹시 상하게 되고, 성의 변화에 대하여 편안하고 가벼운 마음으로 대처하지 못한다. 유머감각이 종종 <성문제>에 대한 지나치게 심각한 자세를 치료해 주는 최상의 해독제가 된다. 마스터즈와 존슨, 그리고 다른 성치료자들이 지적해왔듯이, 가장 위험한 것은 <두려움―실패―부끄러움―두려움>의 악순환에 사로 잡히는 것이다. 그것이 침실에서의 성문제가 끈덕지게 달라붙어 있는 요인이다. 비록 당신이 현재 아무런 성문제를 겪고 있지 않더라도, 이 장을 숙독하여 언젠가는 쳐들어올지도 모르는 반갑지 않은 불청객에 대처하는 방법을 알아두는 것이 좋을 것이다.

끝나도 끝난 것 같지 않다: 조루증의 자가치료법

도교 섹스에 따르면 진정 조루 같은 것은 없다. 이렇게 말하는 것은 성치료자들의 밥줄을 끊기 위한 것도, 많은 남성들이 너무 빨리 사정해버려 여성을 만족시키지 못한다는 사실을 부정하려는 것도 아니다. 그 말의 요점은, 도교의 관점으로 볼 때 남성의 대부분이 <너무 빨리> 사정해버린다는 것이다. 성도인술에 따르면, 당신은 사정의 시기를 임의대로 선택할 수 있기 때문에, 원치 않은 어떤 사정도 조루이다. 진정 그렇다! 사정이 더 이상 목적이 아니고, 사정 없이 오르가슴을 체험할 수 있다면 대부분의 사정은 분명히 조루이거나 적어도 낭비라고 할 수 있다.

그러므로 문제는 얼마나 많은 시간을 지속할 수 있느냐 하는 것이 아니라, 당신과 당신 파트너가 성교 동안 충분히 만족했느냐 하는 것이다. 3장의 훈련법들을 실행하면 당신은 자신과 파트너가 원하는 만큼 오랫동안 사정을 지연시킬 수 있게 될 것이다.

그래도 문제점이 사라지지 않는다면 전문가의 도움을 받는 것이 좋다. 성치료자들은 당신이 빨리 사정하게 되는 더 깊은 심리적 원인, 예를 들면, 감염에 대한 걱정이나 발기력의 상실에 대한 두려움 등을 발견하도록 도와줄 것이다. 그들은 성적 자신감을 키울 수 있는 일련의 훈련법을 당신에게 제시하기도 할 것이다. 다음은 참는 힘을 기르는 데 도움이 되는 일련의 훈련법이다. 그 훈련법들은 자신의 흥분 정도를 감지하고 그것을 조절하는 방법을 가르쳐 줄 것이다.

사정 조절법

먼저, 파트너로 하여금 손으로 당신을 자극하게 한다. 그리고 페니스의 감각에 주의를 기울이고 있다가 사정에 근접할 때 멈추도록 한다. 일단 사정을 감지하고 연기시키는 능력에 대한 자신감이 느껴지면 여성 상위로 성교를 시도한다. 이때 당신은 자신의 감각에 계속 주의를 기울일 수 있게 된다. 그 다음, 다른 체위로 성교를 시도하면서 계속 조절력을 키우게 되면, 급기야는 멈추지 않고 서서히 줄일 수 있게 될 것이다. 가급적이면 남성 상위는 피하는 게 좋은데, 그것은 중력에 의해 페니스 내로 몰린 혈액으로 말미암아 조절력을 유지하기가 훨씬 어려워지기 때문이다.

당신이 잘 알고 있고 편안한 파트너와 함께 하는 것이 가장 좋다. 또한 당신의 여성 파트너가 당신을 격려하고 당신이 자신의 흥분 정도를 잘 인식하도록 도울 수 있다면 더욱 좋을 것이다. 또한 당신의 파트너가 자신의 엉덩이와 천골을 움직여 당신이 정지하고 있는 동안 여러 방향으로 당신의 페니스를 마찰하는 법을 배울 수 있다면, 당신 둘은 사정함이 없이 고감도의 오르가슴을 체험하게 될 것이다.

대부분의 젊은 남성들은 비교적 빠른 사정을 보이는데, 나이를 먹어감에 따라 보통, 그들은 더욱 쉽게 오래 지속하게 된다. 또한 경험을 통해 느꼈겠지만, 섹스 간격이 길면 길수록 그만큼 사정의 욕구를 조절하기가 어려워진다. 그러므로, 섹스 횟수가 많으면 많을수록 당신의 사정을 조절하기가 훨씬 수월해진다. 앞 장의 <더욱 안전한 섹스> 편에서 언급했듯이, 콘돔 또한 페니스의 감각을 무디게 하는 데 도움이 된다.

성감 일깨우기

많은 남성들은, 약간의 술은 쾌감을 분산시켜 사정을 지연시키는 데 도움을 준다고 생각한다. 다음은 한 멀티 오르가슴 남성의 회상이다. "제가 행하곤 했고 많은 남성들이 배워온 것 중 하나는 잠자리에 들기 전에 약간의 술을 마시는 것입니다. 술을 마시면 제 정신이 아니기 때문에 오르가슴을 느끼기가 훨씬 힘들게 되어 섹스를 더 오래 지속할 수 있다는 겁니다. 하지만 보통 저는 사정해버리곤 했기 때문에 그것은 부질 없는 짓이었습니다."

너무 이른 사정은 생식기의 과도한 감각 때문인 것으로 생각되지만, 사실 그것은 너무 무딘 감각 때문이다. 알코올은 마취제이기 때문에 감각을 무디게 만든다. 비록 알코올이 당신의 흥분을 둔하게 할지라도, 동시에 알코올은 당신의 흥분 조절력을 감퇴시킨다. 조절력을 키우는 참된 열쇠는 더욱 예민한 감각이지 무딘 감각이 아니다. 또한, 취해 있을 때 파트너의 욕구를 알아채기란 더욱 어렵다.

또 알코올은 발기부전(importence)을 야기시킨다. 마리화나 역시 장기간 사용하면 성적 위축이 된다. 매일 마리화나를 사용한 남성은 성욕구에 직접적인 영향을 미치는 안드로겐 (androgens, 남성 호르몬)의 저하를 보였다. 이 영향은 섹스에 대한 흥미를 떨어뜨리고 발기를 힘들게 만든다. 다른 연구들에 의하면 마리화나의 반복적 사용은 정자수를 떨어뜨릴 수 있다는 사실을 보여주었다. 긴 성교와 멀티 오르가슴은 인체의 천연 마약물질인 엔돌핀(endolphin)을 증가시킨다. 당신은 인공적인 마약보다 섹스를 통해 천연 마약물질을 얻는 것이 훨씬 좋을 것이다. 더구나 엔돌핀은 부작용도 없으니 말이다.

뱀과 같은 정력: 발기부전을 극복하는 방법

황제가 소녀에게 물었다. "짐은 성교를 원하지만 짐의 성기가 발기하지 않소. 너무나 애가 타 진땀이 구슬처럼 쏟아지곤 하오. 마음으로 성교를 간절히 바라는데 손으로 어떻게 해볼 방법이 없겠소? 짐은 그 도(道)를 듣고 싶소." 소녀가 대답했다. "황제의 문제는 곧 모든 남성들의 문제이옵니다."[1]

모든 남성들은 성생활 과정에서 발기가 되지 않거나 한 번 얻은 발기력을 상실하는 경험을 겪는다. 성기는 너무 복잡한 기계라서 간단하게 다룰 수 있는 것은 아니지만, 대개의 경우 크게 걱정할 필요는 없다. 육체적인 스트레스(피로, 감기, 중독)나 정신적인 스트레스(새 파트너에 적응하기, 성교에 대한 두려움, 긴장)는 예기치 않은 순간에 페니스를 위축시키거나 흐늘흐늘하게 만든다. 이런 곤란한 때에 기억해야 할 가장 중요한 것은 당신 자신이나 당신 파트너를 비난하지 말고 유머 감각을 가지고 의연하게 대처하는 것이다. 한 때의 발기불능이 당신이 남성답지 않다거나 파트너가 여성답지 않다는 것을 의미하지는 않는다. 소녀가 황제에게 제안한 첫 번째 조언은 긴장을 풀고 파트너와 조화를 이루도록 노력하라는 것이다.

부드럽게 삽입하고, 강하게 빼낸다

모든 남성들이 때때로 발기부전을 겪는다는 사실을 인식한 도교인들은 부드러운 삽입(Soft Entry)이라 부르는 실패하지 않는 테크닉을 개발했다. 도교인들은 황제가 소망했던 것처럼 손을 사용하여 발기부전을 극복할 수 있다고 믿었다. 이 테크닉과 파트너의 협력을 통해 당신은 완전히 위축되어 있을 때라도 여성의 질에 삽입할 수 있다. 일단, 당신이 파트너의 질에 삽입한 상태라면 그 성교의 열기와 감각으로 인해 짧은 시간내에 발기력을 회복할 수 있다. 이 부드러운 삽입 테크닉은 페니스가 단단하게 발기되어야만 성교를 할 수 있다는 고정관념을 타파해준다. 이 테크닉을 익혀 필요할 때 사용할 수 있다면, 흔히 페니스가 서서히 발기되는 곤란한 경우를 당할 때라

· 훈련 14

부드러운 삽입

1. 여성의 질이 충분히 젖어 있어야 한다. 여성의 체액이 충분히 분비될 때까지 그녀를 애무한다. 필요하다면 그녀의 질이나 당신의 페니스, 혹은 양쪽 모두에 윤활액을 바른다.

2. 일반적으로 남성이 위쪽에 위치하는 것이 가장 쉽다. 그때 중력에 의해 혈액이 페니스 내로 쉽게 흘러들게 되고, 남성은 가능한 한 자유롭게 움직일 수 있다.

3. 엄지 손가락과 집게 손가락으로 페니스 기부를 둥글게 감싸서 가볍게 죔으로써 혈액을 페니스 몸체와 귀두로 밀어보낸다.

4. 조심스럽게 당신의 페니스를 삽입하고, 페니스 기부 둘레의 손가락 원을 유지하며 피스톤 운동을 시작한다.

5. 페니스에 차오르는 혈액과 성에너지에 집중하며 페니스의 감각에 주의를 기울인다. 회음과 엉덩이를 조여 혈액을 생식기로 밀어보낸다.

6. 여성 파트너는 남성의 고환과 회음, 항문을 마사지함으로써 남성이 흥분하도록 도울 수 있다.

7. 손가락 원을 단단하게 죄여 피스톤 운동이 용이할 정도로 페니스의 혈액이 유지되도록 하고, 페니스가 피스톤 운동을 지속할 수 있을 정도로 충분히 발기되었을 때 손가락을 페니스에서 뗀다.

8. 발기력이 약해질 때 손가락 원을 재시도한다. (그러나 대개 그럴 필요를 느끼지 못할 것이다.)

도 당신은 큰 자신감을 가질 수 있다.

발기부전의 원인

성교할 때마다 심각한 발기 문제로 고통을 겪는 사람들이 많다. 먼저, 그것이 생리적인 원인에서 야기된 것이라면 그 생리적인 문제부터 해결해야 한다. 당뇨병, 전립선 질병, 동맥 경화, 알콜중독, 척수의 손상, 그리고 등뼈의 문제 등이 발기 불능을 일으킬 수 있다. 진정제, 항우울제, 혈압저하제와 같은 약물들도 발기 불능을 유발할 수 있다. 1950년대에는 발기 불능의 약 10퍼센트만이 생리적인 문제에서 기인된 것으로 믿어졌으나, 현재 대부분의 비뇨기과 의사들은 과반수나, 그리고 나이 많은 환자들에서는 더 많은 수가 생리적인 문제점을 가지고 있다고 믿고 있다.[2] (비뇨기과 의사들은 생리적인 치료와 그에 대한 경제적 기득권을 가지고 있다는 사실을 명심하라.) 간단한 자가 진단을 통해 자신이 생리적인 문제점을 가지고 있는지 알아볼 수 있다.

잠자는 동안에 대부분의 남성들은 적어도 한두 번 발기되고 그 발기는 매회마다 약 30분 간 지속된다. 먼저, 지난 1,2 주 사이에 당신이 발기된 채로 깨어난 적이 있는지 회고해 보라. 만약 그런 적이 있다면 당신은 아마 생리적인 문제점을 가지고 있지는 않을 것이다. 만약 그 상황을 기억할 수 없다면 집에서 실시해 볼 수 있는 간단한 시험법이 있다. 잠자기 전에 석장 이상 이어진 우표에 침을 발라 흐늘흐늘한 페니스의 기부 둘레에 원으로 감는다. 깨어났을 때 그 원이 찢어졌으면 당신은 육체적으로 발기가 가능한 경우이다. 그 원이 찢어지지도 않고, 독신 수양법을 통해 발기할 수도 없다면 당신은 의사에게 진찰을 받아보아야 한다.[3]

그러나 당신의 신체에 이상이 있더라도 성도인술 훈련을 그만둘 필요는 없다는 사실을 명심하라. 오르가슴과 사정이 별개의 것인 것처럼, 발기와 오르가슴 또한 별개의 것이다. 하르트만과 피션은, 남성이 당뇨병으로 완전히 발기 불능자가 되었음에도 결혼 생활 내내 매우 행복한 성생활을 영위한 한 노년의 부부에 대한 이야기를 한 적이 있다. 그 남자와 그의 아내는 오럴 섹스와 손을 통하여, 모두 멀티 오르가슴을 체험했다. 오르가슴을 몸 전체로 확장해 나가는 법을 배워감에 따라 발기와 성기 오르가슴은 더 이상 성생활의 모든 것이 아니게 된다.

발기부전시 발기시키는 방법

흔히 남성 섹스의 모델은 빠르고 빈번하게 발기하는 19세 청년의 경험을 토대로 하기 때문에, 우리는 단단함을 유지하느냐 그렇지 못하느냐, 완전히 발기하느냐 그렇지 않느냐의 관점에서 생각한다. 실제, 페니스가 발기되기 위해서는 많은 단계와 변화를 거치게 된다. 2장에서 언급했듯이, 도교인들은 실제로 발기의 네 단계, 즉 단단함(길어짐으로 언급되기도 함), 팽창, 내구력, 열기가 존재한다는 사실을 인식했다.

발기 불능의 일반적인 원인은 페니스를 충분히 자극하지 않는 물리적인 요인에 있다. 대부분의 남성들은 발기를 위해서는 페니스의 직접적인 자극이나 마사지가 필요하고, 이런 필요성은 나이가 들어감에 따라 더욱 커진다. 종종 여성들이 부드럽고 느린 자극을 좋아하기 때문에, 그들은 남성들도 그럴 것이라고 생각한다. 하지만, 대부분의 남성들은 빠르고 직접적인 자극을 좋아한다. (이것이 바로 모든 남성들이 자위행위를 배우는 방법임을 잊지 말라.)

여성은 손과 혀로 남성의 성기를 매우 적극적으로 직접 자극해야 한다. 여성에게 당신이 원하는 것과 당신의 느낌을 말하라. 당신 또한 자신의 손을 사용하여 자신의 발기를 돕고 유지시킬 필요가 있다.

하지만, 어떤 남성들의 경우, 자신과 자신의 성기에 대한 지나친 집착이 발기에 대한 압박감을 일으키기도 한다. 당신과 파트너가 부드러운 페니스도 단단한 페니스만큼 많은 말초신경을 가지고 있고 극도의 쾌감을 느낄 수 있다는 사실을 인식하면 큰 도움이 될 것이다. 어떤 종류의 접촉, 특히 고환의 마사지는 발기를 일으키지는 않지만 고감도의 즐거움을 일으킬 수는 있다. 당신이 지금 당장 발기하지 않더라도, 여성이 당신을 만족시킬 수 있다는 것을 그녀에게 알려 주어라. 만약 자신의 성기에 집중하는 것이 당신을 더욱 초조하게 만든다면 소녀의 두 번째 제안처럼, 당신의 파트너에게 자극의 초점을 옮겨라. 자신의 발기로부터 우회하여 여성의 즐거움에 집중하면 종종 남성의 흥분을 크게 자극할 수도 있다.

페니스의 지혜

발기의 과정은 신체적인 요소와 정신적인 요소에 달려 있다. 당신의 성기가 제대로 기능하고 있고 적당한 양의 직접적인 자극을 가하고 있는데도 불구하고 여전히 발기 문제로 고통을 당한다면 성교에 대한 불안, 죄의식, 두려움, 혹은 다른 심리적 원인을 고려해 볼 필요가 있다. 또한 때때로 발기 불능은 베르니 질베르겔트(Bernie Zilbergelt)가 <페니스의 지혜 (the wisdom of the penis)>라고 명명한 것에서 기인될 수도 있다. 페니스의 지혜란 페니스가 뇌에게 지금은 진정 성교를 원하지 않는다는 사실을 알려주는 것을 의미한다. 우리는 발기가 타액 분비와 같이 자동적인 과정이 되어야 하고 강한 남성은 언제라도 섹스가 가능하다고 생각한다. 하지만 이것은 모두 진실이 아니다. 그러므로 무엇보다도 파트너와 솔직한 대화를 갖고 당신 자신이 진정 성교를 원하고 있는지를 알아보는 것이 중요하다.

만약 성교를 원하고 있지 않다면 파트너에게 그 이유를 말하고 더욱 적당한 시간을 제안하도록 하라. 만약 성교를 원하는데도 여전히 발기 곤란을 겪고 있다면 당신은 정신 치료나 성치료를 받아야 한다. 흔히 남성의 페니스와 남성의 성에 대한 잘못된 정보와 과대 광고 때문에, 대부분의 남성들은 당연하게 섹스를 일종의 기술로 생각한다. 하지만 당신이 섹스의 기술이나 섹스의 시간, 그리고 당신 파트너를 얼마나 만족시켰느냐 하는 관점에서 벗어나면 날수록 그만큼 당신의 발기는 수월해질 것이다. 베르니 질베르겔트는 다음과 같이 현명하게 지적했다. "대부분의 여성들은 남성의 테크닉보다 성교와 여성에 대한 남성의 태도에 더욱 관심을 갖는다는 사실을 남성들이 알아야 한다. 여성들은 성문제 자체보다 성문제에 대한 남성의 부정적인 태도(분노, 죄의식, 빈번한 사과, 움츠러듬)에 대해 더욱 못마땅해 하는 경향이 있다."

정력소진

도교 의사들에 의하면, 발기부전은 생리적 문제나 정신적 문제에서 기인될 뿐만 아니라 에너지 문제, 구체적으로 말하면 약한 성에너지에 의해 기인될 수도 있다고 한다. 발기력을 갖거나 유지하기가 곤란한 것은 남성의 육체적, 성적 고갈에 의한 것으로 본다. 자신의 정액을 보존해 오지 않은 노인들이 많이 이 문제를 겪고 있다. 발기부전은 사정을 피하고 성에너지를 배양함으로써 치료할 수 있다. 5장에서 언급했듯이, 남성은 음적이기보다는 양적이다. 남성은 흥분되면 될수록 더욱더 양적이 된다. 하지만 사정을 하고 나면 남성은 음적으로 된다. 발기부전을 가진 남성은 더욱 양적으로 될 필요가 있기 때문에, 다른 남성들보다 한층 주의깊게 사정을 피해야만 한다.

고환 마사지

또한 도교인들은 더욱 큰 성에너지를 배양하는 훈련법도 개발했다. 성교(필요하다면, 부드러운 삽입 테크닉을 사용하는 성교)와 빅 드로(Big Draw)는 보통 양성 수련법으로 쓰인다. 그리고 남성의 성에너지를 회복하는 데 도움이 되는 수많은 독신 수련법도 있다.

도교인들에 의하면 성에너지는 세 가지 요소, 즉 성호르몬의 양, 간의 힘, 그리고 생체 전기 에너지[氣]의 순환에 의해 좌우된다고 한다. 서양 의학은 성호르몬인 테스토스테론은 고환에서 생산된다는 사실을 발견했다. 도교인들은 고환 마사지법을 사용함으로써 성호르몬의 생산을 증진할 수 있다고 믿는다. 이 훈련은 일반적으로 성에너지를 강화하고 성교 후에 흔히 느껴지는 압박감을 덜 수 있는 탁월한 방법이다. 또한 고환

고환 마사지

1. 양손을 서로 비벼 따뜻하게 데운다.

2. 양손의 엄지 손가락과 나머지 손가락으로 고환 한 개를 잡는다(그림 36 참조). (손가락 사이의 고환은 작은 살구처럼 느껴져야 한다.)

3. 1~2분 동안 손가락으로 당신의 고환을 힘차면서도 부드럽게 마사지한다. 고환이 아프거나 민감하다면 그 고통이 사라질 때까지 더욱 가볍고도 길게 문지른다. 고환에 혈액순환이 잘되지 않아 통증이 느껴질 때 마사지를 하면 혈액과 성에너지가 그 부위로 흘러들어 어떤 막힘도 뚫어줄 것이다.

4. 페니스를 위로 잡아올려 고환을 노출시킨 후, 1~2분 동안 중지로 톡톡 두드린다(그림 37 참조). 이는 고환에 활력을 불어넣고 정자 생산을 증진시키는 데 도움이 된다.

5. 마지막으로, 엄지 손가락과 집게 손가락으로 페니스의 음낭을 잡는다(그림 37 참조). 이제 골반 근육을 뒤로 당기면서 손으로 페니스와 음낭을 가볍게 앞으로 잡아 당긴다. 그리고 손은 오른쪽으로 당기고 골반 근육은 왼쪽으로 당기면서 반복한다. 그 다음, 손은 왼쪽으로 당기고 골반 근육은 오른쪽으로 당긴다. 손을 아래로 당기고 골반 근육을 위로 끌어 올림으로써 끝낸다. 이 훈련을 9회, 18회, 36회 실시한다. 이 훈련은 정액을 만들어내는 고환을 건강하게 만들어줄 것이다.

을 마사지함으로써 고환의 혈액순환을 돕고 고환을 건강하게 유지할 수 있다.

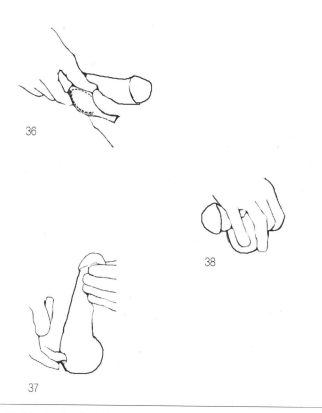

36

38

37

그림 36~38. 고환 마사지하기
고환 두드리기
페니스와 고환 힘줄 잡아당기기

전체적인 접근

도교인들은 발기부전을 포함한 질병을 신체 전체의 문제로
보았다. 그들은 페니스는 문제의 일부분일 뿐이라고 인식한다.
혈액순환 불량, 얕은 호흡, 그리고 불건전한 식사로 인해 페니
스의 기능이 악화될 수 있다. 특히 흡연은 혈관과 동맥을 굳게
만들고 호흡을 방해하기 때문에 순환에 큰 지장을 초래한다.
알콜과 카페인 역시 혈액을 고갈시키므로 성에너지를 강화시

키려면 피해야 마땅하다. 발기 문제는 성에너지를 강화하고 적절한 건강을 유지함으로써 신체 전체를 통해 치유될 수 있다.

선생님, 좀더 큰 페니스를 갖고 싶어요: 페니스를 키우는 방법

대중목욕탕에 가 본 사람이면 누구나 페니스의 크기와 모양이 다양하다는 사실을 알 것이다. 하지만 페니스의 차이는 성교 중 여성이 느끼는 쾌감과는 거의 관계가 없다. 특히 남성이 성도인술을 훈련하면 더욱더 그렇다.

소녀는 이렇게 말했다. "진정 신체적인 특징은 다양하다. 하지만 크거나 작거나, 길거나 짧거나 하는 신체적 차이점은 외양의 문제일 뿐이다. 성교에서 즐거움을 얻는 것은 내적인 감정의 문제이다. 무엇보다도 당신이 사랑과 존경심으로 화합한다면 크거나 작거나, 길거나 짧거나 하는 것이 무슨 문제가 되겠는가?"

사실이 이러함에도 불구하고, 많은 남성들은 여전히 페니스의 크기에 대해 걱정하고, 꽤 많은 수의 남성들이 <페니스 확대 수술>을 받기까지 한다. 이 새로운 수술은 페니스 기부를 치골에 연결하는 현수 인대(suspensory ligament)를 잘라 페니스를 늘리는 것이다(그림 39 참조). 길이를 늘리는 것과 더불어 남성의 허벅지나 치골 부위, 혹은 엉덩이의 지방을 떼내어 페니스 몸체에 이식함으로써 페니스를 더 굵게 만들 수도 있다.[4]

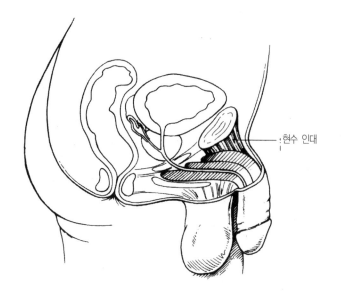

그림 39. 페니스 기부를 치골에 이어주는 현수 인대

수술은 신중하게 선택하라

페니스가 몇 인치 더 길어지는 것을 싫어할 남자가 어디 있겠는가? 하지만 병원으로 달려가서 수술을 받기 전에, 당신은 그 수술에는 심각한 위험이 도사리고 있다는 사실을 알아야 한다. 「샌프란시스코 신문」의 기사에 따르면, 페니스를 길게 만드는 수술은 신경 손상과 감각 감퇴, 발기부전, 발기 각도의 저하, 피부 돌출, 흉터, 감염, 그리고 회저 등을 일으킬 수 있다고 한다. 페니스의 넓이를 확대하는 수술 역시 지방 흡입 도중에 심장이나 뇌의 색전증(동맥 폐색)을 유발할 수 있고, 페니스에 지방이 과도해지거나 페니스가 울퉁불퉁하고 균형이 잡히지 않아 페니스 내로의 혈액 공급이 감소되어 조직의 괴

사가 유발될 수 있다.

또한 그 신문의 기사는 페니스 기부의 <기괴한 덩어리>를 포함하여 수많은 부작용이 나타난 35세의 자동차 기술자의 경험을 기술하고 있다. 그의 페니스는 몇 주 동안 검푸르게 변하기도 했다. "저는 제 페니스의 기능이 떨어져가고 있다고 생각했습니다. 저는 평생 동안 불구로 지내게 되지는 않을까 걱정했죠." 그는 급기야 한 비뇨기과 의사를 찾아가 다시 수술을 받았다. 미국 비뇨기과 협회의 회장인 C . 유진 칼톤(C. Engene Carlton) 박사도 10여 사례의 심각한 감염과 몇몇 사례의 발기부전에 대한 보고서를 접한 적이 있다고 말했다. 그는 감염이 너무 심해 페니스의 반이나 피부이식이 필요한 한 남성을 치료하기도 했다.

이런 의학적인 위험과 소름 끼치는 이야기는 그만두더라도, 도교의 관점에서 볼 때 페니스 확대 수술은 잘못된 것이다. 발기의 힘은 페니스 크기보다 훨씬 더 중요하다. 현수 인대가 잘린 후에 남성들은 종종 발기력이 약해지는 것을 경험하는데 증가된 지방은 힘이 아닌 굵기를 보탠 것에 지나지 않기 때문이다. 발기를 위해서는 혈액과 성에너지가 필요하다. 만약 충분한 혈액과 성에너지 없이 수술을 통해 페니스만 크게 확대한다면 당신은 발기하는 데 어려움을 느끼게 될 것이다. 소녀는 이렇게 말한다. "길고 크지만 약하고 단단하지 않은 페니스는, 짧고 작지만 단단하고 내구력을 지닌 페니스에 비교되지 못한다."

대중목욕탕에서

　사실, 대부분의 남성들이 페니스의 크기에 대해 관심을 갖는 것은 침실에서가 아니라 대중목욕탕에서이다. 이런 이유로, 발기된 페니스에서보다 흐늘흐늘한 페니스에서 더욱 큰 변수가 존재한다는 사실을 명심할 필요가 있다. 대중목욕탕에서 작게 보이는 페니스는 크게 보이는 페니스보다 침실에서 더욱 많이 팽창된다. 또한, 보는 각도 때문에 자신의 페니스는 타인의 페니스보다 작게 보인다.—이는 "남의 떡이 커 보인다."는 속담처럼 항상 열등의식을 불러일으킨다. 당신 자신을 내려다본 다음 거울을 들여다 보라. 놀랍게도 2~5cm 더 길어진 자신의 페니스를 발견하게 될 것이다. 대부분의 남성들은 다른 남성들의 것은 꽤 크다는 과장된 고정관념을 가지고 있다. 그 원인은 일부 관찰 각도 때문이기도 하고 또 일부는 무지 탓이기도 하다. 발기를 일으키는 약물을 150명의 남성에게 주입하고 치골에서 페니스 끝까지 페니스의 길이를 측정해본 비뇨기과 의사 클라우디오 텔로켄에 의하면, 평균 남성의 발기된 페니스 길이는 14.5cm라고 한다. 통속적인 믿음과는 달리, 인종이나 체형은 페니스의 크기에 있어서 큰 차이점을 만들어내지 못하며, 페니스의 크기도 성감과는 관계가 없다.

　사실이 그런데도 여전히 페니스 크기가 신경 쓰인다면, 값비싸고 위험한 수술을 받기 전에 페니스 확장을 위한 도교 훈련법을 시도해볼 필요가 있다. 이 훈련법은 페니스 운동과 스트레칭에 기초를 두고 있다. 페니스 확장 훈련법에 대한 과학적 증거는 미미하지만, 알란과 돈나 부라우어는 그 프로그램을 시도한 110명의 남성들이 페니스 크기가 0.5~2.5cm 정도 확장되었다는 사실을 보고하고 있다.[5] 페니스를 사용하지 않

· 훈련 16

페니스를 키우는 방법

1. 코를 통해 목으로 숨을 들이마시고 그것을 복부로 끌어 내려라. (공기가 가슴에 남아있어서는 안된다.)

2. 이 숨을 기(氣)로 가득차 있는 에너지 공으로 생각하고 그것이 복부에서 골반을 통해 페니스 내로 밀려들어가는 것을 상상하라. 이는 더 많은 에너지가 페니스로 흘러들어 가도록 도울 것이다.

3. 일단 이 에너지 공을 페니스 내로 밀어 넣었다면, 왼손의 중간 세 손가락으로 항문과 음낭 사이의 백만불점을 압박하여 페니스로 흘러 들어간 에너지가 새어나가지 못하게 하라.

4. 백만불점을 계속 압박한 채 정상적으로 호흡하라.

5. 오른손으로 페니스를 쥐고 앞으로 부드럽게 잡아당기기 시작하라. 6~9회 잡아당긴다. 그 다음 오른쪽으로 6~9회 잡아당기고, 또 왼쪽으로 6~9회 잡아당긴다. 마지막으로, 밑으로 6~9회 잡아 당긴다.

6. 엄지 손가락으로 페니스 귀두를 문질러라. 페니스가 발기할 때까지 문지른다. 만약 발기가 잘되지 않으면 문지르는 동안 좀더 잡아당긴다.

7. 페니스 몸체를 잡은 채, 엄지 손가락과 집게 손가락으로 페니스 기부를 둥글게 에워싸서 2~3cm 가량 앞으로 잡아당겨라. 이는 에너지를 페니스 귀두로 몰아준다. 이것을 9회 실시한다.

8. 오른손으로 페니스를 오른쪽으로 잡아당기고, 작은 원을 그리며 페니스를 돌린다. 바깥쪽으로 계속 당기며, 이를 6~9회 방향을 바꾸어가며 실시한다. 페니스를 왼쪽으로 잡아당기고 6~9회 방향을 바꾸어가며 작은 원을 그린다.

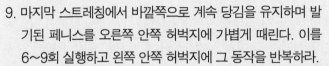

9. 마지막 스트레칭에서 바깥쪽으로 계속 당김을 유지하며 발
   기된 페니스를 오른쪽 안쪽 허벅지에 가볍게 때린다. 이를
   6~9회 실행하고 왼쪽 안쪽 허벅지에 그 동작을 반복하라.
10. 이 스트레칭을 끝낸 후, 페니스를 따뜻한 물에 1분 동안
   담근다. 이는 페니스가 따뜻한(양) 에너지를 흡수하여 팽
   창하도록 도와준다.

으면 페니스가 몸 속으로 후퇴하여 위축되는 것은 분명한 사
실이다. 그러므로 페니스를 자주 사용하면 페니스가 조금씩
커진다는 것도 일리있는 말이다.

당신은 틀림없이 찬 물에서 수영하고 난 후, 페니스가 다소
위축된 경험을 겪은 적이 있을 것이다. 이런 사실과 약간의 확
장이 가능한 사실은 실제로 당신의 페니스가 몸 속으로
5~10cm 정도 들어가 있다는 것을 의미한다. 이 여분의 길이
는 페니스 확대 수술에서 잘리는 현수 인대가 지탱하고 있다.
아마 잦은 발기와 성행위를 통해 이 인대를 늘려서, 페니스의
숨은 부분을 몸 밖으로 다소 빼낼 수 있을 것이다.

일정 기간 동안 페니스를 키우는 방법을 실험한 결과, 1~2
개월 내에 페니스를 2~3cm나 키울 수 있는 것으로 밝혀졌다.
하지만 그것은 어디까지나 당신의 신체구조, 건강, 그리고 나
이에 달려 있다. 그 훈련법은 몸체가 비교적 유연한 젊은 남성
들에게 더욱 유효한 경향이 있다. 혈액순환이 원활하지 못하
면 그 훈련은 더욱 어렵게 된다. 당신은 시작하기 전과 수련기

간 동안에 발기된 페니스를 측정함으로써 확대된 정도를 알아볼 수 있다. (반드시 치골에서 페니스 끝까지 재고 발기는 몸에서 90도 각도가 유지되어야 한다.) 당신이 성공적으로 페니스를 늘리든 늘리지 못하든, 이 훈련법을 통해 전립선을 포함한 전 요도 생식기 계통을 마사지하고 활성화시킬 수 있다.

침실에서

대중목욕탕에서의 과시보다 침실의 일에 더욱 관심이 많다면 페니스 수술이나 페니스 확대 훈련법보다 훨씬 도움이 되는 것이 있다. 그것은 삽입하기 전에 여성을 충분히 흥분시키는 것이다. 여성의 질이 흥분되면 당신의 페니스가 그녀에게 맞게 커지는 느낌이 든다. 앞에서 언급했듯이, 여성은 일반적으로 클리토리스와 질 입구의 4~5cm 지점에서 가장 예민한 감각을 느낀다. 그것은 작은 페니스를 가진 남성이라도 여성의 가장 민감한 부위에 닿을 수 있다는 것을 의미한다. 또한 제5장에서 설명한 체위 조절을 통해 어떤 커플이라도 성기 크기의 차이를 극복할 수 있다.

실제 어떤 커플들은 반대의 문제를 갖고 있는 경우도 있다. 남성의 페니스가 여성에 비해 너무 큰 경우가 그것이다. 비록 여성의 질이 상당히 확대될 수 있지만, 두 사람이 잘 조화되지 않으면 이런 불균형은 고통을 초래할 수 있다. 한 가지 해결 방법은 삽입을 원하는 길이 만큼에서 페니스 둘레에 손수건이나 끈을 묶는 것이다. 이는 또한 페니스 귀두를 확장시켜 양쪽 모두에게 더욱 큰 즐거움을 선사하는 이점이 있다. 그런데 혈액 순환을 위해 약 20분마다 페니스 크기를 위축시켜야 하는 것과 마찬가지로, 혈액이 정체되지 않도록 페니스 둘레의 수건이나 끈 등을 반드시 풀어주어야 한다. 또 여성 상위를 통해 여성이 삽입 깊이를 조절하고 성교가 고통스럽지 않도록 할수도 있다.

반복해서 강조하건대, 성도인술을 훈련하면 당신과 당신 파트너의 성적 욕구가 충분히 만족되어, 페니스 크기에 대한 관심은 아득한 옛날의 기억 속으로 사라질 것이다. 당신은 큰 귀를 가졌는지 작은 귀를 가졌는지 따지는 것 만큼이나 부질없는 성기 크기가 어떻게 그토록 정신 에너지를 좌우해 왔는지를 의아스럽게 생각할 것이다. 현명하고 체험 많은 소녀는 이렇게 말한다. "두 가슴이 조화롭게 화합한 상태에서 에너지가 몸을 통해 자유롭게 만나고 흐를 때, 짧고 작은 성기는 자연스럽게 점점 더 길어지고 커지며, 부드럽고 약한 성기는 자연스럽게 점점 더 단단해지고 강해질 것이다."

남성은 얼마나 많은 정자를 필요로 하는가: 정자수를 늘리는 방법

덴마크의 내분비학자 닐즈 스카케백의 조사에 따르면, 미국과 다른 20개 국 남성의 정자수가 지난 반세기 동안 50%나 급격히 감소했다고 한다. 이런 급격한 감소의 원인은 여전히 논쟁거리가 되고 있지만, 가늠해볼 수 있는 원인은 꽉 긴 속옷에서부터 화학적 오염물질에까지 두루 걸쳐있다. 환경 위기에 대한 보고에서 플로리다 대학 연구원 루이스 길러트는 미국

의회의 공개 토론회 참석자들에게 다음과 같이 말했다. "이 회의실의 모든 사람들은 할아버지대에 비하면 절반 정도의 남성밖에 되지 않습니다." [6]

낮은 정자수는 불임의 주요 원인이다. 정자수가 줄어들고 있기 때문에, 전세계적으로 불임 문제가 늘어나고 있다는 사실은 그렇게 놀라운 일이 아니다. 세계 보건 기구(The World Health Organization)는 10쌍 중 1쌍이 의도하지 않은 불임이라고 보고한 적이 있다. 미국에서는 놀랍게도 6쌍 중 1쌍이 불임인데, 그것은 지난 10년 동안 두 배나 증가한 숫자이다. <불임(infertility)>은 <발기부전(impotence)>처럼 오진되기 쉬운, 모호하고 부정확한 질병이다. 더구나, 불임의 진단은 잉태 없이 일정한 기간(보통 피임하지 않은 성교를 갖는 1년)이 지나는 것으로 간단히 내려진다. 한 의학책에 따르면, "잉태만이 정자의 잉태 능력을 확실하게 증명해주는 유일한 증거이다." 당신은 잉태할 때까지 불임으로 진단받기 마련이다. 무죄가 선고될 때까지 유죄인 것처럼! 그러므로 작은 정자수를 가지고 있더라도, 당신은 여전히 잉태할 가능성을 가지고 있다고 할 수 있다.

배란의 문제도 불임의 주요 원인이 될 수 있다. 수정할 수 있는 난자가 없다면 아무리 많은 정자를 가지고 있어도 아무런 소용이 없다. 그러나 난자가 하나라도 있다면 당신이 더 많은 정자수를 가지고 있으면 있을수록 그만큼 당신 파트너가 잉태할 가능성은 커진다. 결국에는 오직 하나의 정자만이 난자와 만난다 하더라도, 실제로는 모든 정자가 함께 협력하여 자궁과 나팔관을 통해 돌진하고 수태시킨다.

적은 정자수를 가진 남성은 정자수를 늘릴 수 있는 성도인 술이 있다는 사실을 알면 큰 위안이 될 것이다. 사정하지 않는 섹스는 정자수와 정자 농도를 올릴 수 있는 가장 중요한 요소이다. 서양의 의학적 조사에 의하면, 사정하지 않을 때마다 정자수가 5~9천만 개 정도 늘어난다고 한다.[7]

정자를 보유하는 것에서 한층 더 나아가, 당신은 고환을 흔들거나 마사지하거나, 혹은 톡톡침으로써 고환이 더욱더 많은 정자를 생산하도록 도울 수 있다. 고환이 자유롭게 흔들릴 수 있을 때(꽉 긴 속옷과 팬티를 입기 전) 그것들은 서로, 혹은 허벅지에 자연스럽게 부딪힐 수 있다. 하지만 우리는 하루의 대부분을 앉아서 보내고 발가벗은 상태에서 정글을 달리는 시간이 거의 없기 때문에, 고환의 운동을 도와줄 필요가 있다. 헐거운 팬티를 입고 Y자형으로 서서 당신의 고환을 아래위로 흔든다. 그리고 허리 부분과 천골을 좌우와 앞뒤로 흔든다.—이는 혈액이 생식기 부위로 흐르도록 돕는다. 이 장의 앞부분에 소개한 고환 마사지법, 특히 고환을 두드리는 4번이 매우 유용하다.

내 전립선에 무슨 문제가 생긴 거지: 전립선 질병을 예방하고 치료하는 방법

많은 남성들은 감염, 비대증, 암과 같은 전립선 질병으로 진단 받았을 때 비로소 자신의 전립선에 대해서 듣게 된다. 거의 10명 중 1명의 남성이 전립선암에 걸린다. 이제 전립선암은

· 훈련 17

전립선을 건강하게 만드는 방법

1. 숨을 완전히 내쉬며, 동시에 회음과 항문을 가볍게 수축하라.
2. 숨을 들이마시고, 숨을 내쉬면서 회음 바로 위에 있는 전립선을 상상해보라. 그리고 전립선 주변의 PC 근육을 수축하라.
3. 숨을 들이쉬고 이완하라.
4. 이 훈련을 4회, 혹은 18회 반복한다.

너무나 흔한 질병이어서, 의료 전문가는 남성이 오래 살면 전립선암에 걸릴 것이라고 보통 생각하기도 한다. 도교인들의 견해에 따르면 이 질병은 불가피한 것이 아니며, 성도인술을 통해 전립선을 건강하게 유지할 수 있다고 한다.

제3장에 소개한 두 가지 훈련법—소변 흐름 멈추기와 PC 당겨 올리기—은 전립선을 감싸고 있는 PC 근육을 강화시키는 데 도움이 된다. PC 근육을 조임으로써 당신은 전립선을 건강하게 유지할 수 있다. 제3장에서 언급했듯이, 퓨보콕시제우스(pubococcygeus, PC)는 실제로 치골(pubo)과 미골(cocygeus) 사이에 걸쳐 있는 일단의 근육이다. 그 근육을 가볍게 조이는 것을 잊지 말라. 그것을 너무 세게 조이면 너무 긴장되어 호흡하기가 곤란해진다. 전립선 운동은 매일 원하는 만큼 자주 실행할 수 있다. 다른 운동과 마찬가지로, 전립선 운동도 많이 실시하면 처음에는 통증이 유발될 수도 있을 것이다. 도교에 따르면 전립선은 두뇌의 시상하부와 밀접히 연결되어 있어 전립선을 올바로 조이기만 하면 결국 두뇌의 감

각도 느끼게 된다고 한다.

전립선 운동과 더불어, 전립선을 직접 마사지할 수도 있다. 전립선 마사지는 전립선이 감염되었을 때 의사가 시술하는 방법이다. 의사는 당신의 항문을 통해 전립선을 마사지하게 되는데, 제2장에서 설명한 것처럼 당신 자신이 직접 그것을 행할 수도 있다. 또한 당신은 백만불점을 압박하고 방향을 바꾸어가며 조그마한 원을 그림으로써 전립선을 마사지할 수 있다(제3장 p. 130의 골반 마사지법 참조). 자위행위시나 성교시 빅 드로를 활용하는 것도 전립선을 건강하게 해준다. 전립선에 문제가 있다면 사정할 때 반드시 손가락 잠금법을 활용하기 바란다.

성도인술 수련 전후에 전립선 통증을 지니고 있던 한 멀티오르가슴 남성은 그의 경험을 이렇게 설명했다. "저는 사춘기 때부터 전립선 통증을 심하게 경험하곤 했습니다. 한 달에 몇 차례씩 그 부위에서 혹독한 통증이 수분 간 지속되곤 했습니다. 한 번은 그 통증이 너무 심하여 저의 한 친구가 제 얼굴이 실제로 푸르게 변했다고 말해줄 정도였습니다. 의사들은 규칙적으로 사정하면 전립선의 압박이 덜어질 것이라고 조언했습니다. 이는 다소 도움이 되었지만, 모든 정액의 방출은 엄청난 에너지의 낭비라는 사실을 저는 늘 느꼈습니다. 20대 후반에 접어들어서야 저는 성도인술을 알게 되었습니다. PC 근육 수축, 전립선과 고환 마사지, 그리고 빅 드로와 손가락 잠금법을 몇 주간 훈련하자 전립선 문제는 감쪽같이 사라졌습니다. 그후 저는 수년 동안 전립선 통증을 느껴본 적이 없습니다. 사정을 멈춘 후 처음에는 전립선이 약간 부풀어 올랐지만, 이 증상도 점차적으로 사라졌습니다. 전립선 문제로 고통받고 있는 남성들은 누구나 이 테크닉의 기적을 체험할 수 있을 겁니다."

섹스는 피자와 같지 않다: 성적 상처를 치료하는 방법

미국인 코치 요기 베라(Yogi Berra)가 다음과 같은 농담을 한 적이 있다. "섹스는 피자와 같습니다. 피자는 따뜻할 때 정말 맛이 좋습니다. 하지만 피자는 따뜻하지 않을 때도 여전히 맛이 좋습니다." 그러나 불행히도, 부정적인 성경험을 체험한 많은 남성들은 섹스는 진정 피자와 같지 않다고 증언한다. 부정적인 성경험은 리비도(libidos, 성적 충동) 내에 머물러 있다가, 몇 년 후 친교의 순간에 다시 나타날 수도 있다.

강압적인 섹스는 거의 항상 상처를 남기지만, 합의된 섹스도 때때로 그럴 수 있다. 지난 몇 년 동안 성폭력, 강간 등에 대한 보고가 엄청나게 늘어나고 있다. 공식적으로 금기시된 이런 주제를 흔쾌히 발표하는 것도 엄청나게 중요한 사회적 진보의 결과이다. 이런 사회적 병폐의 확산에 대한 놀라운 통계로 인해 합의된 섹스의 정의를 정확히 내리려는 욕구가 더욱 크게 대두되었다. 비록 대부분의 매체가 여성에 대한 성폭력을 집중적으로 다루고 있지만, 남성도 성적으로 착취당할 수 있다. 그리고 남성과 여성은 모두 합의된 섹스를 통해서도 좋지 않은 경험을 가질 수 있다.

성 파트너들은 나이나 힘, 경험 따위가 완전히 같지 않기 때문에, 서로 간의 동의가 명백하지 않는 경우도 때때로 있다. 성적 관심을 표현할 때 침묵의 몸짓에 의존하는 것보다 가능한 한 분명히 해두는 것이 가장 좋다. 다행스럽게도, 여성들도 자신들이 남성들만큼 성적인 존재라는 사실을 발견했으므로 앞세대들이 흔히 범한 모호하고 위험스런 메시지들을 피할 수 있게 됐다. <아니오>는 결국 <아니오>를 의미할 뿐이고 <예>는 결국 <예>를 의미할 뿐이다!

결과가 좋지 않은 강압적인 섹스나 합의된 섹스를 경험했다면 당신은 성적 혹은 정서적 문제를 일으킬 수 있는 상처를 간직하게 될 지도 모른다. 이런 경우라면 당신은 전문 치료사나 성 상담가를 만나보라. 하지만, 과거의 고통보다도 현재의 즐거움을 생각함으로써 당신 자신의 힘으로 그 문제를 극복할 수 있는 방법들도 많다.

현재와 당신 자신의 몸에 머무르는 것은 성적인 충격을 겪고 있는 사람들의 절실한 과제이다. 긍정적인 것이건 부정적인 것이건 몸의 감각에 주의를 세밀하게 기울이는 것은 상념에 사로잡히거나 당신 자신의 몸을 떠나서 생각하는 것보다 훨씬 낫다. 제3장에서 기술한 복식 호흡과 100까지 세기 훈련법은 당신의 집중력과 현재에 머무르는 능력을 증진시키는 데 도움이 될 것이다. 만트라의 형태이건 중얼거림의 형태이건, 소리 또한 산만한 생각을 깨끗이 정리해 줄 수 있다. 긍정적인 사고의 강화 역시 당신이 현재에 머무르도록 도와 줄 것이다. 필요한 한 자주 당신 자신이 어디에 있는지, 자신이 누구와 함께 있는지, 그리고 느낌이 얼마나 좋은지를 상기해보라. 옛 느낌이 치솟아 올라올 때는 일반적으로 당신이 하고 있는 일을

· 훈련 18

접촉 명상

1. 다리를 꼬거나 무릎을 꿇고 앉아 서로 마주보라. 불빛은 촛불과 같이 희미해야 한다.
2. 양손을 사용하며, 보통 머리에서 발가락까지 당신 자신의 몸을 접촉하기 시작하라. (당신의 파트너가 접촉하지 않았으면 하는 당신의 몸의 부위는 피하라. 일반적으로 당신의 성기는 피하고 마지막까지 남겨 두라.)
3. 여성 파트너는 자신의 손을 사용하여, 당신이 막 접촉한 각 부위를 따라서 접촉한다.
4. 순서를 바꾸어서 여성 파트너가 양손으로 자신의 몸을 접촉하게 하고 당신이 따라서 그녀의 몸을 접촉한다.
5. 껴앉고 서로의 호흡을 느껴보라.

멈추고 떠오르고 있는 느낌을 당신의 파트너와 나누는 것이 가장 좋다.

만약 당신의 성적인 상처를 토론하고 싶지 않다면, 특히 그 여성이 새로운 파트너라면, 당신은 지금 당신 자신이 원하는 것을 그녀에게 말해야 한다. 그녀가 불편한 행동이나 유쾌하지 않은 어떤 것을 행하고 있다면, 그녀에게 말하라. 하지만 그녀가 행하고 있는 것을 비난하기보다는 그녀가 해주었으면 하는 것을 말하는 것이 좋다. 특히 섹스에 대한 생각이 없을 때는, 서로 껴앉고 서로를 마사지해 주거나 서로의 눈을 응시함으로써 함께 명상하는 것을 제안해 보라. 또한 접촉 명상법(Touch Meditation exercise)을 제안해도 좋다. 이것은 손상된 친교를 회복하는 데 특히 좋다.

접촉 명상을 통해 당신은 다시 자신의 몸과 연결되고 나누고 싶은 자신의 몸의 부위를 파트너와 나눌 수 있다. 당신은 파트너가 성적으로 흥분되기 전에 크나큰 친밀감이 서서히 일깨워지는 것에 공명하는 것을 느낄 수 있을 것이다. 당신의 몸과 마음이 현재에 있지 않으면, 파트너와 나눌 수 있는 성에너지는 극히 미미할 뿐이다. 그리하여 당신이나 여성 파트너는 성교에서 많은 혜택을 누리지 못할 것이며, 그 즐거움 또한 미소할 것이다. 접촉 명상을 천천히 진행하며 몸 전체를 접촉함으로써 당신은 자신의 성에너지를 모으고 열정적이고 의미심장한 체험을 만끽할 수 있을 것이다. 앞에서 언급했듯이, 도교인들은 섹스는 치유나 해악을 가져올 수 있는 큰 힘을 지니고 있다는 사실을 오래 전부터 인식하고 있었다. 그러므로 섹스의 힘을 현명하고도 올바르게 사용해야 한다.

제 9 장

평생동안 성생활을 즐기기 위한 사랑의 기술

도교에서는 육체를 자연계의 소우주로 간주한다. 그러므로 우리 자신과 우리의 성을 계절이 바뀌듯이 봄, 여름, 가을, 겨울로 변하는 것으로 생각한다. 그런데 도교의 스승들은 계절을 한 번 더 되돌려 노년기에 제2의 봄을 체험할 수도 있다. 불사(不死)에 대한 탐구에 몰두하면서 그들은 성도인술에서 진정한 젊음의 원천을 발견하였다. 현대의 연구들도 모두 나이의 영향을 벗어나서 건강을 유지하는 데 있어 활발한 성생활이 필수적이라는 것을 보여준다. 여기서 우리는 실제로 어떻게 섹스가 당신을 더 오래 살도록 도와줄 수 있는지, 성생활이 바뀜에 따라 당신이 특별히 알아야 할 것은 무엇인지를 조사해 볼 것이다.

성과 노화

당신은 자신이 아직 성과 노화에 대해서 배우기에는 너무 젊다고 생각할 지도 모르겠지만, 결코 그렇지가 않다. 서양에서는 노화를 인생의 후반기에 일어나는 것이라고 생각하는 경향이 있다. 그러나 노화의 진행은 태어나는 순간부터 시작되고 우리의 성적 능력은 몇 년마다 변해간다. 킨제이 박사는 그것을 이렇게 표현했다. "문득 노화 문제에 관심을 가지게 되는 60대, 혹은 80대의 사람은 거의 한 평생을 다 살아 더 이상 노화의 진행에 대해서 어떻게 손써볼 도리가 없다." [1] 그러므로 이 장을 하루라도 빨리 접할수록 당신은 더 멋진 삶을 살게 될 것이다.

또한 이 장을 읽기에 당신이 너무 늙었다고 생각할 수도 있으나 그것 역시 결단코 잘못된 생각이다. 도교에 따르면 성은 죽는 날까지 가능하고 또한 바람직하기도 한 것으로서, 그것은 평생 동안 지속되는 활동이다. 서양에서는 늙어서도 여전히 성에 관심을 갖는 사람을 호색한, 즉 <음란한 늙은이>로 간주한다. 도교는 결코 이러한 편견을 갖지 않는다. 오히려 노년기나 혹은 우리가 말하는 <성인기 후반>에 접어드는 여성과 남성일수록 그들의 건강과 장수를 위하여 성이 훨씬 더 중요해지는 것으로 보고 있다. 중국인들만이 이렇게 믿는 것은 아니다. 비교 문화적인 조사를 통하여 성은, 남자 노인의 경우 70%의 문화에서 여자 노인은 80%에서 절대적으로 중요하다는 결과가 나왔다.[2]

더 정곡을 찌른 것으로, 소비자 보고 조사서는 노년층의 실제적인 성생활이 문화적인 고정관념과는 얼마나 다른 지를 보여주고 있다. 이 조사에서는 70세 이상의 결혼한 남성의 80% 이상과 독신인 남성의 75%가 여전히 성생활을 하고 있었다. 56%는 적어도 일주일에 한 번 정도 섹스를 했고, 75%는 <섹스를 매우 즐기는 것>으로 보고되었다. 그리고 43%는 여전히 자위행위를 하고 있었다.[3] 또한 폐경기 이후에는 여성의 성적인 욕구가 줄어들 것이라고 생각해서도 안된다. 실제로 많은 여성들이 폐경기 이후 성에 대한 관심이 증가한다는 것을 발견한다. 아마도 호르몬 계통의 변화 때문일 것이다.

서양에서는 젊은 남성의 성적 능력을 예찬한다. 그들은 남성의 성적인 힘은 18살때 절정에 이르고 그후부터는 점차적으로 쇠퇴하는 것으로 본다. 한 성의학자는 이렇게 말한다. "젊은 남성의 페니스는 최고의 힘을 가지고 있다. 이때부터 삶의 마지막까지 계속해서 점차적으로 페니스의 힘은 약해진다." 그런데 성적인 힘에 대한 일반적인 오해에서 문제가 야기된다. 남성이 정자를 만들어 낼 수 있는 능력이라는 면에서는 성인기 초기에 최고조에 달한다는 것은 사실이다. 그러나 이것은 오직 종족 번식을 위해서만 중요할 뿐이다. 또한 여성의 수태 능력도 성인기 초기에 역시 절정에 달한다.

그러나 정자를 생산하는 능력보다는 즐거움이라는 관점에서 보면, 남성이 상대 여성과 자신을 만족시킬 수 있는 능력은 오직 그가 더 많은 경험과 자제력을 얻을 때만이 증가한다. 비록 더 이상 즉시 발기를 할 수 없거나, 혹은 젊었을 때처럼 사정을 할 수 없을 지라도 이러한 변화들 때문에 연인으로서 그의 능력이 손상을 입지는 않는다. 도교인들은 오히려 재빨리 사정을 해버리고 마는 젊은 시절의 성적인 열정을 벗어날 수 있을 때 성도인술을 훈련할 수 있고 상대방을 만족시킬 수 있다는 것을 알고 있었다.

나이를 먹어감에 따라 더욱 세련된 성적 즐거움을 누릴 수 있다

당신이 나이를 먹어감에 따라 불가피하게 많은 육체적인 변화들이 일어난다. 예를 들어, 50세가 넘으면 발기를 하기 위해서는 젊었을 때보다 더욱 직접적인 자극을 성기에 가해야 할지도 모른다. 이것은 당신의 성적인 욕구나 파트너에 대한 흥미가 사라졌기 때문이 아니라, 단순히 당신의 나이가 많아짐에 따라 발생하는 육체적인 변화 때문이다. 또한 발기가 된다 해도 아마 젊었을 때보다 덜 단단하고 좀더 아래로 쳐질 것이다. 그리고 사정을 할 때도 사정의 강도가 약해지고 다시 발기가 일어나기까지 더 많은 시간이 걸린다.

정력과 체력이 약해지는 이러한 변화는 나이를 먹게 되면 자연히 일어나게 마련인 다른 육체적인 능력의 감소와 하등 다를 바가 없다. 당신은 60대에도 여전히 20대처럼 빨리, 혹은 멀리 달릴 수 있으리라고는 기대하지 않을 것이다. 그러나 노화와 관련하여 섹스와 스포츠 사이에는 한 가지 차이점이 있다. 즉 침대에서 당신의 능력은 실제로 향상된다는 것이다. 나이를 먹었을 때 남성은 사실 그전보다 더 오랫동안 발기를 유지할 수 있다. (그렇지만 만약 어떤 이유로든지 간에 발기를 잃어버린다면 회복하기는 더 어려울 것이다.) 이것은 당신으로 하여금 상대방을 만족시키고 사정을 하지 않고 멀티 오르가슴이 되는 것을 더 쉽게 만들어 준다.

둔과 드로스트의 최근 연구에서 절반 정도의 남성이 35세 이후에 멀티 오르가슴이 되었고, 45세와 55세 사이에서 상당수가 멀티 오르가슴이 되었다. 그리고 멀티 오르가슴이 되는 법을 배운 나이 많은 남성들은 현재 모두 50세 이상으로 여전히 멀티 오르가슴을 체험하며 더 강해지고 있다.[4]

또한, 성에 대한 서양 문학의 대부분은 성적인 체험의 강렬함은 나이를 먹게 되면 줄어든다고 말한다. 그러나 도교에 의하면 이것도 사실이 아니다. 도교인들은 나이가 들수록 당연히 감소하는 생식기의 수축 횟수에 따라서 성의 강도를 측정하지 않는다. 그들은 성에너지가 몸 전체에서 일어나는 것이라고 인식하기 때문에, 성의 강도를 성에너지를 배양하고 순환할 수 있는 능력에 따라 판단한다. 그런 능력은 오직 남성이 더 많은 체험을 할 때만이 증가하는 것이다. 당신의 성적 능력은 틀림없이 시간이 흐름에 따라 변할 것이고, 아마도 당신은 젊음이 지니고 있는 어떤 격정을 잃어버릴 것이다. 그러나 무리하지만 않는다면 노년기에는 유쾌하기 그지 없는 더욱 세련된 즐거움을 누릴 수 있다.

육체와 성

이제 당신이 노인들의 성적 능력은 고갈되어 버리는 것이 아니라는 것을 이해했기를 바란다. 비록 나이는 들었지만 자신의 육체의 기본적인 욕구를 주의깊게 관찰한다면, 여전히 당신은 훨씬 더 쉽게 쾌감의 절정에 도달할 수 있다는 사실을 알게 될 것이다.

먼저 건강한 육체와 규칙적인 운동이 필수적이다. 나이를 먹게 되면 많은 사람들의 성생활이 위축되는 한 가지 이유는 그들의 육체가 약해지거나 병에 걸리기 때문이다. 동양의 지혜와 서양의 모든 심리적인 연구들에 의하면, 운동은 성적인 능력을 향상시켜 줄 뿐만 아니라 성적인 욕구와 오르가슴도 증가시켜 준다고 한다. 복부, 히프, 둔부, 그리고 허벅지는 앞에서 검토한 비교적 작은 PC 근육처럼 특히 중요한 큰 근육들이다. 이러한 근육들을 좀더 강하게 유지하는 것은 성의 생명력을 지탱하는 데 필수적이다. 비록 수영이나 조깅, 그리고 다른 서구적인 운동들이 육체적인 건강을 유지하는 데 있어서 하나의 훌륭한 방법이기는 하지만, 지나치지 않는 규칙적인 섹스도 그에 못지 않게 중요하다. <사용하지 않으면 잃어버릴 것>이라는 말은 늙은 남성의 육체에 대한 아주 정확한 표현이다.

도교에 의하면 아주 많은 성에너지가 항문과 엉덩이로 새어나간다. 엉덩이에 힘을 주어 압착해보라. 그러면 새는 에너지를 봉쇄하고 그것을 척추로 올려 보내는 데 있어 이 근육이 얼마나 강력한 지 알게 될 것이다. 도교의 의사들은 항문 괄약근의 강도를 건강의 중요한 신호로 간주한다. 느슨하고 약해진

· 훈련 19

항문 강화하기

1. 코로 숨을 완전히 내쉬고 나서 몇 초 동안 엉덩이와 항문의 근육을 조였다 풀었다 한다.
2. 천천히 숨을 들이마시고 긴장을 푼다.
3. 1번과 2번을 9회, 18회, 36회, 아니면 사타구니와 항문이 따뜻해질 때까지 계속하라. 에너지가 점점 머리와 배꼽 아래로 퍼져 나갈 것이다. 그리고 그 에너지를 의식적으로 꼬리뼈와 천골로 모아 척추를 타고 소우주 궤도를 따라 머리로 끌어 올린다. 잠시 멈춘 다음, 머리에서 그 에너지를 18회에서 36회까지 나선형으로 회전시킨다. 만약 에너지가 너무 강해지는 것을 느끼면 혀를 입천장에 대고 에너지가 배꼽으로 내려가도록 하라(제3장 참조).

괄약근은 건강이 좋지 않다는 신호이고 팽팽하고 강한 괄약근은 건강하다는 신호이다. 위의 운동을 통하여 항문과 엉덩이를 강화할 수 있다. 게다가, 이 운동은 당신이 성에 대한 조절력을 개발하고 육체에 활력을 불어 넣는 동안 받게 되는 스트레스를 완화시키는 데도 도움이 될 것이다. 또한, 이것은 카우퍼선과 전립선에 자극을 주고 혈액을 순환시키며 발기를 강화하는 데 도움을 준다. 심지어 이것은 치질을 치료하는 데도 도움이 된다고 알려져 왔다.

사정과 노화

지금까지 살펴본 바에 의하면 인체에서 가장 많은 에너지를 상실하는 통로가 사정을 하는 페니스라는 것은 명백하다. 제3장에서 논의했듯이, 노인들의 경우 비사정 성교는 훨씬 더 중요하다. 왜냐하면 사정은 몸을 더욱 소모시키기 때문이다. 앞에서 한 번 언급한 적이 있지만, 장수를 누린 중국인 의사 쑨 쓰뭐는 40대 남성은 오직 열흘에 한 번씩 사정을 하고, 50대 남성은 20일에 한 번씩만 사정을 하고, 60대 남성은 더 이상 사정을 하지 말라고 충고했다. 이것은 최대치를 말하는 것이고 만약 끌어 올리기를 통하여 자신의 성에너지를 변형할 수 있다면 사정을 하지 않으면 않을수록 더 좋을 것이다. 당신이 이제 막 성도인술을 훈련하기 시작했다면 처음에 이것은 어려울 수도 있다. 그러나 일단 비사정 오르가슴이 가져다 주는 만족을 체험하고 그것이 건강에 미치는 효과를 이해하게 되면 재빨리 그것을 터득할 수 있게 될 것이다. 더욱 좋은 것은 만약 당신이 젊다면 사정에 대한 욕구가 빠른 속도로 감소될 것이고, 좀더 나이가 들었다면 사정에 대하여 거의, 혹은 전혀 흥미를 잃어버린다는 것이다.

쑨 쓰뭐가 추천한 사정의 횟수는 단지 참고에 지나지 않는다. 당신은 몇 년마다 사정하는 횟수를 간단히 줄일 수 있다. 이것은 당연히 점점 사정하지 않고 싶어하는 당신의 욕구에 맞추어 당신이 사정의 빈도를 유지할 수 있도록 해준다. 흥미롭게도 마스터즈와 존슨조차도, 특히 50세가 되었을 때는 남성들이 성교를 할 때마다 사정할 필요가 없다는 것을 인식했다. 그들은 다음과 같이 결론을 내렸다. "50세의 남편은 잠재적으로 가장 효과적인 섹스 파트너이다." [5]

다시 한 번 강조하건대, 사정하지 않아야 한다는 생각이 강박관념처럼 되어서는 안되며, 사정을 했다고 해도 자신을 탓하지 않는 것이 중요하다. 만약 사정을 하게 되었다면 그냥 사정이 일어나도록 내버려두고 그것을 즐겨라.

사랑을 계속 유지하는 비결

서양에서는 사랑과 정열은 신혼 첫날 밤에 가장 불타오르고 그후부터는 곧바로 사그라지는 것으로 생각하는 경향이 있다.[6] 그들은 그 이유에 대해서는 결코 흡족한 설명을 하지 못한다. 단지, 구애의 흥분이 끝난 후에는 지루함이 서서히 자리를 잡는 것처럼 보인다. 도교인들에게 있어 신혼 첫날 밤은 오직 앞으로 평생토록 커질 사랑과 친밀함의 시작에 불과하다. 성도인술을 통하여 사랑과 섹스는 20대보다도 50대, 나아가 60대에 더욱 근사해진다. 여기에서 그 이유를 제시하겠다.

성적인 열정 유지하기

도교에 따르면 우리가 상대방에게 매력을 느끼는 것은 우리 사이에 존재하는 음양이라는 전하(電荷)의 강도에 달려있다. 전하가 많으면 많을수록 열정은 더 커지고 전하가 적으면 적을수록 열정은 약해진다. 전하의 상실이 많은 관계들이 무미건조해지거나 지루해지는 이유이다. (또한 이것이 남편이 며칠 출장을 갔다오고 나면 많은 부부들이 정열의 불꽃이 되살아나는 것을 경험하는 이유이다. 왜냐하면 일시적인 별거가 상대방의 극성을 다시 충전시켜 주는 경향이 있기 때문이다.)

시간이 흐름에 따라 전하를 상실하게 되는 주요 원인 가운데 하나는 사정을 하는 성교이다. 사정을 할 때 남성은 자신의 양전하를 써버린다. 의식적이든 무의식적이든, 남성은 성교 후에 지쳐버린다는 것을 깨닫기 시작한다. 이것은 종종 분노를 불러일으키고 섹스를 하고 싶지 않다는 생각을 자아낸다. 비록 앞에서 일반적인 형태는 항상 정력적인 남편과 불감증인 부인의 경우라고 말을 했지만, 사실은 남성도 여성만큼 자주 성교 횟수를 한정한다. 횟수를 초과해서 남성에너지와 특히 양전하를 소모하게 되면 서로에 대해 무관심해지고 권태로와질 수 있다.

어떤 부부들은 따로 떨어진 침대에서 잠을 자거나 각자 떨어져서 시간을 보냄으로써 일시적으로 전하를 재충전하여 관계를 개선한다. 5장에서 설명한 양성 수련법은 부부가 이러한 극성을 유지하고 그들의 관계에서 전하가 충만하도록 해준다. 거기에는 사랑이 무미건조해지거나 권태가 찾아들 여지가 전혀 없다. 사람들이 혼외정사를 하게 되는 데는 수많은 이유가 있겠지만, 아마도 권태와 성적인 불만, 이 두 가지가 주요 원인일 것이다. 두 사람의 관계에서 서로에 대한 매력을 유지하는 것이 새로운 연인을 찾고 싶은 욕구를 줄이는 방법이다. 만약 성에너지를 서로 교환하고 보존할 수 있다면 모든 부부 사이에는 무진장한 즐거움이 존재한다. 한 멀티 오르가슴 남성은 자신과 자기 부인의 체험을 이렇게 설명했다. "성도인술로 인하여 우리의 관계는 더욱 깊어졌고, 서로에 대한 매력이 감소되기는 커녕 오히려 강화된 것처럼 느껴집니다."

결혼을 하면 성적인 불만이 생긴다는 고정관념과는 반대로 대부분의 연구들은 결혼한 부부들이 연애시절보다도 서로 더 만족스러운 섹스를 한다는 사실을 보여준다. 베르니 질베르겔트는, 연애를 하고 있는 여성과 남성은 결혼을 한 사람들보다 덜 다양한 체위를 취하며 새로운 시도도 덜 하고 여성은 연인보다도 남편과 함께 섹스를 할 때 훨씬 더 깊은 오르가슴을 느끼는 경향이 있다고 지적했다.[7] 여성뿐만 아니라 남성도 자신의 배우자와 섹스를 할 때 더 많은 오르가슴을 느낀다. 킨제이 박사도 역시 혼외정사를 할 때 남성은 종종 오르가슴을 체험하지 못하는데, 부인과는 이런 실패가 거의 없다는 사실을 발견했다.[8]

홀륭한 섹스의 이점은 오랫동안 관계를 지속할 수 있게 해주는 것만이 아니다. 버클리의 캘리포니아 대학에서 실시한 연구는 오랫동안 결혼 생활을 해온 부부는 나이가 들어감에 따라 더 행복해지고 서로에 대한 애정이 더 깊어진다는 결론을 내렸다. 우리 사회에서는 노래나 문학작품, 그리고 영화에서 끊임없이 새로운 사랑을 찬미한다. 우리는 나이 많은 부부들 사이의 사랑을 정열이 식어버린 지루한 것으로 생각해 버린다. "나이 많은 부부들에게서 진정 우리가 보았다고 생각했던 것은 일종의 피로나 지루함이다."라고 이 연구자들 가운데 한 사람인 로버트 레벤손은 말했다. "그러나 그것이 우리가 보고 있는 전부는 아니다. 그들은 원기 왕성하고 생동적이고 정서적이다. 그들은 유쾌하고 섹시하고 자신들의 정력을 다 소모시켜 버리는 미련한 짓은 하지 않는다." 최근의 생물학적인 연구들이 제시한 바에 의하면, 오랫동안 관계를 지속해온 연인과 함께 할 때 천연 진통제인 인체의 엔돌핀 생산력이 증가

한다고 한다.[9]

결혼을 하지 않고 서로 사랑하기로 결정한 커플들은, 음양의 합일을 훈련하는 한, 정부가 만든 혼인신고난에 도장을 찍은 사람들의 성교만큼이나 거룩하고 친밀한 성교를 할 수 있다. 그렇지만 최고도의 육체적, 정서적, 정신적 친밀감에 도달하고 음양의 결합을 달성하기 위해서는 몇 년의 시간이 걸린다는 것을 염두에 두는 것이 중요하다. 도교에서는 여성의 육체를 아는 데 7년이 걸리고, 여성의 마음을 아는 데 또 7년이 걸리고, 마지막으로 여성의 영혼을 아는 데 다시 7년이 걸린다고 한다. 이 격언은 그 후부터는 배우기를 멈추거나 지루해지기 시작한다는 의미가 아니라, 단지 진정으로 친밀해지기 위해서는 21년이 걸린다는 사실을 말해준다.

성생활의 사계절

도교인들은 남녀 관계가 직선적이고 단순한 것이 아니라는 것을 알았다. 남녀 관계는 신혼 첫날 밤이나, 혹은 어떤 날 밤에 갑자기 절정에 이르는 것이 아니다. 오히려 그 관계는 가족, 직업, 건강, 심지어 자연의 사이클에 맞추어 확대되기도 하고 쇠퇴하기도 한다. 이러한 자연의 사이클을 깨닫고 침실에서나 침실 밖에서 그 사이클과 조화를 이루며 사는 방법을 아는 것이 중요하다.

자신의 성욕이 생기고 있는지 사라지고 있는지를 깨닫고 두 사람 중 어느 누구도 그것에 대해 비난하거나 비판받지 않으면서 그것에 대해 이야기할 수 있기 위해서는, 무엇보다도 먼저 이러한 사이클에 대하여 당신의 파트너와 대화를 나눌 필요가 있다. 많은 여성들이(그리고 남성들의 수도 증가하고 있다) 자신들의 매력과 상대편 남성의 욕망 사이에는 직접적인 상관 관계가 있음을 알고 있다. 그러나 당신과 당신의 파트너가 섹스는 육체 만큼이나 가슴, 마음 그리고 영혼과 많은 연관이 있다는 것을 인식함으로써 이러한 함정에서 벗어나야 한다.

우리는 서구의 물질주의에 의해 서로의 육체를 상품으로 바라보도록 길들여졌다. 우리는 여성의 풍만한 가슴이나 남성의 멋진 배를 보고 <흥분하도록> 가르침을 받고 있다. 우리의 숭배의 대상이 되는 물건과 매스미디어에 의해 초래되는 환상은 끝이 없다. 그리하여 우리의 육체가 나이를 먹으면 우리는 섹스를 중단해야 하거나 <더 나은 새로운 파트너>를 찾아야 한다고 생각한다. 도교인들은 육체를 역동적인 것으로 생각한다. 그들은 진정한 흥분 전하는 미묘한 에너지의 상호작용에서 발생하는 것이지, 두 개의 단단하고 정적인 육체를 서로 부딪힘으로써 생겨나는 것이 아니라는 것을 알았다.

조셉 크래머(Joseph Kramer)는 도교 섹스의 특징을 이렇게 설명한다. "동양의 전통에서는 섹스를 하는 동안 거의 줄곧 눈을 마주친다. <나는 당신과 함께 사랑을 나누고 있고, 당신과 함께 숨을 쉬고 있고, 당신과 함께 휴식하고 있습니다. 나는 당신과 가슴으로 연결되어 있고 성기로 연결되어 있습니다.> 도교 섹스의 관계는 20대보다 60대가 더 멋지다." 다리와 복부 그리고 성기는 늙어 가지만 눈은 오직 더 지혜로와질 뿐이다.

섹스는 접촉하기 오래 전부터 시작된다

섹스는 역동적인 힘이므로 당신은 자신이 일으키는 그 에너지에 대해 주의깊게 의식할 필요가 있다. 사실상 섹스는 당신이 실제로 성교를 하기 48시간 전에 시작된다. 이 시간 동안 축적된 에너지와 감정은 침실까지 당신을 따라간다. 그러므로 성교를 하기 하루나 이틀 전에 부정적인 감정들을 씻어버리도록 노력하라. 특히, 분노는 두 사람의 에너지 교환을 방해한다. 더 평온하고 더 가까이 연결된 상태에서 시작할수록 더 쉽게 고도의 친밀감과 절정에 도달할 것이다. 그러나 이틀 전에 미리 섹스를 할 것이라고 계획을 세우는 부부들은 거의 없을 것이다. 그러므로 항상 자신의 감정 상태를 잘 감지하여 가능한 한 빨리 그것을 극복하도록 노력해야 한다.

전희 역시 두 사람이 서로 애무하기 전에 시작된다. 당신이 조성한 분위기—촛불, 감미로운 음악, 그리고 로맨틱한 사랑의 속삭임—는 두 사람의 에너지가 조화를 이루는 데 도움이 될 것이다. 성교시와 성교가 끝난 후에도 두 사람이 함께 있다는 느낌 속에 계속 머물러야 한다. 서로의 눈을 들여다 보는 것을 잊지 말라. 단지 순간적인 클라이막스가 아니라 함께 있다는 더욱 심오한 상태를 체험하도록 노력해야 한다.

만약 성교가 기계적이 되거나 지루하게 반복되는 하나의 일과처럼 되면 한동안 중단하라. 그러면 두 사람은 극성을 다시 회복하고 열정을 되찾게 될 것이다. 그렇지만 접촉과 친밀감의 중요성을 잊어서는 안된다. 두 사람이 성교를 하지 않는다는 사실이 서로 만지지 말아야 한다거나 정서적으로 친밀감을 느껴서는 안된다는 의미가 아니다. 사실, 섹스를 중단하고 서로를 지켜봄으로써 당신은 두 사람의 관계에서 섹스만큼이나 중요한 다른 부분들에도 주목할 수가 있다. 사랑의 본질에 초점을 맞추면 두 사람의 섹스는 저절로 향상될 것이다.

성욕의 사이클

두 사람의 성욕의 사이클이 항상 일치하지는 않을 것이다. 당신은 어떤 때는 상대방보다 더 강한 욕구를 느낄 것이고 어떤 때는 욕구를 덜 느낄 것이다. 그의 혹은 그녀의 육체와 감정에 접촉을 한다고 해서 항상 섹스를 원하는 것은 아니다. 그러나 만약 두 사람 중 한 사람은 섹스에 흥미를 느끼고 다른 한 사람은 그렇지 않다면 어떻게 해야 될까? 여기에서 직접적인 성교를 대신할 수 있는 여러 가지 방법을 제시하겠다.

오늘밤 당신은 성적인 흥분을 느끼는데 부인은 그렇지 않다고 가정해보자. 물론 부인이 좋다면 손이나 입으로 당신을 만족시켜 줄 수도 있다. 만일 부인이 그러고 싶지 않다면 당신이 자위를 통하여 스스로를 만족시킬 동안 당신을 껴안아 줄 수는 있을 것이다. 만일 이것도 부인이 내키지 않아 한다면 비성적인 접촉은 허락해줄 지도 모른다. 당신은 서로 껴안거나 서로 만지는 것을 통하여 대단히 강력한 치유에너지를 교환할 수 있다. (제8장에서 설명한 접촉 명상 훈련도 하나의 대안으로 선택할 수 있다.)

만일 당신은 절실하게 섹스를 필요로 하는데 상대방은 전혀 흥미가 없다면 자위를 통하여 당신 혼자서도 스스로 만족할 수 있다. 우리 모두는 자신 속에 음과 양, 남성적인 면과 여성적인 면 두 가지를 다 가지고 있다는 사실을 명심하라. 자위,

즉 이 두 가지 면의 결합은 도교 수련의 아주 중요한 일부이다. 마이클 윈은 이렇게 설명한다. "명상을 통하여 생식기와 신장의 성에너지와 가슴의 감정적인 에너지를 조절하는 것은 가능하다. 물과 불의 방법이라고 알려진 명상 수련법을 통하여 당신은 글자 그대로 당신 내부에 사랑을 만들어낼 수 있고, 당신의 몸과 마음의 경계선을 녹여주는 높은 수준의 오르가슴까지 체험할 수 있다. 이 수련법은 또한 건강에 대단히 유익하고, 전통적으로 몸과 영혼의 병을 치료해주는 방법으로 언급되고 있다."

자위행위에 대한 그릇된 사회적 인식 때문에 많은 사람들이 배우자를 비롯해서 주위에 누군가가 있으면 당황한 나머지 자위를 하지 못한다. 그렇지만 인간의 성행위 과정에서 지극히 자연스러운 이 부분을 솔직한 대화를 통하여 의논할 수 있다면, 당신은 쉽게 자신의 성 사이클과 조화를 이룰 수 있고 굉장한 만족을 얻게 될 것이다.

성에너지를 삶 속으로 끌어들이기

종종, 사람들은 자신들이 친밀한 접촉을 하게 되는 모든 것에서 섹스의 느낌을 받는다. 한 멀티 오르가슴 남성은 이렇게 설명한다. "내가 발견한 것 중에 가장 놀라운 것은 누군가와 함께 있으면서 에너지를 나눔으로써 옷을 입은 채 계속 섹스를 할 수 있다는 것입니다. 그것은 대단히 성적인 느낌이었습니다. 마치 손을 잡고 만지고 당신의 몸 속으로 성에너지가 흘러가는 것을 느끼는 것 같았습니다. 이것이야말로 진정한 성의 자유입니다. 왜냐하면 이제 더 이상 성은 정기적으로만 몰두하게 되는 무엇이 아니기 때문입니다. 당신의 성행위는 모든 것에 색깔과 강렬함과 흥미로움 그리고 열정을 더해 주면서 당신의 삶 전체 속으로 엮어집니다."

만일 당신이 가족과 직장이 있는 가장이거나 아주 힘든 직업을 가지고 있는 사람이라면 성도인술을 훈련함으로써 얻게 되는 에너지를 통하여 자신을 충전할 수 있을 것이다. 과도한 책임과 과로와 스트레스 속에서 여전히 늘어만 가는 직장과 가족의 요구는 남성을 기진맥진하게 만들고도 남는다. 그러나 당신이 침실 안팎에서 모두 자신의 에너지를 배양할 수 있으면 당신은 자신이 생각했던 것보다도 더 많은 에너지를 가질 수 있게 될 것이다.

성적 공상

서양의 많은 성전문가들은 적극적인 공상을 해보라고 권한다. 공상은 당신이 자위행위를 할 때 성에너지를 발생시키는 것을 도와줄 수 있다. 그러나 파트너와 같이 있을 때 성적인 공상에 의존하는 것은 위험하다. 파트너와 함께 음과 양의 에너지를 교환하는 것은 공상이 아니라 실제이다. 만일 어떤 이상적인 연인이나 포르노적인 공상에다 성의 초점을 맞춘다면, 당신은 두 사람 사이를 흐르는 실제적이고 심오한 에너지를 느낄 수 없게 된다. 때로는 공상이 상대방과 함께 고도의 엑스타시를 체험할 수 있는 당신 자신의 잠재력이 지닌, 참으로 근사한 것을 깨닫지 못하게 하고 현재에 동참하지 못하게 만든다.

자연스런 리듬들

마지막으로 당신의 육체와 생리적인 욕구의 일반적인 리듬을 관찰하는 것을 잊지 말라. 음식을 많이 먹은 다음 곧바로 성교를 해서는 안된다. 음식을 먹고 나면 신체는 혈액과 에너지를 집중적으로 소화기관에 모은다. 식사를 마쳤을 때 배가 꽉 찬 느낌이 들면 안된다. 배가 약간 덜 찬 느낌이 들 때 수저를 놓아야 한다. (식도의 음식이 모두 위로 내려감에 따라 만복감이 들 것이다.)

만약 당신이 병에 걸렸다면 성교시 여성이 위에 위치해야 하는 것을 명심하라. 그때 당신은 상대방의 치유에너지를 흡수할 수 있다. 그리고 계절에 맞는 성생활을 영위하라. 식물과 동물은 모두 봄에 번식을 한다. 비록 인간은 1년 내내 성교를 할 수 있는 독특한 능력을 가지고 있지만, 그렇다고 해서 가을이나 겨울에도 봄이나 여름처럼 똑같이 활발한 성생활을 할 수 있다고 생각하지는 말라.

성도인술은 일반적인 오르가슴보다 더 심오한 멀티 오르가슴 성교에 대한 가능성을 당신에게 제공한다. 그러나 이것이 관계를 가질 때마다 항상 고도의 엑스타시에 도달해야 한다는 것을 뜻하는 것은 아니다. 무엇보다도 당신 자신의 육체 리듬과 당신 자신의 욕구에 귀를 기울여라.

성적인 기대를 피하라

성에 대한 새로운 사실이 독자들에게 소개될 때마다 그것을 무조건적으로 수용하는 경향이 늘고 있다. 일단 여성의 오르가슴이 <발견되면> 부부가 동시에 오르가슴을 체험하기 시작하는 것을 기대한다. 일부 여성들에게서 멀티 오르가슴이 가능하고 G점을 가진 것이 발견되면, 모든 여성들이 멀티 오르가슴이나 G점을 가지는 것으로 기대한다. 모든 남성은 멀티 오르가슴과 몸 전체 오르가슴을 체험할 수 있는 가능성을 가지고 있지만, 그들 모두가 항상 그것을 체험하기를 원하지는 않을 것이다. 재주를 부리려하거나 기대나 갈망을 만들어 내려고 애쓰지 말라. 우리가 가르치고 있는 도교의 성 테크닉은 <사랑의 치유<healing love)>라고도 불린다. 만일 당신이 자신과 파트너를 위한 사랑과 치료라는 면에 성의 초점을 맞춘다면 그 나머지는 저절로 따라올 것이다.

프리 섹스를 피하라

일부일처주의는 건강에 대한 예방 조치일 따름이라고 해도 가장 중요하고 기본적인 규범이다. 일부일처주의는 단지 현대의 귀찮은 요구 조건인 것만은 아니다. 이상적인 파트너와 함께라면 일부일처주의는 육체적인 만족과 정서적인 친밀감, 그리고 영적인 성장이라는 가장 강력한 연금술적인 작용을 일으키는 수단이 될 수 있다.

만일 성도인술의 목적이 성에너지를 닥치는 대로 축적하는 것이라면 가능한 한 많은 사람들과 동침을 해서 그들 모두와 에너지를 교환하는 것이 가장 좋은 방법이 될 것이다. 실제로 이러한 훈련을 추천하는 고대의 문서들도 있다. 그러나 성에너지의 양만이 중요한 것이 아니다. 성에너지의 질 역시 중요하다. 성도인술의 목적은 결국 성에너지를 가슴과 마음과 정신의 좀더 순화되고 미묘한 에너지로 변형시키는 것이다.

성에너지와 감정

만일 당신이 분노나 슬픔과 같은 부정적인 감정들을 품고 있는 사람들과 동침하고 있다면 당신 속에도 그들의 감정이 스며든다. 당신이 아무리 두꺼운 콘돔을 사용하더라도 전혀 상관없이 항상 성적인 에너지뿐만 아니라 정서적이고 영적인 에너지의 교환이 이루어진다. 그러므로 당신이 존경하고 사랑하지 않는 누군가와 섹스를 함으로써 자신의 육체적, 정서적, 영적인 고결함을 더럽히지 말라. 상대를 선택하는 것은 한마디로 자신의 영적인 운명을 선택하는 것이다.

그런데 사랑하는 상대를 발견하지 못한 남성(그리고 여성)들도 충족시켜야 할 성적인 욕구를 가지고 있다. 그것은 마치 가려운 곳과 같아서 긁지 않을 수가 없는 것이다. 만약 당신도 이런 상황에 처해 있다면 독신 수련법과 자신의 성에너지를 순환시키고 변형시키는 법을 배움으로써 이 문제를 훨씬 쉽게 해결할 수 있을 것이다. 이것을 수련하는 동안 당신은 자신의 내적인 에너지의 차원을 높일 수 있고, 결국은 자신과 동등한 수준의 인식을 가진 성숙한 상대를 만나게 될 것이다. 만일 당신이 사랑하지 않는 사람과 성교를 한다면 당신의 에너지는 조화를 이루지 못하고 당신을 고갈시키거나 불균형을 초래할 것이다. 바로 이와 같은 이유 때문에, 당신은 오직 자신이 진정한 애정을 느낄 수 있는 사람과 성교를 해야 한다. 만일 당신이 사랑하지 않는 여성과 잠자리를 같이 해야 한다면 가능한 한 친절하고 상냥하게 대하도록 하라. 그렇지 않으면 진정으로 성도인술을 훈련하기란 불가능할 것이다.

아주 많은 남성들이 한 사람 이상의 여성들에게 매력을 느끼고 관심을 가지고 있다. 그러나 한 번에 한 사람 이상의 여성을 사랑하면서 진정한 마음의 평화를 느낄 수 있는 남성은 거의 없다. 그것이 가능해지려면 그들의 에너지를 조화시키고 변형시키기 위해 대단한 노력을 기울일 준비가 되어 있어야 한다.

명심하라. 성에너지는 당신이 느끼는 감정들을 무엇이든지 더 크게 확대시킨다. 성은 우리의 삶을 하나로 연결시켜주고 관계를 더 깊게 만들어주는 가장 강력한 수단이다. 그러나 성은 또한 그 관계를 잘라버리고 지울 수 없는 상처를 남길 수 있는 예리한 무기가 될 수도 있다. 1960년대의 성의 혁명을 체험한 많은 사람들이 배웠듯이, <자유로운 사랑(free love)>은 존재하지 않는다. 성지식은 고도의 대가를 치르고 얻게 되는 소중한 것이다.

자녀들의 성교육

당신은 아마 사춘기에 접어들면서 자신의 성에 대해서 배울 때 성도인술에 대한 얘기를 들은 적이 없을 것이다. 그렇게 운이 좋은 사람은 거의 없다. 대부분의 소년들은 성행위에 대해 아무것도 배우지 않으며 실제적인 방법은 전혀 모른다. 그들은 혼자서 어둠 속을 더듬거리며 성적인 친밀감과 만족을 발견해야 한다. 다음은 한 멀티 오르가슴 남성이 회고한 내용이다. "저의 경우, 도교의 성을 발견했을 때 항상 누군가가 저에게 설명해 주기를 바랐던 정보와 안내자를 비로소 찾은 느낌이었습니다. 그것이야말로 사랑을 나누는 가장 좋은 방법처럼 느껴졌고 옛날 방법은 너무나 불합리하고 혼란스럽고 심지어 이기적인 것처럼 보였습니다."

당신은 자신의 아들이 이러한 상황을 피할 수 있도록 도와줄 수 있고, 어쩔 수 없는 성장의 일부라고 우리가 잘못 생각하고 있는 대단히 많은 성적인 두려움과 좌절에서 그를 구해낼 수 있는 기회를 가지고 있다.

상투적이고 초보적인 성교육은 금물

양친 부모는 그들의 아들과 딸의 성교육에 중요한 역할을 한다. 그런데 이 책은 주로 남성을 위한 것이기 때문에 특히 아버지와 아들의 관계에 초점을 맞출 것이다. 하지만 우리가 이야기하는 많은 부분이 어머니와 딸에게도 그대로 적용될 수 있다. 대부분의 사람들은 아들에 대한 아버지의 성교육을, 일반적으로 소년이 어느 정도 나이를 먹었을 때 아버지가 따로 아들을 불러 앉혀 놓고 성에 대한 초보적인 사실을 말해 주는 것으로 생각한다. 그러나 오늘날 소년들은 그처럼 고상하게 초보적인 성교육을 해주기에는 너무나 빨리 자란다. 실제로 청춘기가 되어 아들과 함께 성에 대한 대화를 나누기에는 너무 늦다.

만일 당신이 아들과 항상 열려 있는 관계를 유지해 왔다면 그러한 대화는 결코 필요하지 않을 것이다. 아이들은 일찍부터 성에 대한 호기심을 갖는다. 그리고 그들의 성행위는 훨씬 더 일찍 시작된다. 유아기에 소년이 자신의 음경과 음낭(종종 아주 단단해진다)을 만지고 잡아당기는 것을 목격한 사람은 이것이 단지 우연히 장난치고 있는 것이 아니라는 것을 알 것이다. 그 소년은 쾌감을 느낀다.─이를테면 자신의 발가락을 잡아당길 때보다 더 많은 쾌감을 느낀다.

아기들은 성적인 존재들이다. 혹은, 우리는 일반적으로 성적인 특성을 성장기의 후반부에 나타나는 것이라고 생각하기 때문에 그들을 감각적인 존재라고 말해야 할 것이다. 그러나 아이들의 육체적이고 생식기적인 쾌감은 그것을 부인하려고 애쓰는 만큼이나 부정할 수 없다. 프로이드는 유아기의 관능성을 <다양한 도착행위>라고 불렀지만, 그것을 억누르려는 어른들의 시도를 빼고는 거기에 어떤 도착행위도 없다. 아이 자신과 당신의 육체에 대한 아들의 질문과 탐구에 대해 당신이 어떻게 반응하는가가 그에게 자신의 성에 대한 많은 것을 가르쳐 줄 것이다. 당신 자신의 성 관계를 건강하고 성실하게 발달시키는 것과 당신의 아들도 자신의 성에 대하여 똑같은 자질을 개발하도록 격려해주는 것이 아버지가 아들을 위해 첫 번째로 해줄 수 있는 최상의 교육이다.

배우자와의 관계

또한 아이들은 그들 자신의 부모를 지켜 봄으로써 애정 표현에 대한 많은 것을 배운다. 당신의 부인이나 파트너를 다루는 방법을 모델 삼아 당신의 아들은 소녀들이나, 나중에 여성을 다루는 방법을 배우게 된다. 섹스에 대해 배우는 것은 실제로 섹스의 역할에 대해서 배우는 것이고, 대화와 사랑에 대해서 배우는 것이다. 평소 당신의 행동 자체가 당신이 말하는 것보다 훨씬 더 많은 영향을 아들에게 줄 것이다. 그러므로 당신은 부인과 손을 잡고 있을 때뿐만 아니라 서로 고함을 치며 싸울 때도 항상 가르치고 있다는 것을 명심하라.

우리 문화에서는, 아이들이 그들의 부모가 서로 육체적으로 사랑을 나누는 것을 보는 것에 대해서 걱정을 한다. 그러나 아이들이 이러한 사랑의 표현을 목격하는 것에는 잘못된 것이 하나도 없다. 사실, 아이들이 그것을 목격하지 못하는 데 문제가 있을 수 있다. 아이들이 부모가 서로 애정을 표현하는 것을 목격하지 못하게 되면, 종종 자신들의 부모가 서로 사랑하는지에 대한 의문을 가질 뿐만 아니라 아이들은 자신들의 여자친구에게 어떻게 애정 표현을 해야 하는지 그 방법에 대한 모델을 갖지 못하게 된다. 당신의 부인과 건전하고 애정이 넘치는 관계를 이룸으로써 아이들에게 본보기가 되는 것이 당신과 당신의 부인을 위해서는 말할 것도 없고 아들을 위해서도 아버지가 두 번째로 해줄 수 있는 최상의 교육이다.

아들과 아버지의 관계

많은 남성들이 자신들의 아버지 때보다 더 많이 육아에 참여하고 있다. 이것은 자연히 부자지간을 더욱 애정이 넘치고 성실한 관계가 되게 해준다. 그러나 여전히 많은 아버지들이 애정 표현에 대해서 어색해 한다. 특히, 손을 잡는다든가 아들을 포옹한다든가, 혹은 뽀뽀를 하는 것 등, 아들에 대한 육체적인 애정 표현이 서투르다. 그리고 아들이 어렸을 때는 이런 행동을 할 수 있다가도 아들의 나이가 많아지면 아버지들은 재빨리 그러한 애정 표현을 그만둔다. 이러한 남성들 중의 대부분이 그들 자신의 아버지에게서 한 번도 그러한 사랑을 체험해 보지 못하였고 사랑을 표현하는 방법에 대한 본보기를 갖지 못했다.

어떤 남성들은 자신들이 아들을 너무 사랑하게 되면 아들이 유약해지거나, 여자 같아지거나, 동성애가 되지나 않을까 하고 걱정한다. 이러한 생각은 전혀 근거가 없다. 그러나 우리 문화권 내에서는 동성애에 대한 공포로 인해 남성들이 서로 애정을 표현하는 것을 꺼리며, 가장 슬픈 일은 자신의 아들에 대해서도 애정을 표현하지 않는다는 것이다. 지난 10년 동안, 또 하나의 문제로 인해 아버지들은 아들이나 딸에게 육체적인 애정 표현을 하지 못하게 되었다. 성적인 학대와 근친 상간으로부터 어린이들을 보호하기 위한 법적 조치는 아버지를 포함한 모든 남성의 육체적인 애정 표현에 대해서 의혹을 갖게 만들었다.—왜냐하면 전부는 아니더라도 가해자의 대부분이 남성이기 때문이다.

접촉은 가장 기본적인 인간의 욕구이다. 몇몇 연구들은 충분한 접촉을 받지 못한 아기들이 죽기도 했다고 보고한다. 그러나 아기들만이 접촉을 필요로 하는 것은 아니다. 당신의 아들은 전 생애를 통하여 당신의 사랑의 손길을 필요로 한다. 그렇지만 만약 아들이 당신의 애정을 거부하는 성장의 한 단계를 경험하게 되더라도, 특히 청춘기에 들어서서 동료의 의견에 대해 관심을 보이거나 좀더 독립적이 되려고 노력할 때 당황하지 말라. 그때 당신이 계속 아들과 개방적이고 진실한 관계를 유지해 나간다면, 이러한 이탈은 일시적인 것에 지나지 않게 될 것이다. 무술가이자 배우인 척 노리스(Chuck Norris)는 두 아들을 키우는 과정에서 그가 느낀 가장 큰 기쁨 중의 하나를 다음과 같이 설명했다. "오늘날 저의 가장 커다란 기쁨 가운데 하나는, 다 자란 두 아들이 다른 사람 앞에서도 전혀 어색해하지 않고 저에게 키스를 하며 인사를 하는 것입니다. 그리고 자신들에게 어떤 문제가 생기면 주저하지 않고 제게 충고나 도움을 청한다는 것입니다."

육체적인 애정 표현은 단지 사랑하는 관계의 한 부분일 뿐이다. 자신의 아들에 대한 존중심과 정서적인 친밀감은 열린 대화를 유지하는 데 필수적이다. 자신의 아버지가 알콜 중독자였던 노리스는, 어떻게 그가 자신의 아버지와 다른 모델이 될 수 있었는가를 이렇게 설명한다. "저는 두 아들이 제가 그곳에 있다는 것을, 제가 염려하고 있다는 것을, 항상 제가 그들의 마음 한구석에 존재하고 있다는 것을 알기를 원했습니다. 저는 아들과 함께 놀아 주었고, 그들의 문제에 귀를 기울였고, 그들이 마음의 상처를 입었을 때 두 팔로 안아 주었습니다. 그리고 그들 삶의 중요한 사건들과 위기의 순간들, 그리고 성공을 함께 나누었습니다."10)

아들의 말에 귀를 기울이고 그의 감정과 두려움을 인정해줄 때 당신의 아들은 당신에게 다가가는 법을 알게 된다. 만일 당신이 기꺼이 아들의 고민을 들어준다면 그는 즐거움 역시 당신과 함께 나눌 것이다. 당신의 아들과 건전하고 애정어린 관계를 유지하는 것이야말로, 의심의 여지 없이 당신이 아들에게 해줄 수 있는 가장 귀중한 것이다.

아들에게도 도교 섹스를 가르쳐주라

비록 나이가 너무 많기 때문에 성도인술을 통해 효과를 볼 수 없는 경우는 절대 없지만, 그래도 일찍 훈련을 시작할수록 더 많은 것을 얻게 될 것이다. 우리의 아들도 마찬가지이다. 만약 당신이 이 책에 있는 도교의 통찰력을 당신의 아들과 나눌 수 있다면, 당신은 그가 많은 고민을 하면서 에너지를 낭비하지 않도록 도와주게 될 것이다.

성훈련은 은밀하게 실시해야 하기 때문에 당신의 아들이 당신의 행동을 보고 배울 수는 없다. 성훈련은 당신 자신의 체험이나 다른 사람의 체험을 아들에게 말로 이야기해 주어야 하는 성질의 것이다.

소년들은 성에 대해 흥미를 느끼기 오래 전부터 성에너지를 경험한다. 소년들은(그리고 남성들은) 여러 사람들 사이에서나 지루해질 때 등, 온갖 종류의 이유로 발기를 하고 흥분을 한다. 한 멀티 오르가슴 남성은 자신의 경험을 다음과 같이 이야기했다. "어느날 아침, 아들이 목욕탕에서 저를 부르며 이렇게 말했습니다. <아빠 오줌이 안 나와요> 저는 목욕탕으로 가서 아들을 살펴보았죠. 아들은 발기가 되어 있었고 그것 때문에 오줌이 나오지 않는다는 것을 알았습니다. 나는 아들에게 <쿨 드로(Cool Draw, 흥분 가라 앉히기)>를 가르쳐 주었는데, 그 후부터 아들은 자신의 성에너지를 다룰 수 있게 되었습니다." 소년들은 종종 자신들의 성에너지를 억제하지도 이해하지도 못한 채 고통을 당한다. 만약 당신이 아들로 하여금 이 생명에너지가 흘러가는 법을 알도록 도와준다면, 당신의 아들은 엄청난 성적인 좌절을 겪지 않게 될 것이다.

그러나 젊은 사람들은 종종 도교를 이해하지 못한다. 쑨 쓰 뭐 박사의 <값비싼 처방전> 속에는 다음과 같은 말이 있다. "젊었을 때 남성은 대개 도교를 이해하지 못한다. 혹은, 도교 에 대해 듣거나 읽어도 전적으로 그것을 믿고 실행해보려 하 지 않는다. 하지만 모든 것을 수용할 수 있는 지긋한 나이가 되면, 그는 비로소 도교의 중요성을 깨닫게 된다. 그러나 그때 는 이미 너무 늦은 경우가 많다. 왜냐하면 주로 병을 앓고 있 어서 도교의 효용을 충분히 얻지 못하기 때문이다."

아들이 당신에게 조언을 구하려고 다가올 때 기회를 잡을 수도 있고, 아들에게 당신이 그의 나이였을 때 당신도 이런 훈 련에 대한 책을 읽고 싶었다고 설명하면서 이 책이나 다른 책 을 권해줄 수도 있다. 아니면 이 책을 책장이나 눈에 잘 띄는 장소에 갖다두면 아들이 스스로 이 책을 읽게 될 것이다. 그런 데 중요한 것은 아들로 하여금 자기방이나 목욕탕에서 문을 잠그고 이 책을 읽을 필요가 없다는 것을 깨닫게 해주는 것이 다. 당신은 아들이 적당한 나이가 될 때까지 이 책처럼 성에 대해서 솔직하게 써놓은 책을 읽어서는 안된다고 생각할 수도 있다. 그러나 바로 그런 책을 보고 싶어할 정도로 성에 대해서 충분한 호기심을 느낄 때가 진짜로 성 공부하기에 적당한 나 이이다. 그는 준비가 되기 전에는 결코 그런 책을 읽지 않을 것이니 안심하라. 그리고 준비가 되었을 때는 어떤 방법으로 든 성에 대해서 배우게 될 것이다.

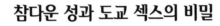

참다운 성과 도교 섹스의 비밀

지금까지 도교는 다른 많은 영적인 전통과는 달리, 우리는 육체를 가지고 있다는 사실과 성은 우리 인간의 필수적인 요소라는 것을 받아들이도록 우리에게 용기를 준다. 어떤 이유로든지 간에, 자신들의 육체를 수치스럽게 여기도록 가르침을 받아 온 대부분의 서구인들에게 이것은 혁신적인 생각이다. 아이러니컬하게도(어떤 사람은 비판적으로 말하곤 한다), 서구의 문화는 아첨을 하는 동시에 비난을 하기도 한다. 그러므로 맥주에서부터 자동차까지 모든 것을 팔기 위해 성을 이용하는 대부분의 사람들에게 성행위 또한 영적인 수련이라는 생각은 과히 혁명적이다.

이 책에서 우리는 성교와 사랑에 대한 고대 도교의 지혜와 오늘날의 사람들이 그것을 사용할 수 있는 방법에 대하여 설명하였다. 만일 이 책에서 설명한 기술들을 직접 지도해보고 훈련한다면, 틀림없이 당신의 삶은 더욱더 풍요로워질 것이다. 그러나 성적인 행위는 도교 수련의 일부에 지나지 않으며 침실 밖에서도 여전히 육체와 감정, 마음과 영혼을 배양할 수 있는 강력한 통찰력과 수련법이 존재한다는 것을 알아야 한다.

서양에서 중국 의학과 침술로 알려진 도교의 전통적인 의학은 수많은 사람들이 건강을 회복하도록 도와주었다. 기공과 태극권은 현재 세계적으로 유행하는 내공술의 기초가 되어 왔다. 도교의 가장 핵심적인 철학서인 도덕경(道德經)은 세계적으로 가장 많이 번역되고 읽히는 작품들 중의 하나이다. 더구나 지난 20년 간에 걸쳐 방중술이 세계 도처에서 성생활의 혁명을 일으키기 시작했다. 도교는 많은 실용적인 지혜를 제공한다. 도교는 오늘날 어떤 종교의 사람이라도 의미 있는 삶을 살도록 도와줄 수 있는 지혜를 제공한다.

서문에서 언급했듯이, 도치료를 개발한 만탁 치아와 그의 아내 마니완은 이 건강 체계에 대하여 다양하게 설명해 주는 많은 책을 썼다. 세계 여러 도시에 당신의 훈련을 도와 줄 수 있는 300명 이상의 도치료사들이 있다. 만일 이 훈련 과정 중에 여기에 소개되지 않은 다른 것도 알고 싶다면, 다른 도치료 책을 읽거나 전문가를 만나는 것이 좋을 것이다. 그리고 당신과 당신의 부인이 특별히 성도인술에 대하여 좀더 읽기를 원한다면, 만탁 치아가 두 권으로 펴낸 좀더 상세한 책 「성도인술—남성의 성에너지 배양법」(마이클 윈과 공저)과 「성도인술—여성의 성에너지 배양법」(마니완 치아와 공저)을 읽으면 좋을 것이다(이 두 책은 <하남출판사>에서 번역되어 출간되었다). 도치료는 아니지만 도교의 훈련을 가르쳐 주는 스승들과 훌륭한 책들도 많이 있다. 도교는 개종시키려고 애쓰지 않는다. 그래서 다른 영적인 전통보다 덜 눈에 띈다. 그러나 당신이 도교를 배우고 싶어하면 그것을 가르쳐 줄 스승을 찾아 낼 수 있다.

우리가 이 책에서 가르친 철학과 수련법은 수년 간의 수련 후에 비로소 스승이 제자에게 전해주면서 천년 동안이나 은밀히 지켜온 비밀들이다. 우리는 이것을 널리 알려줌으로써 인류의 문화 전체가 이익을 얻을 수 있다고 믿기 때문에, 여기에 그것들을 소개한 것이다. 육체적인 혼란은 단지 오늘날 우리가 마주치는 수많은 딜레마 중의 하나에 불과하다. 우리가 우리 자신과 우리의 관계를 치료해 나감에 따라 우리는 지구라는 혹성 자체를 치료하기 시작할 것이다.—도교에 의하면 자연이 우리의 일부인 것처럼 우리도 자연의 일부이기 때문이다.[11]

우리는 이 치료가 침실에서부터 시작되어야 한다고 믿는다. 다음 세대가 잉태되는 곳이 바로 침실이기 때문이다. 인류는 사랑과 섹스를 통하여 이어진다. 그리고 가장 강력한 변형은 사랑과 섹스 속에서 일어난다. 당신이 많은 돈을 들이지 않았다든가, 10년 동안 스승과 함께 이것을 배우지 않았다는 것과 같은 이유만으로, 이 가르침을 대수롭지 않게 여기거나 별로 가치가 없다고 생각해서는 안된다. 이것을 소중히 여겨라. 그러면 이것을 통해서 많은 보답을 받게 될 것이다. 읽고 또 읽고 실행하라. 그리고 다른 사람들에게도 나누어주라. 즐거움을 나누어주면 줄수록 당신도 더 많은 즐거움을 받게 될 것이다. 치료해 주면 줄수록 당신도 더 많이 치료받게 될 것이다. 이것이 도교 섹스의 진정한 비밀이다.

서문

1) 이런 보고를 읽은 후에, 의학 박사이자 「인간 성의 기초(Funda-mentals of Human Sexuality)」의 저자인 헤런트 캐차도우리언은 다음과 같은 결론을 내렸다. "고대 중국인들은 사정 오르가슴과 비사정(非射精) 오르가슴 간의 차이점을 분명히 이해하고 있었다. 사정하지 않는 오르가슴, 즉 비사정 오르가슴의 기술을 터득한 사람들은 회복기간(사정 후 발기력을 다시 회복하는 데 걸리는 시간)이 필요 없게 되어, 반복적인 비사정 오르가슴을 체험하며 오랫동안 성교를 지속할 수 있었다." (p.292)

2) 유명한 남성의 성에 대한 연구에서 킨제이는 다음과 같은 사실을 발견했다. "오르가슴은 정액의 방출 없이도 일어날 수 있다 …… 이런 남성들은 사정이 없더라도 참다운 오르가슴을 체험한다." 킨제이의 다른 저서 참조., *Sexual Behavior in the Human Male*, pp.158~59.

3) Hartman and Fithian, *Any Man Can*, p.157.

4) Natalie Angier, *New York Times*, Dec. 3, 1992, front page.

제1장: 남성의 멀티 오르가슴 시대가 시작된다

1) 남성의 멀티 오르가슴 능력을 부정하는 사람들 중 대다수는 오르가슴과 사정을 혼동해왔다. 성연구의 선구자인 윌리엄 마스터즈와 버지니아 존슨은 그들의 1966년 저술 「인간의 성반응(Human Sexual Response)」에서 한 장을 〈남성의 오르가슴(사정)〉에 할애했다. 조사를 통해 그들은 극소수의 남성들만이 사정한 후에 반복된 오르가슴을 가질 수 있다는 사실을 발견했다. 하지만, 캐차도우리언은 이렇게 설명한다. "더욱 최근의 증

거에 의하면 남성이 사정 없이 오르가슴을 체험한다면 멀티 오르가슴은 그렇게 드문 현상이 아님을 알 수 있다." 마스터즈와 존슨조차도 결국 축적된 성적 긴장이 풀리는, 골반 부위와 몸의 다른 부위의 갑작스럽고 규칙적인 근육 수축과 그 체험에 동반되는 심리적 감각으로서의 오르가슴과 단순히 〈정액의 방출〉로서의 사정을 구별했다." 도교 섹스는 항상 남성들에게 반복적인 사정이 아니라 반복적인 오르가슴을 체험하도록 가르쳐왔다.

2) 라이히 심리치료 학파에서는 생식기의 근육 수축으로서의 〈클라이막스(climax)〉와 몸 전체로 퍼져나가는 근육 수축으로서의 〈오르가슴(orgasm)〉을 구별하고 있다. 비록 이 구분은 클라이막스 (그리고 오르가슴)와 사정을 구별하는 법을 터득하는 데 유용하지만, 그 구분 역시 너무 경직된 듯하다. 지속 되는 성적 쾌감에서 클라이막스와 오르가슴의 경계는 종종 명확하지 않다. 그러므로, 이 책의 목적에 맞게 우리는 클라이막스(혹은 생식기 수축)를 오르가슴의 한 양상으로 말할 것이다.

3) Dunn and Trost, "Male Multiple Orgasms: A Descriptive Study," *Archives of Sexual Behavior,* p.382.

4) 이 연구 결과는 「네이처(Nature)」 지에 발표되었다. 부르히즈는 이렇게 썼다. "성과 죽음은 삶의 기본적인 두 양상이지만 충분하게 이해되지 않고 있다. 재생산은 육체적인 성장과 유지에 필요한 에너지를 함께 사용하기 때문에, 종종 성과 죽음은 연결된 것으로 생각되어 진다. 이는 흔히 재생산의 비용이라 불리는데, 짝짓기를 한 동물은 수명 단축을 일으킨다. 짝지은 수컷의 수명 단축은 성교의 육체적 활동에 의한 것이 아니라, 그에 부과되는 정액 생산에 의한 것이라고 보여진다. 이런 결론은 정액 생산을 줄이게 되자 짝지은 동물과 자웅 동체 동물 모두의 평균 수명이 약 65% 증가 되었다는 관찰에 의해 뒷받침되고 있다. 이는, 큰 난자는 작은 정자에 비해 재생산되는 데 더욱 큰 비용이 든다는 전통적인 생물학적 가정을 뒤집는 결론이다." Wayne A.Van Voorhies, "Production of Sperm Reduces Nematode Lifespan," *Nature* 360(3 December 1992): 456~58.

제2장: 당신 자신을 알라

1) 서양 의학에서는 발기 단계를 다음과 같이 구분한다. (1)잠복(채

우는) 단계, (2)부풀어 오르는 단계, (3)가득찬 발기 단계, (4)단
단한 발기 단계. 발기 전과 후단계(각각, 흐늘흐늘한 단계와 완전
발기 단계)가 때때로 첨가되기도 한다.

2) 최근의 몇몇 연구들은 수정관 절제법이 전립선암과 연관되어 있
을 수도 있다는 관심을 불러일으키고 있다. 그 진위 여부는 아직
가려지지 않고 있지만, 스투어트 S. 호워즈(Stuart S. Howards)
박사는 「서구 의학지(Western Journal of Medicine)」에서 다음
과 같이 쓰고 있다. "수정관 절제법과 전립선암 사이의 관련은 거
의 없는 것으로 보아야 한다. 다른 두 연구—한 연구는 오랜 기간
의 실험을 거쳤다—를 통해서 둘 사이의 어떤 영향도 발견하지 못
했기 때문이다. 게다가, 수정관 절제법과 전립선암 사이의 관계를
생물학적으로 설명할 만한 그럴싸한 근거도 없다."(vol. 160,
no.2 〔February 1994〕: 166). 의사들이 전립선암의 원인을 모
르기 때문에 서양 의학이 전립선암과 수정관 절제법 사이의 어떤
관계를 설명하기란 매우 어려운 일이다.

3) 회의론자들은 역사정(逆射精)과 도교인들의 비사정(非射精)을 잘
못 혼돈해 왔다.

제3장: 멀티 오르가슴 남성이 되자

1) 창세기 38: 8~10. 성서의 법에 따르면, 남자가 자녀 없이 죽었을
때, 그의 대를 잇기 위해 미망인을 잉태시키는 것이 그 죽은 남자
형제의 당연한 책임이었다.

2) 서구에서는, 불행하게도, 의학과 도덕을 종종 연관지어 왔다.
1758년 스위스 내과 의사 S.A.티소트(Tissot)가 「수음학, 즉 수
음에 의해 초래되는 질병에 관한 논문」를 발표한 이래, 서구 의학
과 특히 정신 의학에서는 자위행위가 정신 이상을 일으킨다는 근
거 없는 주장을 해왔다. 대부분의 주장은 정신병 환자들의 자위행
위를 목격한 것에 근거를 두고 있다. 자위행위는 인간 성의 자연
스런 부분이며 정상인이든 비정상인이든 그들이 음식을 먹고 잠
을 자듯이, 자위행위를 한다. (도교에 따르면, 정상인이든 비정상
인이든 과도한 사정은 〈두뇌의 고갈〉을 이끌 수 있다고 한다.)
1882년 당시, 세계의 선구적인 정신 의사들 중 하나인 리차드 폰
크라프트-에빙(Richard von Krafft-Ebing)은 그의 저서
「Psychopathia Sexualis」에서 비생산적인 모든 섹스는 비정상적

이며 질병이라고까지 말했다.

3) 킨제이는 고등 학교를 졸업한 미국 남성들 중 95%가 21세 때까지 자위행위를 한다는 사실을 발견했다. 대학 졸업자의 비율은 훨씬 높았다.

4) M.Hunt, *Sexual Behavior in the 1970s*, and R.Levin and A.Levin, "Sexual Pleasure," Redbook(Sept. 1975), 51~58, Zilbergeld, *The New Male Sexuality*, p.128에 인용됨.

5) 그 연구자들은 이렇게 결론을 맺었다. "자위행위는 춘화를 사용하는 것과 같고 성에 대한 잦은 생각을 하는 것과 같다.—자위행위는 적극적인 성생활과 같은 배출구는 못된다." Michael, *Sex in America*, pp.158~165 참조.

6) 현대 기술을 통해 이제, 우리는 성적 흥분과 더불어 일어나는 정자의 활동량 증가를 관찰할 수 있다. 비교적 움직이지 않던 자신의 정자는 눈에 띄는 속도로 꼬리를 흔들기 시작한다. 이런 기계적 에너지는 남성의 성에너지의 명백한 근원 중의 하나이다.

제4장: 당신의 여성 파트너를 알라

1) Anthony Pietropinto and Jacqueline Simenaut, *Beyond the Male Myth*(New York: Signet, 1977), Brauer and Brauer, *The ESO Ecstasy Program*, p.27에 인용됨.

2) Barbach, *For Each Other*, p.66. 또한 Belzer, Whipple, and Moger, "On Female Ejaculation." 참조.

3) 현대 심리학의 창시자이자 탁월한 이론가인 지그문트 프로이트는 진정 이에 대해 오류를 범했다. 1920년, 그는 클리토리스는 페니스의 열등한 변형이며, 그래서 여성들은 이른바 〈남근선망〉을 갖는다고 주장했다. 그는 클리토리스 오르가슴을 갖는 여성들은 성적으로 미성숙한 존재이며 〈참다운 여성들〉은 질 오르가슴을 갖는다고 결론을 내렸다. 정말 미친 생각이 아닐 수 없다! 불행하게도, 1953년이 되어서야 킨제이가 그가 인터뷰한 여성의 절반이 클리토리스의 자극을 통해 오르가슴을 갖고 이들이 질의 자극을 통해 오르가슴을 갖는 여성들보다 덜 성숙하다는 어떤 증거도 없다는 사실을 증명함으로써, 클리토리스 오르가슴을 미성숙의 늪에서 구해냈다.

제5장: 멀티 오르가슴 커플이 되자

1) 확실히 중국 침실에는 힘 관계가 있었다. 귀족들 사이의 복혼, 다처(多妻), 첩 관습은 모두 힘 역학을 수반하고 있다. 게다가, 후기의 많은 도교 경전들이 침실에서의 섹스 전쟁을 기술하고 있다. 하지만, 초기의 경전들은 명백히 양 파트너(특히 여성)의 즐거움과 건강에 더욱 관심을 기울였다.

2) *I Ching* 1.5.

3) 가장 위험한 그룹을 제외한 사람들과 그들의 성 파트너들이 감염될 확률은 약 1/100,000로 추정되고 있다. Institute for Advanced Sutdy of Human Sexuality, *Complete Guide to Safer Sex* , p.43.

제6장: 확실한 만족을 얻기 위한 여성의 역할

1) Hartman and Fithian, p.157.

2) 1950년대에, 성연구자인 알프레드 킨제이는 남성의 3/4이 성교를 시작한 후 2분 내에 사정한다고 보고했다. 대부분의 여성들은 멀티 오르가슴은 말할 것도 없고 일반 오르가슴만이라도 느끼기 위해서는 2분 이상을 반드시 필요로 한다. 25년 후, 「여성 성 보고서(Redbook Report of Female Sexuality)」는 인터뷰한 여성의 3/4이 성교 중 규칙적인 오르가슴을 체험하고 이 여성들의 대부분은 적어도 6~10분 간의 피스톤 운동을 필요로 한다고 보고했다(Tavris and Sadd, *The Redbook Report on Female Sexuality*, New York: Delacorte Press, 1977). 최근 시카고 대학의 후원으로 행한 국가적인 성 조사에 따르면, 남성 응답자의 79%가 그들이 행한 마지막 성교에서 15분 이상 지속했다고 대답했다. 남성의 20%와 여성의 15%는 1시간 이상 성교를 지속했다고 대답했다. 이는 실제의 성교 시간을 의미하지는 않는다. 하지만 그 수치는 확실히 50년 전에 킨제이가 조사한 미국인들의 비참할 정도의 짧은 성교 시간과는 비교가 되지 않는다.

3) 이 연구는 805명의 전문 간호사에게서 취합한 정보를 기초로 했다. 그 간호사들 중 42.7%는 멀티 오르가슴 여성들이었다. 이 연구 결과는 「Psychology Today」(vol.25, no.4〔July-August,1992〕:14)에 게재되었다.

4) 현재 의료기기 회사는 질에 삽입하는 탐폰 모양의 탐침을 사용하여 여성의 수축 강도를 알려주는 바이오피드백 컴퓨터를 고안해 냈다. 이 작은 컴퓨터의 가격은 천 달러 이상이나 된다. 하지만 도교의 여성들이 질 전체를 강화하기 위해 수천 년 동안 사용해 온 것처럼, 진정 당신이 필요한 것은 값싼 돌알이면 충분하다.

5) 동양의 성 전통은 오래 전부터 여성도 사정할 수 있다는 사실을 인식해왔다. 지난 20년 동안, 여성의 사정은 실험실에서 증명되어 왔다(Ladas, *The G-Spot*, 여러 곳 참조). 비롯 여성 사정의 정확한 근원지와 기능은 명확하지 않지만, 여성 사정액의 화학적 분석을 통해 그것이 남성 사정액과 유사함을 알 수 있다(제4장 참조).

6) 미드는 오르가슴에 대한 문화적 기대가 없다면 아라파호 여성들은 실제 오르가슴을 체험하지 않았을 것이라고 결론을 내렸다. 또 다른 설명도 가능하다. 아라파호 여성들도 오르가슴이라고 부르지는 않았지만, 서구에서 오르가슴이라고 부르고 있는 것을 체험해 왔을 것이다. 론니 바바크가 지적해왔듯이, 이는 또한 많은 서구 여성들에게도 적용될 것이다.

7) Barbach, *For Each Other*, p.71.

제7장: 양성과 양성

1) Tannahill, *Sex in History*, p.179.

제8장: 의사에게 달려가기 전에

1) *The Secrets of the Jade Chamber*, Jolan Chang, The *Tao of Love and Sex*, p.79에 인용됨.

2) Tangaho and McAninch, *Smith's General Urology* (Collins et al., 1983; Legros, Mormont, and Servais, 1978; Montague et al., 1979; Spark, White, and Connolly, 1980), p.700.

3) 진공압축장치, 약물주사요법, 음경보형물 삽입수술 등과 같은, 신체적인 성문제를 지닌 많은 남성들이 발기할 수 있도록 돕는 치료법들이 있다.

4) 음경 확대에 대한 이야기는 결코 새로운 것이 아니다. 17C 중국 고전 소설, 「The Carnal Prayer」에서 리유는 주인공이 그 자신의 음경을 키우기 위해 외과 수술을 통해 개의 음경을 이식하는 것을 그렸다. 이 이야기가 사실이든 저자의 창작이든 간에, 오늘날의 성형수술의 몇몇 경우처럼 그 당시에도 의술보다 돈에 더 많은 관심을 둔 중국 의사들이 있었다는 사실을 추론하는 것은 가능하다. 또한 오늘날처럼 그 당시에도 자신의 〈남성〉을 키우기 위해 기꺼이 자신의 몸에 칼을 대기를 원한 남성들이 확실히 있었다는 사실을 알 수 있다.

5) 또한 브라우어 부부는 남성이 특별한 훈련을 한 후 페니스 길이와 넓이가 눈에 띌 정도로 영구히 커진 사례를 보고한, 1975년 영국에서 행해진 대조 실험을 인용하고 있다.

6) 닐즈 스카케백의 연구 결과와 루이스 길러트의 의회 증언은 "에스트로겐 복합체(The Estrogen Complex)"라는 제목으로 「뉴스위크(Newsweek)」 기사에 실렸다(March 21, 1994, p.76).

7) Tangho and McAninch, *Smith's General Urology*, p.677.

제9장: 평생 동안 성생활을 즐기기 위한 사랑의 기술

1) Kinsey et al., *Sexual Behavior in the Human Male*, p.226.

2) Winn and Newton, 1982. Katchadourian, *Fundamentals of Human Sexuality*, p.385에 인용됨.

3) 61~71세 남성의 71% 이상이 적어도 1달에 1회씩 성교를 가졌다. 또한 61~65세 남성의 37%와 66~71세 남성의 28%가 적어도 1주일에 1회씩 성교를 가졌다. 66~71세의 사람들 중, 오직 남성의 10%(그리고 여성의 5%)만이 성적 욕구가 없다고 대답했다. 「Consumer Reports」가 4,246명의 남성들과 여성들 조사한 결과이다. Katchadourian, *Fundamentals of Human Sexuality*, p.385에 보고됨.

4) Dunn and Trost, "Male Multiple Orgasms," p.385.

5) Masters and Johnson, *Human Sexual Inadequacy*. Boston: Little, Brown, 1970.

6) 앤 란더즈는 17세와 93세 사이의 남성들과 여성들 141,000명을

조사했다. 그 결과, 조사 대상의 82%가 결혼 후 섹스에서 즐거움을 훨씬 덜 느꼈다는 사실을 알아냈다. Brauer and Brauer, *The ESO Ecstacy Program*, p.4에 인용됨.

7) Zibergeld, *The New Male Sexuality*, p.375.

8) Kinsey et al., *Sexual Behavior in the Human Male*, p.579.

9) *Time*, February 15, 1993, p.39. 「사랑의 해부(Anatomy of Love)」의 저자인 헬렌 피셔(Helen Fisher)는 엔돌핀과 관련하여 다음과 같이 언급했다. "그것이 바로 우리가 시련을 당했거나 연인이 죽었을 때, 그토록 좌절하는 한 가지 이유이다. 그때 우리는 일상의 마약을 취하지 못하는 것이다."

10) Chuck Noris, *The Secret of Inner Strength* (Charter, 1989), pp.163~64, Zilbergeld, *The New Male Sexuality*, p.573에 인용됨. 베르니 질베르겔트의 책에는 남성이 아들을 위해 할 수 있는 일에 대해 자세히 논의해 놓았다. 그는 이 책보다 훨씬 더 자세하게 그 문제를 논의했고, 불화와 부재 기간을 극복하고자 하는 아버지들과 이혼한 아버지들을 위해 특별히 도움되는 충고를 했다.

11) 도교에 의하면, 우리가 오르가슴이라고 부르는 수축과 팽창, 고동은 우주 내에서 항상 일어나고 있다고 한다. 이런 이유로 오르가슴은 종종 우리가 우주와 하나라는 느낌이 드는 〈대양의 체험(oceanic experience)〉으로 다가오는 것이다. 우리가 하나 속에 있다고 느끼는 이유는 우리는 하나이기 때문이다.

참고문헌

Anand, Margo. *The Art of Sexual Ecstasy: The Path of Sacred Sexuality for Western Lovers*. Los Angeles: Jeremy P. Tarcher, 1989.

Barbach, Lonnie, *For Each Other:Sharing Sexual Intimacy*. New York: Anchor Books, 1983.

Belzer, E., B. Whipple, and W.Moger. "On Female Ejaculation." *Journal of Sex Research* 20(1984): 403-406.

Brauer, Alan P., and Donna J. Brauer. *ESO: The New Promise of Pleasure for Couples in Love*. New York: Warner Books, 1983.

—.*The ESO Ecstasy Program*. New York: Warner Books, 1990.

Chang, Jolan. *The Tao of Love and Sex: The Ancient Chinese Way to Ecstasy*. New York: E.P.Dutton, 1977.

—. *The Tao of the Loving Couple: True Liberation Through the Tao*. New York: E. P. Dutton, 1983.

Chang, Stephen T. *The Tao of Sexology : The Book of Infinite Wisdom*. SanFrancisco: Tao Publishing, 1986.

Chu, Valentin. *The Yin-Yang Butterfly : Ancient Chiness Sexual Secrets for Western Lovers*. Los Angeles : Jeremy P.Tarcher, 1993.

Dunn, M., and J. Trost. "Male Multiple Orgasms: A Descriptive Study." *Archives of Sexual Behavior* 18, no. 5 (1989): 377-87.

Federation of Feminist Women's Health Centers. *A New View of a Woman's Body*. West Hollywood, CA: Feminist Health Press,1991.

Gray, John. *Mars and Venus in the Bedroom*. New York: HarperCollins Publishers, 1995.

Hartman, William, and Marilyn Fithian. *Any Man Can: The Multiple Orgasmic Technique for Every Loving Man*. New York: St.Martin's Press, 1984.

Hite, Shere. *The Hite Report: A Nationwide Study of Female Sexuality*. New York: Macmillian, 1976.

The Institute for Advanced Study of Human Sexuality. *The Complete Guide to Safer Sex*. Edited by Ted McIlvenna. Fort Lee, NJ: Barricade Books, 1992.

Katchadourian, Herant. *Fundamentals of Human Sexuality*. 4th ed. New York: Holt, Rinehart and Wingston, 1985.

Keesling, Barbara. *How to Make Love All Night and Drive a Woman Wild*. New York: HarperCollins Publishers, 1994.

Kinsey, Alfred C.,Wardell B. Pomeroy, and Clyde E. Martin. *Sexual Behavior in the Human Male*. Philadelphia: W. B. Saunders, 1948.

Kinsey, Alfred C.,Wardell B.Pomeroy, Clyde E.Martin, and Paul H.Gebhard. *Sexual Behavior in the Human Female*. Philadelphia, W. B. Saunders, 1953.

Ladas, Alice Kahn, Beverly Whipple, and John D. Perry. *The G Spot and Other Recent Discoveries About Human Sexuality*. New York: Holt, Rinehart, and Winston,1982. Dell Paperbacks,1983.

Masters, William H., Virginia E. Johnson, and Robert C. Kolodny. *Masters and Johnson on Sex and Human Loving*. Boston: Little, Brown and Company, 1986.(Revised edition of *Human Sexuality*[2d ed., 1985].)

Michael, Robert T., John H. Gagnon, Edward O. Laumann, and Gina Kolata. *Sex in America*. Boston: Little, Brown and Company, 1994.

Reich, Wilhelm. *The Function of the Orgasm*. Translated by Vincent R. Carfagno. New York: Farrar, Straus and Giroux, 1973.

Reid, Daniel P. *The Tao of Health, Sex, and Longevity*. New York: Simon & Schuster, 1989.

Robbins, M. B., and G. D. Jensen. "Multiple Orgasms in Males." *Journal of Sex Research* 14(1978):21~26.

Schipper, Kristofer. *The Taoist Body*. Berkeley: University of California Press, 1993.

Silverstein, Charles, and Felice Picano. *The New Joy of Gay Sex*. New York: HarperCollins Publishers, 1992.

Stoppard, Miriam. *The Magic of Sex*. New York: Dorling Kindersley,1991.

Tangaho, Emil A., and Jack W. McAninch, eds. *Smith's General Urology*, 13th ed. Norwalk, CT:Appleton & Lange, 1992.

Tannahill, Reay. *Sex in History*. Rev. ed. London: Cardinal, 1989.

Wile, Douglas. *Art of the Bedchamber: The Chinese Sexual Yoga Classics Including Women's Solo Meditation Texts*. Albany: State University of New York Press, 1992.

Zilbergeld, Bernie. *The New Male Sexuality*. New York: Bantam Books, 1992.

성(性)은 아름답고 자연스럽고 즐겁고 신성한 것이다.

　나는 혈기왕성한 20대 청춘기 10여 년동안 고차원의 정신적 진리 추구라는 미명 하에 오로지 성초월을 꿈꾸며 보낸 적이 있다. 그러나 그때의 성초월이란 그저 성욕을 죄악시하고 단순히 억압하는 아주 부자연스러운 생활에 지나지 않았다. TV나 신문, 책자 등에서 성 관련물을 애써 피했으며 심지어 여성과 대화하거나 여성을 바라보는 것조차 어색해했다.

　성숙하지 않은 상태에서의 금욕 생활은 무척 괴로운 일이었다. 주체할 수 없는 성에너지의 축적, 또 그 성에너지의 분출에 따른 죄의식과 허탈감, 억압하면 할수록 생각이나 꿈 속으로 파고드는 섹스와 관련된 공상들이 꼬리에 꼬리를 무는 생활이 쳇바퀴 같이 반복되었다.

　물론 이런 자신과의 처절한 투쟁과 금욕생활을 통해 많은 에너지를 축적할 수 있었고 어느 정도 정신의 고양을 이룬 것도 사실이다. 하지만 점점 내가 잘못된 길을 걷고 있다는 생각이 들었다. 여성을 두려워하거나 혹시 세상이 나를 오염시키지나 않을까 노심초사하는 마음은 그저 자신만을 보호하려는 옹졸한 이기심(利己心)에 지나지 않았던 것이다. 그리고 나 자신은 세속에 찌든 범인들과는 다르다는 우월심이 어느덧 무

의식 깊숙히 능구렁이처럼 또아리를 틀고 있었다. 그리하여
진정 인간을 사랑하고 이해하기보다는 오히려 세상과 담을 쌓
고 사람들과 멀어지고 있었던 것이다.

나는 성(性)을 초월하고 있었던 것이 아니라 성을 두려워하
고 회피했던 것이며 성에 대해 무지했던 것이다. 우습게도, 성
이 무엇인지도 모르는 자가 성 초월을 꿈꾸었고, 세상을 모르
는 자가 세상의 초월을 꿈꾼 것이었다.

나는 이런 시행착오를 통해 나 나름대로의 큰 깨달음을 하
나 얻었다. "참다운 초월은 회피나 등지는 것이 아니라 모든
존재를 포용하는 것이다!"

이런 깨달음에 이르자 갑자기 세상과 여성이 달라 보였다.
그토록 삭막하고 싸늘하게만 느껴졌던 세상이 아름다움과 사
랑으로 다가왔다. 또한 어색하고 두렵기까지 한 여성이 그토
록 아릅답게 느껴질 수가 없었다. 신비스럽게도 이성(異性)에
게는 내게는 없는 향기와 분위기와 느낌이 있었다. 그것은 확
실히 육체적 차원 이상의 신성한 감동이었다.

도교(道敎)는 세상에 존재하는 모든 것을 자연스럽게 받아
들인다. 특히 성(음양)에너지는 삶의 근원이 되는 원초적 에
너지로서 자연스런 우주 질서라고 본다. 도교인들은 섹스를
경원시하지 않는다. 그들은 우주 질서에 순행하면서 남성과
여성 사이의 조화를 극대화시키기 위한 방법을 고안해 내고
인간의 자연스런 성적 욕구를 더 높은 의식의 차원으로 순화
시키는 다리로 사용한다.

도교 섹스는 단순히 강한 남성을 만들기 위한 것이 아니라

오직 성에너지를 선용하여 사랑의 자유와 지고의 기쁨을 깨닫게 하는 데 그 목표가 있다. 여성과의 섹스는 순간적인 쾌락을 위한 기계적인 몸짓이 아니라 두 사람 간의 참다운 조화와 융합이어야 한다. 육체적, 정신적 에너지의 교환을 통하여 완전한 음양의 조화를 이루고 난 후에야 비로소 인간은 삶의 다른 분야와도 조화를 이룰 수 있게 되고 궁극적으로는 더욱 크고 무한한 우주와의 조화를 체험하게 될 것이다.

오랜 세월 동안 성을 음습하고 더러운 것으로 금기시했던 우리 사회의 억압적 성문화 때문에 그동안 성에 대한 건강한 논의를 밝은 햇빛 아래로 끌어내지 못했다. 그리하여 올바른 성교육이나 성지식이 없는 상태에서 서구 사회의 저급한 상업주의적 성문화가 유입돼 성을 왜곡시키고 있다. 뿐만 아니라 유부남 유부녀의 바람피우기에서 성폭력, 청소년의 임신과 낙태에 이르기까지 우리 사회의 성도덕은 갈수록 곤두박질치고 있다. 성의 경이로움과 신비성은 말살되고 단지 말초적 쾌락 추구의 도구로 성이 비하되고 있는 실정이다.

이런 성의 혼란 상황에서 성의 본질을 꿰뚫고 있는 도교의 지혜는 현대인에게 크나큰 도움이 될 것이다. 도교는 무엇보다 성에 대한 존중심과 경외심을 갖도록 가르치며 성을 삶과 건강의 근본으로 생각한다. 그리고 도교의 성도인술은 성을 지고의 즐거움과 고차원의 정신으로 끌어올리는 연금술이다.

참으로 성은 아름답고 자연스럽고 즐겁고 신성한 것이 되어야 한다.

아무쪼록 도교의 성도인술을 통하여 성적 좌절에서 벗어나

건강하고 활기찬 삶을 살아갈 수 있기를 바란다.

사랑에도 테크닉이 필요하다.

인간의 성은 다른 동물과는 달리 단순히 생식과 종족 보존의 기능만으로 그치지 않는다. 남녀의 성은 사랑과 심오한 친밀감과 즐거움의 원천이 된다. 그런데 약간의 테크닉을 통하여 인간의 섹스 행위는 훨씬 더 놀라운 것이 된다. 만일 거기에 테크닉이 없다면 그것은 원시적이며 오직 본능적으로 행하는 동물들의 성행위와 다를 바가 없을 것이다.

무엇보다도 도교의 섹스 테크닉은 남성의 사정과 오르가슴을 분리시키는 방법을 명확하게 제시해 주어 남성이 원하는 시간만큼 발기 상태를 유지할 수 있게 해준다.

남녀가 성적으로 완전한 조화를 이루지 못하고 충분한 만족을 얻지 못하는 주된 원인은 남성의 사정에 있다. 남성이 사정을 하게 되면 더 이상 발기를 유지할 수 없게 되어 자신은 물론 멀티(빈번한) 오르가슴을 느끼는 여성을 충분히 만족시킬 수 없게 된다. 뿐만 아니라 남성은 신체의 정수인 정액을 상실하게 됨으로써 육체적·정신적으로 쉽게 쇠퇴하고 만다. 그러므로 남성은 먼저, 사정을 통한 오르가슴을 배설 뒤의 편안함, 에너지를 방출함으로써 잠시 느끼는 부정적인 휴식일 뿐이라는 사실을 인식하고 사정과 오르가슴을 분리시키는 방법을 터득해야 한다.

오르가슴을 느끼려고 할 때 사정을 억제하는 연습을 통해 오르가슴과 사정의 두 느낌을 분리함으로써 남성도 여성처럼 멀티(반복적·지속적·전체적) 오르가슴을 얻을 수 있다. 사정을 조절하는 관건은 간단하다. 바로 PC 근육의 강화이다. 사정이라는 현상은 전립선 주위의 자동적인 근육 수축일 뿐이므로 PC 근육을 강화하면 의도적으로 사정을 조절할 수 있게 된다. 이때 사정하지 않고도 전립선에서 고동치는 미세한 오르가슴을 느끼게 된다.

PC 근육 강화법은 이 책에 소개된 대로 소변 흐름 멈추기나 PC 근육(혹은 항문) 수축을 수시로 행하는 것이다. 이 간단한 훈련을 꾸준히 반복하기만 하면 자신도 모르게 사정 조절력이 강화됨을 느낄 수 있을 것이다. 여기서 더나아가 빅 드로(Big Draw, 크게 끌어 올리기)를 습득한 후에는 정신력만으로도 사정을 억제할 수 있고, 오르가슴을 원하는 대로 조절할 수 있는 능력을 얻게 된다.

사정하지 않고 전립선 수축의 유쾌한 오르가슴을 손쉽게 맛볼 수 있는 방법은 손가락 잠금법(Finger Lock)이다. 손가락 잠금법은 사정 직전에 가운데 세 손가락을 이용하여 항문 바로 앞의 회음(백만불점)을 압박하여 요도를 막아 정액의 방출을 물리적으로 억제하는 방법이다.

이 방법을 통하면 50%의 에너지를 보존할 수 있고 초보자가 처음 사정과 오르가슴이 분리되는 느낌을 맛보는 데 큰 도움이 될 것이다. 하지만 손가락 잠금법은 성교의 흐름을 중단하고 매우 부자연스럽게 만들기 때문에 이 방법에 계속 집착하는 것은 되도록 피하고 PC 근육 조절과 정신력 조절 차원으로 나아가는 것이 좋다.

두 번째로 도교의 섹스 테크닉은 성에너지를 몸 전체로 순환시키는 방법을 가르쳐 준다.

　사실 오르가슴이란 단지 격렬한 수축과 팽창 현상으로서 일종의 고동이다. 그리고 이 고동은 몸 전체 어디서나 일어날 수 있다. 일단 쿨 드로나 빅 드로를 통해 축적한 성에너지를 미저골과 척추, 그리고 두뇌 위로 끌어 올리기 시작하면 당신은 오르가슴의 쾌감이 자신의 뇌나 신체의 다른 부분, 혹은 몸 전체에 걸쳐 존재하고 있다는 사실을 알게 될 것이다. 성기 오르가슴에서 한층 확장된 이 몸 전체 오르가슴은 신선하고 생기 넘치는 에너지의 파동으로 모든 신체 조직과 신경들을 자극하게 되고, 이런 육체적 · 감정적 · 정신적 수준에서의 깊은 만족감은 성교 후 수시간 동안, 심지어는 수일 동안 지속되기도 한다. 진정 출산이 목적이 아닐 때는 젊음의 원천인 성에너지를 보유하여 지고의 기쁨과 건강, 그리고 창조성을 위해 몸 전체로 순환시키는 것이 최선의 방책이다.

　마지막으로 도교의 섹스 테크닉은 남성의 성에너지와 여성의 성에너지를 서로 교환하는 방법을 가르쳐준다.

　여성과 함께 양성 수련법을 훈련하면 당신은 서로의 에너지가 교환되는 것을 느낄 수 있다. 두 사람은 육체적인 벽이 허물어지는 듯한 성적인 합일감, 심지어 우주와의 합일감(合一感)을 체험하기도 한다. 이런 성적 합일감을 통해 당신은 의식의' 변용을 얻고 마침내는 육체적 쾌감을 넘어선 지고한 사랑과 조화의 즐거움을 만끽하게 될 것이다.

이 책에서 제시한 도교 섹스 테크닉은 간단하고 명확하다. 어떤 남성이라도 〈사정이 곧 오르가슴이다〉라는 고정관념을 버리고 이 훈련을 꾸준히 실행해나가기만 하면 결국 멀티 오르가슴을 얻고 사랑의 기술을 극적으로 향상시킬 수 있을 것이다.

무엇보다도 중요한 것은 실수를 하나의 훈련 과정으로 즐기면서 중도에서 포기하지 않는 것이다. 새로운 습관을 들이기 위해서는 항상 피나는 훈련과 인내가 필요하다. 그리고 일단 새 습관을 몸에 익히고 나면 어느덧 옛 습관이 더 불편하고 어색하게 느껴질 것이다.

이 책의 성도인술은 훈련하면 훈련한 만큼 성의 조화와 건강에 도움이 된다. 비록 끝내 사정을 억제하는 차원에 이르지는 못하더라도 성기능이 강해지고 건강해지는 것은 틀림없는 사실이다.

아무쪼록, 이 책을 통해 많은 사람들이 나의 경우처럼 성욕 조절을 위해 10여 년의 세월이나 고통스럽게 방황하지 않고 단시일 내에 자연스럽게 자신의 성에너지를 조절하고 창조적으로 활용하여 행복하고 조화로운 삶을 살아갈 수 있기를 바란다.

1997년 1월 20일
역자 이여명

에너지섹스 시대를 여는 사랑의 건강법

각종 남녀 성문제 해결에서부터 충만한 에너지오르가즘 체험까지!
20년 실전 성교육과 방송을 통해 그 효과가 증명된 국내 유일의 '에너지오르가즘 발전소' 타오러브에서 그 해답을 찾아보세요.

에너지 오르가즘과 기역도 강한 남성훈련

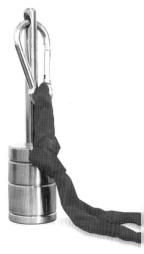

에너지오르가즘 훈련과 최고수 성테크닉을 익히고
강한 남성으로 거듭나는 기역도 프로그램!

기역도는 오직 성기관의 힘으로 중량추를 들어 올리는 최강의 남성훈련 입니다. 회음 근육과 PC근육을 포함하는 모든 성근육을 단련하고 강한 성에너지를 발생시켜 성기능 향상은 물론 장기, 뇌, 골수를 활성화하여 건강과 회춘을 가져다 줍니다.

기역도 프로그램은 명품 악기를 빚어내는 명도훈련을 기본으로, 고품격 성의 원리와 성지식을 실전에 응용하여 여성의 에너지오르가즘 잠재력을 활짝 깨우는 애무와 삽입테크닉, 체위 등의 최고수 실전 성테크닉 모두를 포함하고 있습니다.

에너지오르가즘과 은방울 사랑받는 여성훈련

에너지오르가즘 훈련과 최고수 성테크닉을 익히고
사랑받는 여성으로 거듭나는 은방울 프로그램!

여성은 선천적 명기보다 노력에 의해 개발된 후천적 명기가 더욱 탁월합니다. 성기관의 수축력이 커지고 감각이 깨어나 자신의 오르가즘을 깊게 할 수 있을 뿐만 아니라, 골반이 부드럽고 따뜻해져 상대 남성에게 깊은 즐거움을 선사하고 남성의 성반응을 자유자재로 도와줄 수 있기 때문입니다. 여성의 성근육 단련과 성에너지, 성호르몬 증진을 통해 성기능 향상과 성적 매력은 물론 건강한 아름다움에까지 도달하는 최상의 방법, 은방울 여성훈련의 특징입니다.

타오월드 소개

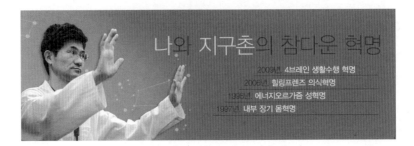

타오월드는 비전의 타오양생법을 과학적으로 체계화한 〈4브레인 생활수행〉을 실천하고 보급하는 단체로, 생명에너지를 높여 100세 젊음의 완전 건강을 얻고 궁극적으로 〈참 나〉를 회복하여 성·몸·마음·정신의 전인적 행복을 누리는 데 그 목적이 있습니다.

MISSON

성·몸·마음·정신의
전인적 행복과
복된 지상선경 구현

VISION

4브레인 생활수행
실천 회원 50만명 모집

PLAN

전국민 건강증진과
의식향상을 위한
온라인 오프라인 연계 교육,
국내외 네트워크 구축

타오러브 · 기공 · 명상 마스터 아카데미

4 브레인
생활수행 **타오월드**

교육과 힐링, 수련물품 구입 문의 (02) 765-3270

www.taoworld.kr/www.taolove.kr

종로3가역 7번출구 창덕궁방향 7분거리, 일중빌딩 2층

4브레인과 통(通)의 건강과 행복원리

타오수련은 통과 순환이라는 건강과 행복의 원리 아래, 전인적 성장과
행복을 위해 성뇌(생명뇌, 하단전), 복뇌(신체뇌, 하단전), 심뇌(감정뇌, 중단전),
두뇌(생각뇌, 상단전)를 각각 치유하고 수련하는 통합적인 프로그램으로
구성되어 있습니다.

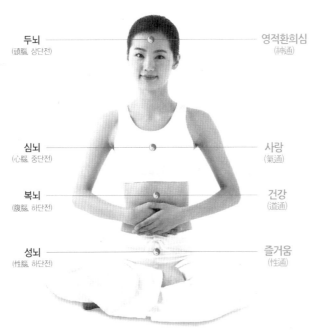

두뇌
(頭腦, 상단전)

영적환희심
(神通)

심뇌
(心腦, 중단전)

사랑
(氣通)

복뇌
(腹腦, 하단전)

건강
(道通)

성뇌
(性腦, 하단전)

즐거움
(性通)

4브레인	초급	중급	고급	힐링법	수련도구
성뇌 (생명뇌) 타오러브	배꼽항문건강법 기역도/은방울 단기과정	에너지오르가즘과 기역도/은방울 정규과정 특강 성힐링마사지와 애무비법 조루탈출과 비사정 탑시크릿 환상의 삽입테크닉&힐링체위	골수내공과 에너지오르가즘 고급과정	골반힐링	기역도 은방울 맥뚜리/뜸도리
복뇌 (신체뇌) 타오요가	복뇌건강법	깨어나는 몸神 수련	장기힐링마사지 전문가	장기힐링 철삼봉 골기힐링	배푸리 철삼봉
심뇌 (감정뇌) 타오기공	배꼽(단전)호흡과 배꼽(단전)기공 자율진동공	소주천 에너지순환 완성반	오기조화신공 감리명상 오감밀봉 천인합일	에너지 포인트힐링 코스믹힐링	목푸리 베개
두뇌 (생각뇌) 타오명상	내면의 미소명상 배꼽명상	함께 창조놀이 워크숍		원격힐링	

3승	9단계	품계	4브레인	4통 4仙	수련 과정	성뇌수련 (오르가즘 경향)	복뇌수련 (체질경향)	심뇌수련 (심리경향)	두뇌수련 (정신경향)
하승 (下乘)	1단계	도문(道門)1	성뇌	性通 人仙	불뇌(성)감별	맑은 맏초 젊은 맏초 오르가즘	생체절	감정	자각은 의식
하승 (下乘)	2단계	도문(道門)2			깨어나는 묘해 수련	해감 연정화된 맏초 오르가즘	병체절	감정	붙뇌감별 혼란된 의식
하승 (下乘)	3단계	도문(道門)3	복뇌	道通 地仙	함께 묘해 수련	증득 뭔티 오르가즘	음체절	감정 정차의	분별 분별된 의식
중승 (中乘)	4단계	도술(道術)			소주천	조절 에너지 에너가즘	한열 정정 에너지체질	주인	직관적 직관적 의식
중승 (中乘)	5단계	도예(道藝)	심뇌	氣通 神仙	큰소주천 금단 내기공	성욕 감정적 에너가즘	무중력 에너지체절	정차의 감정	통일 통일의 의식
중승 (中乘)	6단계	도인(道人)			기도득에너 가즘호흡	성욕 정신 에너지 에너가즘	음성체절	간정	정돈된 정돈된 의식
상승 (上乘)	7단계	도의(道醫)	두뇌	神通 天仙	오기조화신 공(대주천)	성감 역적 황화심(엑스타시)	연성체절 양성	감정	작관 직관적 의식
상승 (上乘)	8단계	도성(道聖)			금단명상 (경신주천)	조연 엑스타시	영성체절 양태	정차의	통창 초절의 빛
상승 (上乘)	9단계	도신(道神)			오기명상 천일합일	초열 엑스타시 합일	영성체절 합성	초열	의식 초절의식 합일

대표적인 4브레인 생활수행 프로그램
- 타오러브 · 기공 · 명상 마스터 과정 -

타오러브 – 에너지오르가즘 수련
원초적 생명력을 일깨우는 최고의 자연건강법

사랑과 건강, 깨달음을 부르는 성에너지의 연금술

타오러브는 생명력의 원천인 성에너지를 낭비하지 않고 몸으로 되돌려 지고의 즐거움과 건강, 깨달음으로 승화시키는 사랑의 도입니다. 지금까지 소수에게만 비전되어 온 고품격 성 비법을 현대인들의 아름답고 건강한 성을 위해 과학적으로 쉽게 체계화하여 공개합니다. 각종 성문제 해결에서부터 만족스러운 멀티 에너지오르가즘까지! 국내 유일의 살리는 성교육 〈타오러브〉에서 그 해답을 찾아보세요.

타오요가 – 복뇌건강법과 장기힐링마사지
원초적 생명력을 일깨우는 최고의 자연건강법

소화, 흡수만 하는 줄 알았던 우리 몸의 오장육부가 '두뇌'와 같은 기능을 한다는 사실이 여러 연구를 통해 속속 밝혀지고 있습니다. 명치부터 골반까지, 위와 소장, 대장 등을 포함하는 복부는 원초적인 생명력이 살아 숨 쉬는 곳이요, 자율적인 생명기능과 자가치유기능의 발원지입니다.
'복뇌건강법'과 '장기힐링마사지'는 생명의 블랙박스인 '복뇌'를 이완하고 강화하여 스스로 몸을 다스리고 치유할 수 있는 지혜를 나눠드립니다.

타오기공 – 소주천 에너지순환
에너지 순환을 통해 치유와 활력의 샘을 깨우고 영적 환희심에 도달하기

소주천은 소우주 회로인 임맥과 독맥을 여는 수련으로, 소주천을 완성하면 온몸이 진기(眞氣)로 가득차서 완전 건강체가 되고, 몸과 감정, 정신이 하나로 통합됩니다. 이제 그동안 비전으로 어렵게 전수되어 왔던 소주천 개통법을 쉽고 체계적인 방법으로 공개합니다. 기존의 호흡 위주의 수련과는 달리, 천기와 지기를 받아들여 단전에서 회전시키고 천골과 두개골 펌프를 진동시키는 혁신적인 공법을 통해, 단전의 축기 느낌을 빠르게 얻고 소주천 개통을 단시일에 이룰 수 있는 비법을 공개합니다.

타오명상 – 함께 창조놀이 워크숍
내면의 행복과 삶의 풍요를 동시에 펼쳐내는 마법의 창조명상

참나는 원래 지복의 존재이며, 우주는 본래부터 영원하며 무한하게 풍요롭습니다. 당신은 의식의 확장을 통해 당신 자신과 타인 혹은 무한한 코스믹에너지와 연결하기만 하면 엄청난 창조력을 발휘하게 됩니다.
나와 타인이 연결되고 상생함으로써 증폭되는 극적인 창조의 마법으로, 내면의 평화와 행복, 건강과 치유, 부와 성공, 인간관계 등, 당신이 원하는 무엇이든 현실에서 마술처럼 이뤄집니다!

타오북스

- 만탁 치아 타오 내면의 연금술 시리즈 -

5장6부를 되살리는
장기 氣마사지

인체의 뿌리인 5장6부를 직접 다루는 장기 氣마사지를 동서양의 개념을 동원하여 가장 체계적인 방법으로 소개한 책. 장기 제독법은 물론, 치유에너지 배양법과 각종 진단법, 질병별 적용기법과 치유사례까지 장기 기마사지를 누구나 심도있게 활용할 수 있도록 자세히 소개했다.

풍을 몰아내는
장기 氣마사지 II

風이 몸 안에 갇히면 병기와 탁기가 되어 중풍, 심장마비, 등 각종 장애, 질병을 일으킨다. 장기 氣마사지 II 에서는 엘보우 테크닉을 사용하여 복부와 신체 각 부위에 갇힌 풍을 몸 밖으로 몰아내고 기혈의 흐름을 회복하여 신선한 양질의 氣로 장기와 내분비선을 채우는 법을 배운다.

누구나 쉽게 이루는 소주천 100일 완성
치유에너지 일깨우기

국내 최초로 소개되는 과학적 소주천(小周天) 수련의 결정판!
치유와 활력의 샘인 소주천을, 과학적인 방식으로 접근하여 누구나 쉽고 빠르게 개통하는 최신 공법을 공개했다.

골수와 성에너지를 배양하는
골수내공

세계적 氣전문가 만탁 치아가 달마대사가 전한 역근세수공의 비전을 과학적으로 낱낱이 공개한다! 뼈와 장기를 氣에너지로 감싸는 뼈호흡과 뼈압축, 두드리기 수련, 성에너지 마사지, 성에너지 배양을 위한 성기 氣역도, 옥알 훈련 등이 소개된다.

오장의 氣와 감정을 조화시키는
오기조화신공

팔괘의 힘으로 오장의 오기(五氣)와 천지기운을 융합시켜 부정적 에너지를 몰아내고 에너지 진주, 즉 단약으로 만들어 임맥과 독맥, 충맥을 여는 수련법. 더 나아가 양신(陽神, 에너지체)을 길러 공간에 투사하는 출신(出神), 분신(分身)의 선도 비법을 최초로 공개한다!

여러번 오르가즘을 얻는 타오 性테크닉
멀티 오르가즘 맨/커플

이 책은 부부간의 깊은 육체적 친밀감을 높이고 나아가 조화로운 정신적 결합을 통해 강렬한 멀티 오르가즘과 지고한 영적 황홀경을 얻는 실제적인 타오 성테크닉을 성의학적으로 제시했다.

타오북스 & DVD

- 이여명 에너지 연금술 시리즈 -

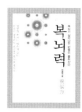

복뇌력(腹腦力)

소화, 흡수만 하는 줄 알았던 우리 몸의 오장육부가 '두뇌'와 같은 기능을 한다는 사실이 여러 연구를 통해 속속 밝혀지고 있다. 명치부터 골반까지, 위와 소장, 대장 등을 포함하는 복부는 원초적인 생명력이 살아 숨 쉬는 곳이요, 자율적인 생명기능과 자가치유기능의 발원지이다.

'복뇌건강법'은 '복뇌'를 이완하고 강화하고 각성하는 과정으로, 장을 풀어주는 간단한 동작과 댄스워킹, 셀프 장기마사지, 배꼽호흡, 배꼽명상의 5단계로 이루어져 있다. 무척 쉽고 간단한 동작만으로 누구나 효과적으로 복뇌를 깨우고 강화할 수 있다.

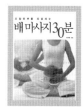

배마사지 30분

동양 전통의 약손요법을 현대 과학의 지혜로 되살려낸 배마사지는 우리 몸의 자연 치유력을 높여 몸과 마음을 편안하게 해 준다. 이 책은 인체의 뿌리이자 중심을 다스리는 장기마사지를 일반인들이 손쉽게 따라할 수 있도록 아름다운 화보와 함께 구성했다.

각 장기를 마사지할 수 핸드테크닉에서부터 스트레스, 복부비만, 소화불량, 변비, 두통, 생리통, 고혈압, 지방간, 천식, 아토피성 피부염, 요통 등 증상에 따라 장기마사지를 시술할 수 있는 실용적인 방법을 제시했다.

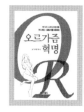

오르가즘 혁명

에너지오르가즘과 동양 성학의 전문가인 이여명 박사가 20세기 초의 혁명적 성이론가인 빌헬름 라이히의 오르가즘론을 현시대에 걸맞게 재조명하고 동양의 성학 관점으로 더욱 발전적으로 해체·완성시킨 작품. 이 책에서는 성행위가 심신건강뿐만 아니라 사회구조에 미치는 영향을 중심으로 라이히의 성격분석 이론, 오르가즘론, 성정치운동, 생장요법, 오르곤론 등의 핵심 개념들을 심리학, 사회학, 생물학, 자연과학, 에너지학적으로 폭넓으면서 심도있게 분석·정리했다.

뱃속다이어트 장기마사지   책/DVD(2개세트)

뱃속이 뚫려야 뱃살이 빠진다. 하루 15분, 뱃살도 빼고 건강도 얻는 가장 탁월한 셀프 뱃속다이어트 장기마사지 프로그램. 셀프 장기마사지 방법 외에 장운동과 복근운동, 기공호흡법, 배푸리, 장청소 디톡스 프로그램, 주고받는 장기마사지 등 뱃살관리는 물론, 건강과 생활 전반이 향상되는 입체적인 프로그램을 제시했다.

이여명 장기氣마사지 실천테크닉   DVD(5개세트)

장기힐링을 위한 전문가용 실전 장기마사지 테크닉 동영상 강의. 국내 장기마사지 창시자 이여명 박사가 누구나 장기마사지법을 손쉽게 따라할 수 있도록 재미있고 명쾌하게 강의했다. 아름다운 모델과 입체적 화면 구성으로 지루하지 않게 공부할 수 있도록 배려했다.

4브레인 생활수행 물품

- 건강 수련도구 -

뱃속~ 뻥! 뱃살~ 쏙!
배푸리

실용신안등록 0326033

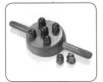

국내 장기마사지 창시자 이여명 회장이 고안한 셀프 장기마사지 기구

배푸리에 그저 깔고 엎드려 있으면 굳은 장기가 부드럽게 풀리면서 숙변이 쏙 빠지고, 다이어트는 물론 찌뿌듯했던 몸이 날아갈 듯 가벼워집니다.
활기차고 당당한 삶, 이제 배푸리 건강법으로 시작하십시오!

맑은 아침을 깨우는~
도리도리 목푸리

디자인등록 0582683

무심코 베는 베개가 소리없이 당신을 죽이고 있다?

인생의 1/3을 차지하는 잠! 편안한 잠자리를 위해 고급침대와 이불, 공기청정기까지 사용하지만 정작 잠의 질은 베개에 달려있다는 사실을 아십니까? 목푸리 베개는 목의 만곡선을 살려주고 적당한 자극으로 굳은 목을 풀어줄 뿐만 아니라 내장된 편백나무에서 나오는 은은한 향으로 깊은 숙면을 유도해 상쾌한 아침을 맞이할 수 있도록 합니다.

배꼽 · 회음(전립선)힐링기구
맥뚜리

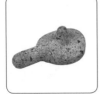

배꼽과 항문만 뚫어도 건강해지고 활력이 넘칩니다!

맥뚜리는 맥반석의 따뜻한 기운과 지압봉으로 배꼽과 항문을 효과적으로 뚫어주는 온열지압 힐링기구입니다. 인체의 중심혈인 배꼽이 통하면 복뇌(5장6부)가 살아나고 자연치유력과 면역력이 강해집니다.
인체의 뿌리혈인 항문(회음)이 통하면 남성은 전립선이 건강해지고 정력이 왕성해지며, 여성은 골반이 따뜻해지고 성감이 향상됩니다.

두드리면 강해지는
철삼봉(大, 小)

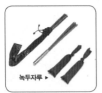

녹두자루 ▶

두드리면 강해집니다! 낫습니다! 뼛속까지 시원해집니다!

철삼봉은 스테인레스 가닥을 묶은 강력한 두드리기 도구로, 진동을 장기와 뼛속 깊숙이까지 효과적으로 전달합니다. 뼈는 인체의 버팀목인 동시에 정기의 보고, 철삼봉 두드리기는 골수의 재생을 촉진하여 골다공증을 비롯한 각종 질환을 예방하는 것은 물론, 정력과 활력을 샘솟게 합니다.

4브레인 생활수행 물품

- 성건강 수련도구 -

자율진동 케겔운동기구
은방울

특허출원번호 2020090115375

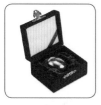

내 안의 여신을 깨우는 매혹의 진동!

은방울 내부에 장착된 진동추는 전기적 장치로 인한 것이 아닌 자연스런 진동을 유발시켜 케겔운동을 도와줍니다.
이제 안전하고 간편한 자율진동 운동요법으로 매력적인 명기로 거듭납시다!

케겔운동 보조기구
옥알

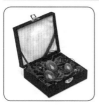

10년이 지난 부부도 3개월 신혼처럼!

옥알은 고대 황실에서부터 전해오는 비법으로 질의 수축력을 위해 고안된 여성 명기훈련용 운동기구입니다. 〈멀티 오르가즘 맨〉 책을 내면서 국내 최초로 소개한 옥알은 탤런트 서갑숙씨의 책에 언급된 이후 더욱 유명해진 것으로, 성적인 매력을 되찾고 성생활의 질을 극적으로 향상시켜 줍니다.

3Way 케겔파워 여성운동기구
女玉(여옥)

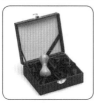

여자의 자존심을 되찾아줍니다!

명기훈련 기구인 옥알을 널리 보급해오다가 질괄약근 운동에는 약간의 아쉬움이 있어 여옥을 개발하게 되었습니다. 여옥은 질괄약근과 질내 성근육, 자궁경부를 동시에 운동할 수 있는 3Way 시스템 운동기구입니다.
여옥을 독립적으로 훈련하거나 옥알 혹은 은방울과 함께 훈련하여 사랑받는 여성으로 거듭나십시오.

대한민국 남녀 1%의 스포츠
기역도/질역도

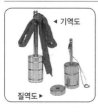

◀ 기역도

질역도 ▶

강한 남성, 매력있는 여성의 상징!

기역도와 질역도는 생식기의 힘으로 중량추를 들어 올리는 훈련으로 타오 수행자들 사이에 비전 되어온 강력한 골수내공 수련의 일부입니다. 성근육과 성기관은 남녀 건강의 핵심입니다. 성기관 단련으로 강한 남성, 사랑받는 여성으로 거듭나시기 바랍니다.